临床护理常规与精要

主编　袁婷　周云　孙鑫　马士云　褚慧　王芬

天津出版传媒集团

天津科学技术出版社

图书在版编目（CIP）数据

临床护理常规与精要 / 袁婷等主编. -- 天津 ： 天
津科学技术出版社，2023.7
ISBN 978-7-5742-1391-3

Ⅰ．①临… Ⅱ．①袁… Ⅲ．①呼吸系统疾病—护理
Ⅳ．①R473.5

中国国家版本馆CIP数据核字(2023)第127323号

临床护理常规与精要
LINCHUANG HULI CHANGGUI YU JINGYAO
责任编辑：梁　旭

出　　版：天津出版传媒集团
　　　　　　天津科学技术出版社
地　　址：天津市和平区西康路35号
邮　　编：300051
电　　话：（022）23332369（编辑部）
网　　址：www.tjkjcbs.com.cn
发　　行：新华书店经销
印　　刷：天津印艺通制版印刷股份有限公司

开本 787×1092　1/16　印张 18.875　字数 393 000
2023年7月第1版第1次印刷
定价：70.00元

编委会名单

主 编

袁　婷　枣庄市立医院
周　云　枣庄市立医院
孙　鑫　山东国欣颐养集团枣庄中心医院
马士云　枣庄市立医院
褚　慧　枣庄市立医院
王　芬　枣庄市立医院

副主编

侯　艳　枣庄市中医医院
刘　娇　山东中医药大学第二附属医院
商显敏　滕州市中心人民医院
龙电玲　枣庄市立医院
马芬芬　山东国欣颐养集团枣庄中心医院
王　颖　山东国欣颐养集团枣庄中心医院
高　林　山东国欣颐养集团枣庄中心医院
于利花　山东国欣颐养集团枣庄中心医院
郑艳伟　山东国欣颐养集团枣庄中心医院
王　倩　山东国欣颐养集团枣庄中心医院
许纯纯　山东国欣颐养集团枣庄中心医院
陈水莲　山东国欣颐养集团枣庄中心医院

目 录

第一章 呼吸系统疾病患者护理精要

第一节 慢性支气管炎患者的护理精要

【概述】

慢性支气管炎（chronic bronchitis，简称慢支），是指气管、支气管黏膜及其周围组织的慢性非特异性炎症。临床上以慢性咳嗽、咳痰或伴有喘息及反复发作为特征。是一种严重危害人民健康的常见病，多发生于中老年人。长期反复发作可发展为慢性阻塞性肺气肿和肺源性心脏病。

【临床表现】

（一）症状起病缓慢，病程较长。咳嗽、咳痰、喘息为主要症状。早期症状轻微，常于吸烟、过度疲劳、受凉感冒、寒冷季节或接触有害气体后引起急性发作或加重，气候转暖时症状可自然缓解。炎症晚期时，症状可持续存在。

1.咳嗽一般以晨间咳嗽为主，白天咳嗽较轻，睡前有阵咳或排痰。

2.咳痰以清晨排痰较多，一般为白色黏液痰或浆液泡沫痰。有细菌感染时，可出现黏液脓性痰。

3.喘息或气促有支气管痉挛者可出现喘息，症状反复发作。并发阻塞性肺气肿时，可出现劳累或活动后气促，晚期则喘息明显，生活难以自理。多于寒冷季节加重。

（二）体征早期无异常体征。急性发作期，多在背部和两肺下部闻及散在干、湿性啰音，咳嗽后可改变或消失。喘息型慢支者可闻及哮鸣音和呼气延长。

（三）临床分型、分期

1.临床分型可分为单纯型和喘息型两型。

（1）单纯型以咳嗽、咳痰为主要表现。

（2）喘息型 主要表现为咳嗽、咳痰和喘息症状，常伴有哮鸣音，喘鸣于睡眠时明显，阵咳时加剧。

2.临床分期

（1）急性发作期指患者1周内出现脓性或黏液脓性痰，痰量明显增多或伴有发热等炎症表现；或指1周内"咳""痰""喘"症状中任何一项明显加重者。

（2）慢性迁延期患者有不同程度的"咳""痰""喘"症状迁延达1个月以上。

（3）临床缓解期经治疗后症状基本消失，或症状自然缓解，或偶有轻微咳嗽，少量痰液，维持 2 个月以上者。

【护理措施】

（一）病情观察密切观察"咳""痰""喘"症状及诱发因素，尤其是痰液的性质和量。评估临床分型、分期，如单纯型或喘息型、急性发作期或慢性迁延期。

（二）保持呼吸道通畅指导痰多黏稠、难咳的患者多饮水，遵医嘱每天用生理盐水、硫酸庆大霉素、糜蛋白酶等药物雾化吸入，指导患者采取有效咳嗽方式，护理人员或家属协助患者翻身、胸部叩击和体位引流，有利于分泌物的排出。

（三）用药护理用药后观察药物疗效和副作用。

1.止咳药

（1）可待因有麻醉性中枢镇咳作用，适用于剧烈干咳者，有恶心、呕吐、便秘等副作用，可能会成瘾。

（2）喷托维林是非麻醉性中枢镇咳药，用于轻咳或少量痰液者，无成瘾性，副作用有口干、恶心、腹胀、头痛等。

2.祛痰药

（1）溴己新可使痰液中黏稠多糖纤维断裂，痰液黏稠度降低。偶见恶心、转氨酶增高，胃溃疡者慎用。

（2）盐酸氨溴索可促进肺表面活性物质分泌，增强呼吸道纤毛清除功能，是润滑性祛痰药，胃肠道不适等副作用较轻。对痰液较多或年老体弱、无力咳痰者，以祛痰为主，有利于排痰，保持呼吸道通畅。尽量避免使用可待因等强镇咳药，因其可抑制中枢和加重呼吸道阻塞。

（四）戒烟停止吸烟可改变自然病程，显著减慢病情的恶化速度。首先要戒烟，因为要打断生理成瘾环，需要患者的决心和配合。具体措施

1.指导患者避免接触吸烟人群或环境，和戒烟成功者交流经验，清除工作场所、家中的储备烟。

2.告知患者戒烟第 1 周最困难，通常尼古丁完全撤离需 2~4 周。

3.提供以水果、蔬菜为主的低热量饮食，戒烟第 1 周多饮汤水以排除体内积蓄的尼古丁。合理安排生活、娱乐或外出旅游，以分散注意力。

4.有条件者可贴戒烟膏药（内含少量尼古丁），以减少戒烟痛苦，或把急性发病住院作为戒烟时机。

5.戒烟时可出现坐立不安、烦躁、头痛、腹泻和失眠等不适症状，需要家属的关心、理解和支持。可有计划地逐渐戒烟以减轻戒断症状。

【心理护理】

耐心倾听患者的诉说，鼓励患者和家属参与治疗护理计划。与患者探讨积极应对、配合治疗的方法，讲述其他成功的病例，可成立患者互助组，进行交流，提高患者战胜疾病的信心和自我护理能力。指导患者学会相关的应对技巧，如控制呼吸，散步，参加运动或劳动等。鼓励家庭成员承担为促进患者康复的责任，如改善

环境（空气流通，适宜的温度、湿度）、改变饮食习惯、减少烟雾、花粉等过敏源的接触。

【健康教育】

（一）让患者和家属了解疾病的相关知识，积极配合康复治疗。

（二）消除及避免烟雾、粉尘和刺激性气体的吸入，避免接触过敏源或不去空气污染、人多的公共场所；生活在空气清新、适宜温湿度、阳光充足的环境中，注意防寒避暑。

（三）制定有效的戒烟计划，保持口腔清洁；饮食营养要有足够的热量、蛋白质、维生素和水分，以增强食欲。

（四）加强体育锻炼，增强体质，提高免疫能力。锻炼应量力而行、循序渐进，以人不感到疲劳为宜；可进行床上运动、散步、慢跑、太极拳、体操、有效的呼吸运动等。

（五）预防感冒，增强机体抵抗力。室内用食醋 2~10mL/m^2，加水 1~2 倍稀释后加热蒸熏，每次 1h，一天或隔天 1 次，有一定的防治感冒作用。皮下注射核酪注射液或菌苗疗法，可增强个体抵抗力。

第二节　阻塞性肺气肿患者护理精要

【概述】

阻塞I生肺气肿（obstruCTive pulmonary cmphyscma，简称肺气肿）是指终末细支气管远端（细支气管、肺泡管、肺泡囊和肺泡）气道弹性减退、过度膨胀、充气和肺容量增大，并伴有气道壁的破坏。由于大多数肺气肿患者伴有慢性咳嗽、咳痰史，很难同慢性支气管炎截然区分，故临床上将具有气道阻塞特征的慢性支气管炎和肺气肿，统称为慢性阻塞性肺疾病（即 COPD 简称慢阻肺）。由于吸烟、感染、大气污染等有害因素，近年来 COPD 有逐渐增加的趋势。

【临床表现】

（一）症状本病的主要症状是进行性加重的呼吸困难，且活动后加剧。慢性支气管炎并发肺气肿时，可在慢性咳嗽、咳痰的基础上逐渐出现呼吸困难。早期在劳累、上楼或登山时出现气促，逐渐发展至难以胜任原来的工作，甚至静息状态也感气促。感染时呼吸困难明显加重。全身症状有疲劳、食欲不振和体重减轻等。该病晚期可出现呼吸衰竭。

（二）体征早期体征无明显改变。随着病情的发展可见桶状胸，呼吸活动减弱，辅助呼吸肌活动增加；触诊语颤减弱或消失；叩诊过清音，心浊音界缩小，肝上界下移；听诊呼吸音减弱，呼气时间延长，心音遥远等。晚期患者因呼吸困难，颈、肩部辅助呼吸肌常参与呼吸运动，可表现为身体前倾。呼吸时常呈缩唇呼气，可伴有口唇发绀、右心衰竭等体征。

（三）临床分型根据患者临床表现和病理生理改变可分以下类型。

1.气肿型（PP型，A型，又称红喘型）。多见于明显瘦弱体形者和老年人。起病隐匿，病程较长，咳嗽、咳痰较轻，呼吸困难明显，多呈持续性。由于通气过度，动脉血氧分压可正常或稍低，呈喘息外貌，无发绀。主要病理改变为全小叶或小叶中央型肺气肿。晚期发生呼吸衰竭和右心衰竭。

2.支气管炎型（BB型，B型，又称紫肿型）。多见于肥胖体形者，发病年龄较早。以呼吸道反复感染为主，咳嗽较重，咳黏液脓性痰且量多，早期有发绀，但呼吸困难相对较轻。动脉血氧分压常明显降低。主要病理变化为严重慢性支气管炎伴小叶中央型肺气肿。较早出现呼吸衰竭和右心衰竭。

3.混合型同时存在上述两种类型的特征。

【护理措施】

（一）改善气体交换

1.环境和体位室内环境安静、舒适，空气洁净，保持合适的温湿度。冬季注意保暖，避免直接吸入冷空气。戒烟。.患者取舒适体位，晚期患者常采取身体前倾位，使辅助呼吸肌共同参与呼吸。

2.密切观察病情观察患者咳嗽、咳痰、呼吸困难进行性加重的程度，全身症状、体征和并发症情况。监测动脉血气分析和水、电解质、酸碱平衡状况。

3.观察用药反应遵医嘱应用抗炎、止咳、祛痰、平喘等药物，观察疗效和副作用。

4.呼吸肌功能锻炼其目的是改变浅而快呼吸为深而慢的有效呼吸。进行腹式呼吸、缩唇呼气、膈肌起搏（体外膈神经电刺激）、吸气阻力（阈值）器呼吸锻炼等，加强胸、膈呼吸肌肌力和耐力，改善呼吸功能。常用的方法有：

（1）腹式呼吸法（膈式呼吸锻炼）肺气肿患者呼气时，因气体排出困难，肺泡内残留气体过多而膨胀，引起呼吸幅度下降（呼吸短促）。增加膈肌和腹肌活动，改善呼吸功能。开始时，护理人员先作示范，然后给予具体的辅导指导和纠正。

方法：指导患者取立位、坐位或平卧位，初学时，以半卧位容易掌握。两膝半屈（或膝下垫小枕），使腹肌放松。两手分别放于前胸部和上腹部；用鼻缓慢吸气时，膈肌最大程度下降，腹肌松弛，腹部手感向上抬起，胸部手在原位不动，抑制胸廓运动；呼气时，腹肌收缩帮助膈肌松弛，膈肌随腹腔内压增加而上抬，增加呼气潮气量。同时可配合缩唇呼气法，每天进行锻炼，时间由短到长，逐渐习惯于平稳而缓慢的腹式呼吸。训练腹式呼吸有助于降低呼吸频率，增加潮气量肺泡通气量，减少功能残气量，并增加咳嗽、咳痰能力，缓解呼吸困难症状，改善换气功能。

（2）缩唇呼气法指导患者呼气时腹部内陷，胸部前倾，将口唇缩小（呈吹口哨样），尽量将气呼出，以延长呼气时间，同时口腔压力增加，传至末梢气道，避免小气道过早关闭，改善肺泡有效通气量。吸呼气时间比1:2或1:3，尽量深吸气慢呼气。每分钟 7~8 次，10~20min/次，2 次/d。

5.体育锻炼根据病情制定多种多样行之有效的锻炼计划。锻炼方式如散步、太极拳、体操、上下楼、骑自行、车等。对病情较重者，鼓励患者进行床边活动，注意做好防护工作。锻炼应以患者不感到过度疲劳为宜，坚持锻炼有利于提高体力、耐力和抵抗力。

6.氧疗护理慢性低氧血症可引起患者运动受限，体重下降，精神神经改变等，长期持续低流量吸氧能改善缺氧，延长患者生存时间。一般采用鼻导管持续低流量吸氧，每日 10—15h，提高血氧分压。COPD 患者因长期二氧化碳潴留，主要通过缺氧刺激呼吸中枢，而持续低流量吸氧，维持 PaO_2 在 60mmHg 以上，既能改善组织缺氧，也可防止因缺氧状态解除而抑制呼吸中枢。氧疗有效的指标为：患者呼吸困难减轻、呼吸频率减慢、发绀减轻、心率减慢、活动耐力增加。

（二）保持呼吸道通畅指导痰多黏稠、难咳的患者多饮水，遵医嘱每天用生理盐水、硫酸庆大霉素、糜蛋白酶等药物雾化吸入，指导患者采取有效咳嗽方式，护理人员或家属协助患者翻身、胸部叩击和体位引流，以利于分泌物的排出。

（三）做好饮食指导、改善营养状况

1.评估营养状况动态监测患者的实际体重和理想体重的比值，可反映能量代谢的总体情况（营养不良时实际体重低于理想体重10%以上），测量三头肌皮褶厚度、上臂中部肌围（营养不良时均小于标准测量值的肋%），肌肉松弛无力程度；检查血清蛋白等实验室指标。营养不良可加重肌力受损，抵抗力下降，易继发感染。

2.做好饮食指导应结合患者的饮食习惯、经济状况、消化能力和宗教习惯等，和患者、家属共同进行科学、合理、切实可行的食谱设计和安排。向患者说明饮食治疗的重要性，保证每日足够的热量、蛋白质，补充适宜的水分、纤维素；避免易引起便秘的食物，如油煎食物、干果、坚果等，避免食用汽水、啤酒、豆类、马铃薯和胡萝卜等易产气食品，防止便秘、腹胀影响呼吸。指导患者少食多餐，细嚼慢咽，以进食后不产生饱胀感为宜，循序渐进地养成良好的个人饮食习惯。

3.增进食欲咳痰后及进餐前后漱口，保持口腔清洁；进餐前适当休息，减轻疲乏，避免不良刺激；提供舒适的进餐环境；采取煮、蒸、炖、烩等烹调方法，提供色、香、味、形俱全的饮食；餐后避免平卧，有利于消化吸收。

4.缓解患者焦虑

（1）增强患者信心帮助患者了解、适应医院生活和环境特点，了解目前的病情、程度及与疾病相关的知识，如症状、诱因、治疗和护理方法等。与患者共同制定和实施康复计划，使患者通过消除诱因、定期呼吸肌功能锻炼、合理用药等，减轻症状，增强患者战胜疾病的信心。

（2）缓解焦虑减轻焦虑的方法，如放慢思维、控制呼吸、眺望远处、外出散步，或听轻音乐、做游戏、放松训练、按摩、做手工活，或培养 1~2 种爱好，如养花种草、下棋、打牌等娱乐活动，以分散注意力，减少孤独感。帮助患者认识焦虑的危害性，学习解决问题的方法，逐渐提高自我护理的能力。

（3）家庭支持指导患者家属了解康复治疗（生活方式、营养支持、戒烟、体育锻炼、长期氧疗、呼吸锻炼等）的重要性，给予患者心理、经济支持。

【健康教育】

（一）指导患者和家属了解、适应慢性病，熟悉疾病及其治疗知识，正确对待疾病，坚持康复治疗。在患者能力范围内，鼓励患者自我护理。

（二）避免诱发因素避免吸烟和粉尘、刺激性气体的吸入；注意保暖，改变不良的生活方式，有条件者改善生活环境。

（三）家庭氧疗严重低氧血症者坚持长期家庭氧疗，可明显提高生活质量和劳动能力，延长生命。每天吸氧 10~15h，氧流量 1~2L/分钟（氧浓度 25%~29%），维持 PaO_2 在 60mmHg 以上。同时指导患者和家属：了解氧疗的目的、注意事项；注意用氧安全如供氧装置周围严禁烟火，防止氧气燃烧爆炸；导管须每天更换，以防堵塞；防止感染：氧疗装置定期更换、清洁、消毒。

（四）营养支持提供合理的饮食，改善患者的营养状况，提高机体抵抗力，补充足够的水分。

（五）体育锻炼和呼吸肌锻炼在护理人员和物理治疗师的指导下制定个体化的锻炼计划，选择空气清新、安静的环境，进行步行、慢跑、气功：体操等体育锻炼。在潮湿、大风、严寒气候时，避免室外活动。持之以恒地进行有效的腹式呼吸、缩唇呼气等呼吸肌运动锻炼，改善呼吸功能。

（六）预防感冒号慢性支气管炎急性发作遵医嘱合理用药，避免滥用药物。如呼吸困难、咳嗽、咳痰、发热等症状明显，或出现并发症时，应及时就诊。

第三节　肺源性心脏病患者护理精要

【概述】

慢性肺源性心脏病（chronic pulmonary heart disease，简称肺心病）是由肺组织、肺动脉血管或胸廓慢性病变引起的肺组织结构和功能异常，肺血管阻力增加，肺动脉压力增高所致右心扩张、肥大，或伴有右心衰竭的心脏病。肺源性心脏病简称肺心病，是我国中老年人的常见病、多发病。农村患病率高于城市，随年龄增加而增高，吸烟者比不吸烟者高。冬春季节、气候骤变是肺心病急性发作的重要因素。

【临床表现】

病程缓慢，临床上除原有肺、胸疾病的症状和体征外，可逐渐出现肺、心功能衰竭及其他脏器的功能损害表现。可分为代偿期和失代偿期。

（一）肺、心功能代偿期（包括缓解期）　以慢阻肺为主要表现。慢性咳嗽、咳痰、气促，反复发作，活动后加重。逐渐出现心悸、胸闷、乏力、畏食、呼吸困难和劳动耐力下降。体检有明显肺气肿体征，可闻及干、湿啰音；心浊音界因肺气肿而不易咯出；肺动脉瓣区第二心音亢进，提示有肺动脉高压；三尖瓣区闻及收缩期杂音和剑突下心脏搏动，提示右心室肥大。部分患者因肺气肿引起胸膜腔内压升高，腔静脉回流受阻而出现颈静脉充盈。肝上、下界可因膈下降而明显下移，应与右心衰竭肝淤血相鉴别。下肢可有轻微浮肿，下午明显，次晨消失。常有营养不良的表现。

（二）肺、心功能失代偿期（包括急性加重期） 以呼吸衰竭为主要表现，或伴心力衰竭。

1.呼吸衰竭常见诱因为急性呼吸道感染。

2.心力衰竭主要为右心衰竭，如心悸、气急、腹胀、食欲下降，发绀、颈静脉怒张、肝大和压痛、肝颈静脉返流征阳性、下肢浮肿等。

【护理措施】

（一）改善气体交换参见本书第二节阻塞性肺气肿患者的护理措施中"改善气体交换"相关内容。

（二）保持呼吸道通畅指导患者和家属了解疾病发生、发展过程及防治原发病的重要性。指导痰多黏稠、咳痰困难的患者多饮水，遵医嘱每天用生理盐水、硫酸庆大霉素、糜蛋白酶等药物雾化吸入，指导患者采取有效咳嗽方式，护理人员或家属协助患者翻身、胸部叩击和体位引流，以利于分泌物的排出。

（三）适当活动与锻炼、增强体质

1.环境和休息保持环境安静、空气新鲜，维持适当的室温和湿度。心肺功能失代偿期，患者应绝对卧床休息。限制探视，减少不良环境刺激，保证充足的睡眠和休息，有利于心肺功能的恢复。采取舒适体位，如半卧位或坐位等，减少机体耗氧量，有利于减轻呼吸困难和心脏负担。

2.体育锻炼向患者说明活动的重要性，以量力而行、循序渐进为原则：

（1）协助长期卧床、重危患者定时改变体位、拍背，鼓励患者进行有效咳嗽，保持呼吸道通畅，减轻症状。

（2）指导较重患者在床上进行缓慢的肌肉松弛活动，如单侧上肢（轮流交替）前伸，握拳，使上肢肌肉保持紧张5s后，松弛平放床上；单侧下肢（轮流交替）抬离床面，肌肉保持紧张5秒后，平放床上等。

（3）鼓励患者进行呼吸肌功能锻炼，通过腹式呼吸、缩唇呼气等，加强胸、膈呼吸肌肌力和耐力，提高活动耐力。

（四）合理膳食

1.皮肤护理右心衰竭患者常出现体循环淤血，评估和观察有无颈静脉怒张、肝大和下肢、骶尾部浮肿，以及下垂部位有无浮肿，有无并发压疮。因肺心病患者常有营养不良，若长期卧床，容易形成压疮。指导患者衣服宜宽松柔软，有条件可用气垫床，抬高下肢，定时变换体位，在受压部位垫气圈或海绵垫。

2.营养疗法限制钠盐摄入，每天给予热量至少 12.54kJ/kg，其中蛋白质为 1.0~1.5g/(kg·d)，因碳水化合物可增加 CO_2 生成量，增加呼吸负担，故碳水化合物一般≤60%。应给予高纤维素、易消化清淡饮食，防止便秘、腹胀而加重呼吸困难。避免含糖高的饮食，以免引起痰液黏稠。少食多餐，减少用餐时的疲劳，进食前后漱口，保持口腔清洁，促进食欲。必要时静脉补充维生素、脂肪乳剂、复方氨基酸、新鲜血或清蛋白等。

3.用药护理观察药物的疗效和副作用：

（1）重症患者避免使用镇静药、麻醉药、催眠药，以免抑制呼吸功能和咳嗽反射。

（2）利尿剂有减少血容量、减轻右心负荷、消除浮肿的作用，应防止低钾、低氯性碱中毒而加重缺氧，避免过度脱水引起血液浓缩、痰液黏稠而致排痰不畅等副作用；尽可能白天使用利尿剂，避免夜间因排尿频繁而影响睡眠。

（3）患者因慢性缺氧和感染对洋地黄类药物耐受性很低，治疗效果差，易发生心律失常，应注意观察；缺氧和感染可使心率增快，故不宜以心率作为衡量洋地黄类药物的应用和疗效评价指标；用洋地黄类药前，遵医嘱注意纠正缺氧和低钾血症，以免引起药物毒性反应；监测水、电解质和酸碱平衡情况。

（4）应用血管扩张剂时，注意观察心率增快、血氧分压降低、二氧化碳分压升高等副作用。

（5）使用广谱抗菌药物时，注意观察可能继发的真菌感染。

（6）根据病情，严密控制输液量和输液速度，准确记录24h出入量。

（五）做好心理护理

1.心理护理由于反复发作、多次住院，常给患者造成很大的精神压力和经济负担，护士要进行适当引导和安慰。帮助患者了解充分的休息有助于心肺功能的恢复；协助患者了解疾病过程，适应医院环境和生活方式，减轻心理焦虑和压力。和患者共同制订康复计划，在活动和呼吸肌锻炼中，给予鼓励和赞扬，使患者认识到自己有所进斗，增强患者战胜疾病的信心。

2.改善睡眠

（1）保持安静、舒适的环境，避免强烈光线刺激和噪声。

（2）睡前不要运动，保持全身肌肉放松，进行缓慢深呼吸，或温水洗脚、温水浴或背部按摩等方法，有助于睡眠。

（3）限制夜间的液体摄入量，睡前排尿，以免夜间起床解尿。

（4）限制午后饮用含咖啡饮料，避免饮酒。生活要有规律，注意适当的娱乐和活动，尽可能调整白天睡眠时间和次数。

（5）必要时遵医嘱使用药物，以助休息。

（六）其他

1.去除病因和诱因鼓励患者戒烟，介绍戒烟成功的个案，指导戒烟方法。避免吸入尘埃、刺激性气体，避免进入空气污染、有传染源的公共场所及接触上呼吸道感染者。注意保暖，避免进出温差大的地方。

2.避免或减少急性发作预防感冒，可用核酸酪素注射液、疫苗预防。保持呼吸道通畅，坚持家庭氧疗。定期随访，合理使用治疗药物。如出现轻微的呼吸道感染症状，应及时就诊。指导患者及家属观察并发症。

3.增加抵抗力适当休息，保证足够的热量、营养、维生素和水分，保持口腔清洁。进行体育、呼吸锻炼，如腹式呼吸、缩唇呼气等，改善呼吸功能，提高机体免疫功能，延缓病情的发展。

【潜在并发症与护理】

（一）肺性脑病是本病的潜在并发症。

（二）护理

1.病情观察肺心病急性发作时，观察呼吸困难、发绀、心悸、胸闷或下肢水肿，定期监测和记录患者的体温、脉搏、呼吸、血压、尿量。如缺氧和CO_2潴留急骤变化，可引起失眠、精神错乱、狂躁或表情淡漠、神志恍惚、嗜睡、昏迷等肺性脑病的表现应及时报告医生并协助抢救。

2.休息和安全保护　患者绝对卧床休息，呼吸困难者取半卧位。对有肺性脑病先兆症状者，予床档或约束肢体，加以安全保护。必要时专人护理。

3.科学用氧一般持续低流量、低浓度给氧，氧流量1~2L/min，浓度在25%~29%。防止高浓度吸氧抑制呼吸，加重肺性脑病。

4.用药护理遵医嘱应用呼吸兴奋剂，观察药物疗效。注意保持气道通畅，如发现药物过量引起心悸、呕吐、震颤，甚至惊厥，应立即通知医生予对症治疗。

【健康教育】

（一）指导患者和家属了解疾病发生、发展过程及防治原发病的重要性。

（二）去除病因和诱因鼓励患者戒烟，向患者介绍戒烟的重要性、戒烟成功的例子，指导戒烟方法。避免吸入尘埃刺激性气体，避免进入空气污染、有传染源的公共场所，避免接触上呼吸道感染者，注意保暖，预防受凉感冒。

（三）避免或减少急性发作可使用核酸酪素注射液疫苗预防感冒的发生。保持呼吸道通畅，坚持家庭氧疗，做好定期随访，合理使用药物治疗，如出现轻微的呼吸道感染症状应及时就诊，指导患者和家属注意观察并发症的发生。

（四）加强营养增强抵抗力适当休息，保证足够的热量、营养、维生素和水分，保持口腔清洁卫生；适时进行体育锻炼.加强呼吸锻炼，改善呼吸功能，以提高机体抵抗力，延缓病情发展。

第四节　支气管哮喘患者护理精要

【概述】

支气管哮喘（bronchial asthma，简称哮喘），是一种由嗜酸性粒细胞、肥大细胞和T淋巴细胞等多种炎症细胞参与的气道慢性炎症。慢性炎症引起易感者对各种激发因子具有气道高反应性，并导致不同程度的广泛可逆性气道阻塞症状。临床主要表现为反复发作性的喘息、呼气性呼吸困难、胸闷或咳嗽等，常于夜间和（或）清晨发作或加重，部分患者可自行缓解或经治疗后缓解。哮喘是全球性最常见的慢性病之一，全球约有 1.6 亿患者。各地患病率为 1%~13%，我国患病率为 1%~4%，我国五大城市的调查资料显示，13~14 岁学生的发病率为 3%~5%。儿童发病率高于成年人，城市高于农村，发达国家高于发展中国家。

【临床表现】

（一）症状发作性喘息或伴有哮鸣音的呼气性呼吸困难，或发作性胸闷、咳嗽，严重时出现端坐呼吸，干咳或咳大量白色泡沫痰，可出现发绀等。如为咳嗽变异型哮喘，可仅表现为咳嗽；运动性哮喘可表现为在运动时出现胸闷和呼吸困难。哮喘症状常因吸入花粉、有机尘埃、冷空气，或上呼吸道感染，运动，药物等诱发，可在数分钟内发作，经数小时或数天，用支气管舒张药物或自行缓解。部分患者可在夜间或凌晨发作。

（二）体征胸部呈过度充气状态，有广泛的哮鸣音，呼气音延长，辅助呼吸肌和胸锁乳突肌收缩加强。严重哮喘发作可出现心率增快、奇脉、胸腹反常运动、发绀、意识障碍等。

（三）分期根据临床表现，哮喘可分为急性发作期和缓解期。缓解期是指经治疗或未经治疗，症状、体征消失，肺功能恢复到急性发作前水平，并维持 4 周以上。哮喘急性发作是指气促、咳嗽、胸闷等症状突然发生，常伴呼吸困难，以呼气流量降低为特征，多为接触变应原等刺激或治疗不当所致。可在数小时或数天内病情加重，偶见于数分钟内出现生命危险，对病情应作及时、正确评估，给予有效的抢救措施。

（四）并发症发作时可出现自发性气胸、纵隔气肿和肺不张等并发症。长期反复发作和感染可并发慢支、肺气肿、支气管扩张、肺纤维化、间质性肺炎和肺源性心脏病。

【护理措施】

（一）避免诱发因素有明确过敏原者，应尽快脱离变应原。提供安静、舒适、冷暖适宜的环境。保持室内空气流通，经常开门窗通风、整理床铺时避免尘埃飞扬。戒烟，防止情绪激动。根据病情提供舒适体位，如为端坐呼吸者提供床旁桌以作支撑，减少体力消耗。

（二）饮食护理提供清淡、易消化、足够热量的饮食，避免进食硬、冷、油煎食物，不宜食用鱼、虾、蟹、蛋类、牛奶等易过敏食物。注意补充水分。

（三）病情观察

1.观察患者神志、面色、出汗、发绀、呼吸困难程度等，监测呼吸音、哮鸣音变化，了解病情和治疗效果。加强对急性发作患者的监护，尤其是夜间和凌晨易发作，及时发现危重症状或并发症。

2.观察患者咳嗽、咳痰、痰液黏稠度和量。痰液黏稠者可定时雾化吸入生理盐水，加入硫酸庆大霉素、糜蛋白酶、β2 受体激动剂、糖皮质激素等药物，密切观察药物疗效和副作用。指导患者进行有效咳嗽，协助翻身、拍背或体位引流，有利于分泌物的排出。无效者可用负压吸引器吸痰。

3.哮喘急性发作时，患者呼吸增快、出汗，常伴脱水，痰液黏稠，形成痰栓阻塞小支气管，加重呼吸困难。应鼓励患者每天饮水 2500~3000mL，以补充丢失的水分，稀释痰液，防止便秘，改善呼吸功能。重症者应予静脉补液，注意补液速度，并纠正水、电解质、酸碱失衡。

（四）用药护理观察药物疗效和副作用。

1.β_2-受体激动剂

（1）指导患者按需用药，不宜长期规律使用，因长期应用可引起 β_2 受体功能下降和气道反应性增高，出现耐受性。

（2）指导患者正确使用雾化吸入器，以保证有效地吸入药物。

（3）沙丁胺醇静注时应注意滴速（2~4μg/min），并注意观察心悸、骨骼肌震颤等副作用。

2.茶碱类静脉注射浓度不宜过高，速度不宜过快，注射时间应在 10min 以上，以防中毒症状发生。慎用于妊娠、发热、小儿或老年，心、肝、肾功能障碍或甲状腺功能亢进者。与西咪替丁、大环内酯类、喹诺酮类药物等合用时可影响茶碱代谢而排泄减慢，应减少用量。观察用药后疗效和副作用，如恶心、呕吐等胃肠道症状，心动过速、心律失常、血压下降等心血管症状，偶有兴奋呼吸中枢作用，甚至引起抽搐直至死亡。用药中最好监测氨茶碱血浓度，安全浓度为 6~15μg/mL。

3.糖皮质激素要注意观察药物作用和预防副作用：

（1）部分患者吸入后可出现声音嘶哑、口咽部念珠菌感染或呼吸道不适；指导患者喷药后用清水充分漱口，使口咽部无药物残留，以减轻局部反应和胃肠吸收。

（2）如长期吸入剂量>1mg/d 可引起骨质疏松等全身副作用，应注意观察；指导患者宜联合使用小剂量糖皮质激素和长效 β_2 受体激动剂，以减少吸入糖皮质激素的副作用。

（3）全身用药应注意肥胖、糖尿病、高血压、骨质疏松、消化性溃疡等副作用；宜在饭后服用，以减少对消化道的刺激。

（4）气雾吸入糖皮质激素可减少其口服量。当用吸入剂替代口服剂时，开始时应在口服剂量的基础上加用吸入剂，在 2 周内逐步减少口服量。嘱患者勿自行减量或停药。

4.色苷酸钠吸入后在体内无积蓄作用，一般在 4 周内见效，如 8 周无效者应弃用。少数患者吸入后可出现咽喉不适、胸部紧迫感、偶见皮疹，甚至诱发哮喘。必要时可同时吸入 β_2-受体激动剂，防止支气管哮喘的发生。

5.其他抗胆碱药吸入时，少数患者可有口苦或口干感。酮替芬有镇静、头晕、口干、嗜睡等副作用，持续服药数天可自行减轻，慎用于高空作业人员、驾驶员、操纵精密仪器者。白三烯调节剂的主要副作用是较轻微的胃肠道症状，少数有皮疹、血管性水肿、转氨酶增高，停药后可恢复。在发作或缓解期禁用 B 一肾上腺素受体阻滞剂（普萘洛尔等），以免引起支气管平滑肌收缩而诱发或加重哮喘。

（五）吸氧遵医嘱给予鼻导管或面罩吸氧，改善呼吸功能。严重发作、经一般药物治疗无效时，应做好低潮气量辅助通气或压力支持通气等机械通气准备工作。如有气胸、纵隔气肿等严重并发症时，在切开引流气体后仍可采用机械通气。

（六）教会患者正确使用雾化吸入器

1.医护人员示教，介绍装置的结构，每次使用前应摇匀药液，深呼气至不能再呼（残气位）时，张开口腔，将定量雾化吸入器喷嘴放于口中，闭口以包住咬口，经口缓慢吸气（0.5L/s），在吸气开始时以手指揿压喷药，至吸气末（肺总量位）屏气 5~10 秒，使较小的雾粒沉降在气道远端（肺内），然后缓慢呼气，休息 3min 后可再使用一次。

2.患者反复练习，医护人员评估患者使用情况，指出不足之处和改正方法，直到患者正确掌握。

3.指导患者雾化吸入药物后漱口，减少口咽部雾滴的刺激。

4.患者学会清洗、保存和更换吸入器等常规方法。

（七）心理护理急性发作时患者常出现紧张、烦躁不安、焦虑、恐惧等心理反应，可加重或诱发呼吸困难，医护人员应向患者解释避免不良情绪的重要性，陪伴患者身边，通过语言和非语言沟通，安慰患者，使患者避免紧张，保持情绪稳定。

【健康教育】

1.通过耐心、细致地交流，评估患者对疾病知识的了解程度，确认妨碍治疗的因素。指导患者和家属认识长期防治哮喘的重要性，解释通过长期、适当、充分的治疗，完全可以有效地控制哮喘发作，使患者树立战胜疾病的信心。

2.避免哮喘的诱发因素，如避免摄入引起过敏的食物；室内不种花草、不养宠物；经常打扫房间，清洗床上用品；在打扫和喷洒杀虫剂时，保证患者离开现场等，尽可能控制、消除症状和防止复发。

3.帮助患者理解哮喘发病机制、发作先兆、症状等，指导患者掌握峰流速仪的使用方法，自我监测症状，预防发作。通过定期肺功能监测，客观评价哮喘发作的程度。有条件者可进行哮喘的记录或日记，包括症状、用药、峰流速仪测量的 PEF 值等，为疾病预防和治疗提供参考资料。

4.帮助患者学会在急性发作时能简单、及时地处理，掌握正确的药物吸入技术，讲解常用药物的用法、剂量、疗效、副作用，与患者共同制定长期管理、防止复发的计划。坚持长期定期随访保健，正确使用药物，使药物副作用减至最小，β2 受体激动剂使用量最少，甚至不用也能控制症状。

5.积极参加体育锻炼，尽可能改善肺功能，最大程度恢复劳动能力，并预防疾病发展为不可逆性气道阻塞，预防猝死发生。

第五节　支气管扩张患者护理精要

【概述】

支气管扩张（bronchieCTasis）是支气管慢性异常扩张所致的疾病。由于支气管及其周围的组织慢性炎症以及支气管阻塞，导致支气管组织结构较严重的病理性破坏而引起的支气管管腔的扩张和变形。临床特点为长期咳嗽、咳大量脓痰和/或者反复咳血。起病多见于儿童和青年人。

【临床表现】

（一）症状病程较长，多于青年、幼年期发病。常在童年有麻疹、百日咳或支气管肺炎病史，迁延不愈，以后伴有反复发作的下呼吸道感染。临床典型症状为慢性咳嗽伴大量脓痰和反复咯血。其表现轻重与支气管病变及感染程度有关。慢性咳嗽和咳脓痰，痰量与体位改变有关，晨起或夜间卧床转动体位时咳嗽、咳痰量增加。感染急性发作时，黄绿色脓痰明显增多，可达数百毫升。如有厌氧菌感染，痰与呼吸有臭味。感染时痰液静置于玻璃瓶内有分层特征：上层为泡沫，泡沫下为脓性成分，中层为黏液，底层为坏死组织沉淀物。半数以上患者有程度不等的反复咯血，从血痰到大量咯血，咯血量与病情严重程度、病变范围可不一致。部分患者仅有反复咯血，临床称之为"干性支气管扩张"，常见于结核性支气管扩张，病变多在引流良好的上叶支气管。反复肺部感染时，可出现间歇发热或高热、食欲下降、乏力、消瘦、贫血等全身症状，严重时伴气促、发绀。

（二）体征轻症或干性支气管扩张体征可不明显。病变典型者可于下胸部、背部的病变部位闻及固定、持久的粗湿啰音，呼吸音减低，严重者可伴哮鸣音，部分慢性患者伴有杵状指（趾）。

【辅助检查】

（一）胸部 X 线检查可见一侧或双侧下肺纹理增多或增粗，典型者可见多个不规则的蜂窝状透亮阴影或沿支气管的卷发状阴影，感染时阴影内可有液平面。体层摄片还可见不张肺内支气管扩张和变形的支气管充气征。CT 检查显示管壁增厚的柱状扩张或成串成簇的囊性改变。近年来高分辨率 CT 的临床应用，可显示次级肺小叶为基本单位的肺内细微结构，因此，能显示常规 CT 难以发现的支气管扩张病变影像，有逐渐取代支气管造影的趋势。

（二）纤维支气管镜检查有助于鉴别管腔内异物、肿瘤或其他阻塞性因素引起的支气管扩张，还可进行活检、局部灌洗等检查。支气管造影是诊断支气管扩张的主要依据，可明确扩张的部位、形态、范围和病变严重程度，也为考虑外科手术治疗提供重要依据。血清免疫球蛋白和补体检查有助于发现免疫缺陷病引起呼吸道反复感染所致的支气管扩张。

【护理措施】

（一）注意休息合理饮食

1.急性感染或病情严重者应卧床休息。保持室内空气流通，维持适宜的温、湿度，注意保暖。使用防臭、除臭剂，消除室内异味。

2.提供高热量、高蛋白质、富含维生素饮食，避免冰冷食物诱发咳嗽，少食多餐。因咳大量脓痰，指导患者在咳痰后及进食前用清水或漱口剂漱口，保持口腔清洁，增加食欲。鼓励患者多饮水，每天 1.500mL 以上，充足的水分可稀释痰液，有利于排痰。

（二）密切观察病情

1.病情观察观察咳嗽、痰液的量、颜色和黏稠度，与体位的关系，痰液是否有臭味。观察咯血程度，及发热、消瘦、贫血等全身症状，出现气促、发绀常表示病情严重。

2.避免诱发因素如戒烟，避免到空气污染的公共场所和有烟雾的场所，避免接触呼吸道感染患者等。

（三）做好体位引流方法：

1.引流前准备向患者解释体位引流的目的、过程和注意事项，监测生命体征和肺部听诊，明确病变部位。

2.引流体位根据病变部位、患者经验（自觉有利于咳痰的体位），采取适当体位。原则上抬高患肺位置，引流支气管开口向下，有利于潴留的分泌物随重力作用流人大支气管和气管排出。病变位于上叶者，取坐位或健侧卧位。病变位于中叶者，取仰卧位稍向左侧。病变位于舌叶者，取仰卧位稍向右侧。病变位于下叶尖段者，取俯卧位。三种体位床脚均抬高 30~50cm。病变位于下叶各底段者，床脚抬高 30~50cm，如为前底段取仰卧位，外底段取侧卧位（患侧在上），后底段取俯卧位。

3.引流时间和观察根据病变部位、病情和患者体力，每天 1~3 次，每次 15~20min。一般在餐前引流。引流时应有护士或家人协助，观察患者反应，如有脸色苍白、发绀、心悸、呼吸困难等异常，应立即停止。

4.促进痰液引流措施对痰液黏稠者，引流前 15min 先遵医嘱给予雾化吸入生理盐水，可加人硫酸庆大霉素、α-糜蛋白酶、β$_2$ 受体激动剂等药物，以降低痰液黏稠度，避免支气管痉挛。引流时辅以胸部叩击等措施，指导患者进行有效咳嗽，以提高引流效果。

5.引流后护理患者休息，给予清水或漱口剂漱口，去除痰液气味，保持口腔清洁，减少呼吸道感染机会。观察痰液情况，复查生命体征和肺部呼吸音及哮音变化，观察治疗效果。

（四）用药护理按医嘱用抗生素、祛痰剂、支气管舒张药物，指导患者掌握药物的疗效、剂量、用法和副作用。

（五）确保呼吸道通畅严防窒息发生

1.病情观察密切观察患者有无胸闷、烦躁不安、气急、面色苍白、口唇发绀、大汗淋漓等窒息前症状，.定期监测体温、心率、呼吸、血压，记录咯血量、痰量及其性质。

2.保持呼吸道通畅痰液黏稠无力咳出者，可经鼻腔吸痰。重症患者在吸痰前后应适当提高吸氧浓度，以防吸痰引起低氧血症。

3.大咯血窒息的抢救出现窒息征象时，应立即取头低脚高俯卧位，脸侧向一边，避免血液吸入引起窒息。轻拍背部有利于血块排出，并迅速挖出或吸出口、咽、喉、鼻部血块。无效时行气管插管或气管切开，解除呼吸道阻塞。

4.心理支持 医护人员陪伴床边，安慰患者，防止患者屏气或声门痉挛，鼓励患者轻轻咳出积在气管内的痰液或血液，及时帮助患者去除污物。必要时遵医嘱给予镇静剂，解除紧张情绪。

5.抢救准备准备好吸引器、氧气、鼻导管、气管切开包、止血药、呼吸兴奋剂、升压药等抢救设备和药品。

【健康教育】

（一）积极防治百日咳、麻疹、支气管肺炎、肺结核等呼吸道感染，注意防止异物误吸入气管，治疗慢性副鼻窦炎和扁桃体炎，对预防支气管扩张有重要意义。

（二）指导患者和家属了解疾病的发生、发展与治疗、护理过程，防止病情进一步恶化。与患者及家属共同制定长期防治的计划。

（三）避免呼吸道感染戒烟，避免烟雾、灰尘刺激，注意保暖，预防感冒。

（四）补充足够的营养和水分，以增强机体抵抗力，稀释痰液，有利于排痰。指导患者和家属学会感染、咯血等症状的监测，掌握有效咳嗽、雾化吸入、体位引流方法，以及抗菌药物的作用、用法、不良作用等。一旦发现症状加重，应及时就诊。

（五）参加体育锻炼，增强机体免疫力和抗病能力。建立良好的生活习惯，劳逸结合，培养业余兴趣爱好，消除紧张心理，防止病情进一步加重。

第六节 肺炎患者护理精要

【概述】

肺炎（pneumonia）是指肺实质（包括终末气道、肺泡腔和肺间质）等的炎症。是呼吸系统常见病，在我国发病率高，目前在各种死因中占第5位。

发病率和病死率高与下列因素有关：病原体变迁、病原学诊断困难、易感人群结构改变医院获得性肺炎发病率增高、不合理应用抗生素引起细菌耐药性增高、部分人群贫困化加剧等。老年人或免疫功能低下者（用免疫抑制剂、久病体衰、糖尿病、尿毒症等）并发肺炎时病死率高。

【护理措施】

（一）一般护理措施

1.注意休息、环境适宜患者卧床休息以减少氧耗量、缓解头痛、肌肉酸痛等症状。环境应保持安静、阳光充足、空气清新、室温为18~20℃、湿度保持在55%~60%。注意保暖，避免受凉。

2.合理膳食提供足够热量、蛋白质和维生素的流质或半流质，以补充高热引起的营养物质消耗。鼓励患者足量饮水（2~3L/d），轻症者无须静脉补液。失水者可遵医嘱补液，保持血钠<145mmol/L，尿比重<1.020，补充因发热而丢失的水和盐，加快毒素排泄和热量散发，尤其是食欲差或不能进食者。心脏病或老年人应注意补液速度，过快易导致急性肺水肿。有明显麻痹性肠梗阻或胃扩张时，应暂时禁食、禁水，给予胃肠减压，直至肠蠕动恢复。

3.口腔护理做好口腔护理，鼓励患者经常漱口，增加食欲；口唇疱疹者局部涂液状石蜡或抗病毒软膏，防止继发感染。

4.病情观察监测患者神志、体温、呼吸、脉搏、血压和尿量，做好记录，便于观察热型，有助于明确诊断。重症肺炎不一定有高热，应重点观察儿童、老年人、久病体弱者的病情变化。

5.高热护理寒战时注意保暖，及时添加被褥，给予热水袋时防止烫伤。高热时采用酒精擦浴、冰袋、冰帽进行物理降温，预防惊厥。以逐渐降温为宜，防止虚脱，不宜用阿司匹林或其他解热药，以免大汗、脱水和干扰热型观察。患者出汗时，及时协助擦汗、换衣，避免受凉。

6.用药护理遵医嘱及时使用抗生素，观察疗效和副作用。如头孢唑啉钠（先锋V）可有发热、皮疹、胃肠道不适，偶见白细胞减少和丙氨酸氨基转移酶增高。喹诺酮类药（氧氟沙星、环丙沙星）偶见皮疹、恶心等，不宜用于儿童。注意氨基糖苷类抗生素有肾、耳毒性的副作用，老年人或肾功能减退者应慎用或适当减量。

(二) 鼓励并协助患者排痰

1.痰液观察观察痰液颜色、性质、气味和量，如肺炎球菌肺炎呈铁锈色痰，克雷白杆菌肺炎典型痰液为砖红色胶冻状，厌氧菌感染者痰液多有恶臭味等。最好在用抗生素前留取痰标本，痰液采集后应在10min内接种培养。

2.排痰措施鼓励患者有效咳嗽，清除呼吸道分泌物。痰液黏稠不易咳出、年老体弱者，可给予翻身、拍背、雾化吸入、祛痰剂等协助排痰。

3.对症护理患者胸痛时，常随呼吸、咳嗽而加重，可采取侧卧位，或用宽胶布固定胸廓，减轻疼痛；必要时可用少量可待因。有低氧血症（PaO_2<60mmHg）或发绀者给予氧气吸入。

(三) 密切观察病情积极防治感染性休克

1.密切观察病情发现患者神志模糊、烦躁、发绀、四肢厥冷、心动过速、尿量减少、血压降低等休克征象，应及时通知医师，准备药品，配合抢救。 2.感染性休克抢救配合 (1) 体位和吸氧取仰卧中凹位，抬高头胸部20°、抬高下肢约30°，有利于呼吸和静脉血回流。高流量吸氧，维持动脉血氧分压在60mmHg以上，改善缺氧状况。按重症监护，注意保暖和安全。

(2) 补充血容量尽快建立两条静脉通道，遵医嘱给予低分子右旋糖酐或平衡盐液，以维持有效血容量，降低血液黏滞度，防止DIC发生；应用5%碳酸氢钠静滴时，因其配伍禁忌较多，宜单独输入。应随时观察患者全身情况、血压、尿量、尿比重、血细胞比容等，监测中心静脉压，作为调整补液速度的指标，以中心静脉压不超过$10cmH_2O$，尿量在30mL/h以上为宜。

(3) 血管活性药物在静脉输入多巴胺、间羟胺（阿拉明）等血管活性药物时，应根据血压随时调整滴速，维持收缩压在 90~100mmHg，保证重要器官的血液供应，改善微循环。注意防止液体溢出血管外，以免引起局部组织坏死。

（4）控制感染联合广谱抗生素使用时，注意观察药物疗效和副作用。

（5）纠正水、电解质和酸碱失衡监测和纠正钾、钠、氯和酸碱失衡。输液不宜过多过快，以免引起心力衰竭和肺水肿。如血容量已补足，尿量仍<400mL/d、比重<1.018，注意有无急性肾衰竭同时报告医生。

【健康教育】

（一）指导患者及家属了解肺炎的病因和诱因，避免受凉、淋雨、吸烟、酗酒，防止过度疲劳。有皮肤痈、疖、伤口感染、毛囊炎、蜂窝织炎时应及时治疗，尤其是免疫功能低下者（糖尿病、血液病、艾滋病、肝病、营养不良、儿童等）和慢性支气管炎、支气管扩张者。

（二）慢性病患者、长期卧床、年老体弱者，应注意经常改变体位、翻身、拍背，咳出气道痰液，有感染征象时及时就诊。

（三）注意休息，劳逸结合，生活有规律性，提供足够营养物质。参加体育锻炼，防止感冒，增强体质。

（四）指导患者遵医嘱按时服药了解肺炎治疗药物的疗效、用法、疗程、副作用，防止自行停药或减量，定期随访。

第七节　肺脓肿患者护理精要

【概述】

肺脓肿（1ung abSCeSS）是由多种病原菌引起的肺部化脓性感染。早期为非组织的化脓性炎症，继而坏死、液化，有肉芽组织包绕形成脓肿。其临床特点为高热、咳嗽、咳大量脓臭痰。多发生于壮年男性及年老体弱且有基础疾病者。

【临床表现】

有 70%~90% 的急性肺脓肿患者，发病急骤，畏寒、高热，体温达 39~40℃，伴有咳嗽、咳少量黏液痰或黏液脓性痰。炎症累及胸膜，可出现患侧胸痛，且与呼吸有关。病变范围大时，可有气急。常伴有精神不振、全身乏力和食欲减退。如感染不能及时控制，于发病的 10~14 天，突然咳出大量脓臭痰及坏死组织，每日量可达 300—500mL。咳出大量脓痰后，体温开始下降，全身症状随之好转。典型患者的痰液呈黄绿色、脓性，有时带血，留置分层。厌氧菌感染时痰带腥臭味。约 1/3 患者有不同程度的咯血，偶有中、大量咯血而突然窒息死亡者。一般情况下，数周内逐渐恢复正常。

若肺脓肿破溃到胸膜腔，则有突发性胸痛、气急，出现脓气胸。血源性肺脓肿多先有原发病灶引起的畏寒、高热等全身脓毒血症的表现，经数日或数周后才出现咳嗽、咳痰，痰量不多，极少咯血。

体征与肺脓肿的大小、部位有关。病变大而浅表者，可有实变体征，可闻及支气管呼吸音；病变累及胸膜，有胸膜摩擦音或胸腔积液体征。慢性肺脓肿常有杵状指（趾）、贫血和消瘦。血源性肺脓肿体征多为阴性。

【辅助检查】

（一）实验室检查急性肺脓肿患者血白细胞总数可达（20~30）×10⁹/L，中性粒细胞在90%以上，核明显左移，常有中毒颗粒。慢性肺脓肿患者血白细胞可稍高或正常，红细胞和血红蛋白减少。血源性肺脓肿患者的血培养可发现致病菌。并发脓胸时，可做胸腔脓液培养及药物敏感试验。

（二）痰细菌学检查气道深部痰标本细菌培养，可有厌氧菌和（或）需氧菌存在。

（三）X线检查吸入性肺脓肿早期可见大片浓密模糊浸润阴影，边缘不清或团片状浓密阴影。脓肿形成，脓液排出后，可见圆形透亮区及液平面。经脓液引流和抗生素治疗后，最后可仅残留纤维条索状阴影；如脓肿转为慢性，空洞壁变厚，周围纤维组织增生，邻近胸膜肥厚，纵隔可向患侧移位。血源性肺脓肿典型表现为两肺外侧有多发球形致密阴影，大小不一，中央有小脓腔和液平。CT能更准确定位及发现体积较小的脓肿。

（四）纤维支气管镜检查有助于明确病因、病原学诊断及治疗。通过活检、刷检及细菌学、细胞学检查获取病因诊断证据，还可进行脓液吸引和病变部位注入抗生素，以提高疗效与缩短病程。

【护理措施】

（一）高热护理寒战时注意保暖，及时添加被褥，给予热水袋时防止烫伤。高热时采用酒精擦浴、冰袋、冰帽进行物理降温，预防惊厥。以逐渐降温为宜，防止虚脱，不宜用阿司匹林或其他解热药，以免大汗、脱水和干扰热型观察。患者出汗时，及时协助擦汗、换衣，避免受凉。

（二）清理呼吸道及时有效

1.环境肺脓肿患者咳痰量大，常有厌氧菌感染，痰有臭味，要注意保持室内空气新鲜、同时注意保暖，如有条件最好住单个房间。

2.咳嗽、咳痰的护理肺脓肿患者通过咳嗽排除大量脓痰。应鼓励患者进行有效的咳嗽。经常活动和变换体位，以利痰液排除。鼓励患者增加液体摄入量，以促进体内的水化作用，使脓痰稀释而易于咳出。要注意观察痰的颜色、性质、气味和静置后是否分层。准确记录24h痰液排出量。当发现血痰时，应及时报告医生，若痰中血量较多，要严密观察病情变化，并准备好抢救药品和用品，嘱患者头偏向一侧，最好取患侧卧位，注意大咯血或窒息的突然发生。

3.痰液引流的护理体位引流有利于大量脓痰排出体外，根据病变部位采用肺段、支气管引流的体位，使支气管内痰液借重力作用，经支气管、气管排出体外。应用通俗易懂的语言，向患者讲解排痰的意义，教授有效的排痰技巧及其注意事项。对脓痰甚多，且体质虚弱的患者应做监护，以免大量脓痰涌出但无力咳出而窒息。年老体弱或在高热、咯血期间不宜行体位引流。必要时，应用负压吸引器给予经口吸痰或支气管镜抽吸排痰。痰量不多，中毒症状严重，提示引流不畅，应积极进行体位引流。发绀、呼吸困难、胸痛明显者，应警惕脓气胸的发生。

4.做好口腔护理肺脓肿患者高热时间较长，唾液分泌减少，口腔黏膜干燥；又因咳大量脓臭痰，利于细菌繁殖，易引起口腔炎及黏膜溃疡；大量抗生素的应用，易诱发真菌感染。因此要在晨起、饭后、体位引流后、临睡前协助患者漱口，做好口腔护理。

5.用药护理遵医嘱给予抗生素、祛痰药、支气管扩张剂，或给予雾化吸入，以利痰液稀释、排出。

（三）合理膳食、确保营养

【健康教育】

（一）彻底治疗口腔、上呼吸道慢性感染病灶如龋齿、化脓性扁桃体炎、鼻窦炎、牙周溢脓等，以防止病灶分泌物吸入肺内，诱发感染。重视口腔清洁，经常漱口，多饮水，预防口腔炎的发生。

（二）口腔和胸腹手术前注意保持口腔清洁，教会患者有效咳嗽的方法；术后鼓励患者咳嗽，及时排出呼吸道异物，保持呼吸道通畅，防止吸入性感染。

（三）积极治疗皮肤外伤感染、痈、疖等化脓性病灶，不挤压痈、疖，防止血源性肺脓肿的发生。

（四）昏迷患者更要注意口腔清洁，要经常翻身、叩背，疑有异物吸入时要及时清除。合并肺部感染应及时使用抗生素治疗。

（五）肺脓肿患者的抗生素治疗需时较长，才能治愈，防止病情反复。患者及家属应了解其重要性，按照治疗计划进行。

第八节　肺结核患者护理精要

【概述】

肺结核（pulmonaly tuberculosis）是由结核分枝杆菌引起的肺部慢性传染性疾病。排菌肺结核患者为重要传染源。结核分枝杆菌可侵及全身多个脏器，但以肺部最为常见。其基本病理特征为渗出、干酪样坏死及其他增殖性组织反应，可伴空洞形成。临床上常有低热、盗汗、消瘦、乏力等全身症状及咳嗽、咯血等症状。

结核病是全球流行的传染性疾病之一。据 WHO 发表的公报，1997 年全世界共查出新的结核病。700 多万例，近 300 万人死于结核病。在全球所有传染性疾病中，结核病已成为成年人的首要死因。新中国成立以来，我国结核病总的疫情虽有明显下降，但流行形势仍十分严峻。结核病的防治至今仍然是一个严重的、需要高度重视的公共卫生问题。全国结核菌感染者近 3.3 亿，现有肺结核患者约 600 万人，占世界结核患者总数的 1/4。每年因结核病死亡的人数高达 25 万，是全国十大死亡病因之一。

【临床表现】

（一）症状

1.全身症状表现为午后低热、乏力、食欲减退、消瘦、盗汗等全身毒性症状。若肺部病灶进展播散时，可有不规则高热、畏寒等，妇女有月经失调或闭经。

2.呼吸系统症状 咳嗽，多为干咳或有少量黏液痰，继发感染时，痰呈黏液脓性且量增多。约 1/3 患者有不同程度咯血，炎性病灶的毛细血管扩张可致痰中带血，或小量咯血一指 24h 咯血量在 100mL 以内；若小血管损伤或来自空洞的血管瘤破裂，可引起中等量以上的咯血一指 24h 咯血量为 100~500mL；重者可大量咯血一指24h 咯血量在 500mL 以上，或一次咯血量大于 300mL，甚至发生失血性休克；大咯血时若血块阻塞大气道可引起窒息；病变累及壁层胸膜时有胸壁刺痛，并随呼吸和咳嗽而加重；有时硬结钙化的结核病灶可因机械性损伤血管，或合并支气管扩张而咯血。一般肺结核无呼吸困难，若有大量胸腔积液、自发气胸或慢性纤维空洞型肺结核及并发肺心病、呼衰、心衰者常有呼吸困难，甚至发生发绀。

（二）体征病灶小或位置深者，多无异常体征。病变范围较大者可见患侧呼吸运动减弱，语颤增强，叩诊呈浊音，听诊呼吸音减弱或有支气管肺泡呼吸音。锁骨上下，肩胛间区叩诊略浊，听诊有湿啰音往往有助于肺结核病的诊断。肺有广泛纤维化或胸膜粘连增厚者，对侧可有代偿性肺气肿体征。

（三）并发症并发症有自发性气胸、脓气胸、支气管扩张、肺心病。结核菌随血行播散可并发淋巴结、脑膜、骨及泌尿生殖器官结核等。

【辅助检查】

（一）结核菌检查痰中找到结核菌是确诊肺结核的主要依据。常用涂片法，包括直接涂片、集菌检查和厚涂片法。涂片抗酸染色镜检快速简便，若抗酸杆菌阳性，肺结核诊断基本可成立。痰培养更为精确，不但能了解结核菌生长繁殖能力，还可作药物敏感试验与菌型鉴定。聚合酶链反应（PCR）技术快速、简便，少量结核菌即可有阳性结果，不足之处是可能出现假阳性或假阴性。痰菌阳性表明其病灶是开放性的，具有传染性。

（二）影像学检查胸部 X 线检查不但可以早期发现肺结核，而且可以判断病变的部位、范围、性质、有无空洞或空洞大小、洞壁厚薄等，判断病情发展及治疗效果。肺结核病灶通常在肺上部、单侧或双侧，存在时间较长。其常见 X 线表现如原发综合征呈哑铃状阴影；纤维钙化的硬结病灶，表现为密度较高、边缘清晰的斑点、条索或结节；干酪样病灶，表现为密度较高，浓淡不一，有环形边界的不规则透光区或空洞形成等。肺部 CT 检查可发现微小或隐蔽性病灶，了解病变范围，帮助鉴别肺病变。

（三）结核菌素（简称结素）试验　目前通用的结素有 2 类：一类是旧结核菌素（OT）。OT 是结核菌的代谢产物，由结核菌培养滤液制成，主要含结核蛋白。OT 抗原不纯可引起非特异反应。另一类是结核菌纯蛋白衍化物（PPD），系从旧结素滤液中提取结核蛋白精制而成，为纯结素，不产生非特异性反应。

值得注意的是：结核菌素试验阳性仅表示曾有结核菌感染，并不一定现在患病；若呈强阳性，常提示活动性结核病。结素试验对婴幼儿的诊断价值大于成人，因年龄越小，自然感染率越低。3 岁以下强阳性反应者，应视为有新近感染的活动性结核病，需进行治疗。如果 2 年内结素反应从<10mm 增加至≥10mm、并增加 6 mm 以上时，可认为有新感染。结素试验阴性说明机体未感染结核菌，但还见于：

（1）结核感染后，4~8w 以内，处于变态反应前期。

（2）麻疹、百日咳等感染。

（3）严重营养不良。

（4）应用糖皮质激素或免疫抑制剂。

（5）淋巴细胞免疫系统缺陷。

（6）严重结核病和危重患者。由于免疫力下降和变态反应暂时受抑制，结素试验可暂时呈阴性，病情好转时可转为阳性。

（四）其他急性活动性肺结核患者白细胞可在正常范围或轻度增高；急性粟粒型肺结核时白细胞总数减低或出现类白血病反应。血沉增快，严重病例常有继发性贫血。纤支镜检查对本病诊断和鉴别诊断有重要价值，浅表淋巴结活检也对结核病鉴别诊断有帮助。

【护理措施】

（一）指导患者休息与活动

1.肺结核活动期、咯血、有高热等严重结核病毒性症状，或结核性胸膜炎伴大量胸腔积液者，应卧床休息。

2.恢复期可适当增加户外活动，如散步、打太极拳做保健操等，以加强体质锻炼，充分调动人体内在的自身康复能力，增进机体免疫功能，提高机体的抗病能力。

3.轻症患者在坚持化疗的同时，可进行正常工作，但应避免劳累和重体力劳动，保证充足的睡眠和休息，做到劳逸结合。

4.保持环境安静、整洁、舒适，使患者心境愉悦，以最佳的心理状态接受治疗。

（二）教会患者药物治疗知识加强对患者及家属的护理咨询，使之了解肺结核是一种慢性呼吸道传染病，只有坚持合理、全程化疗，才可完全康复。提供药物治疗知识的措施可包括：

1.有计划、有目的向患者及家属逐步介绍有关治疗的知识，如借助科普读物帮助患者加深理解和系统了解结核病防治措施。

2.在解释药物不良反应时，重视强调药物的治疗效果，让患者认识到发生不良反应的可能性较小，只要及时发现并处理，大部分不良反应可以完全消失，以激励患者坚持全程化疗，防止治疗失败而产生耐药结核菌，增加治疗的困难和经济负担。

3.督促患者按医嘱服药。鼓励患者建立按时服药的习惯，嘱患者一旦出现药物不良反应，如巩膜黄染、肝区疼痛、胃肠不适、眩晕、耳鸣等，应及时与医生沟通，不要自行停药，反复向患者强调坚持规则、合理化疗的重要性，使患者树立治愈疾病的信心，积极配合治疗。

（三）积极做好结核病传播与预防知识排菌患者可将结核病传染给密切接触者。控制传染源是预防传染的最主要措施。因此，应向患者和家属宣传结核病的传播途径及消毒、隔离的重要性，指导其采取积极的预防方法。

1.有条件者患者应单居一室，痰涂片阳性者需住院治疗，进行呼吸道隔离，室内保持良好通风，每日用紫外线消毒

2.注意个人卫生，严禁随地吐痰，不可面对他人打喷嚏或咳嗽，以防飞沫传染。在咳嗽或打喷嚏时，用双层纸巾遮住口鼻，然后将纸放入污物袋中焚烧处理。痰液须经灭菌处理再弃去。接触痰液后用流水清洗双手。

3.餐具煮沸消毒或用消毒液浸泡消毒，同桌共餐时使用公筷，以预防传染。被褥、书籍在烈日下曝晒 6h 以上。

4.患者外出时应戴口罩。密切接触者应去医院进行有关检查。

（四）饮食护理结核病是一种慢性消耗性疾病，由于体内分解代谢加速和抗结核药物的毒性反应，使胃肠功能障碍、食欲减退，导致营养代谢的失衡和机体抵抗力下降，促使疾病恶化。因此，需高度重视饮食营养的护理。

1.向患者及家属宣传饮食营养的重要性，使其了解在坚持药物治疗的同时，辅以营养支持的意义。

2.制定全面的饮食营养摄入计划。蛋白质能提供热量，增加机体的抗病能力及机体修复能力，患者饮食中应有鱼、肉、蛋、牛奶、豆制品等动、植物蛋白，成人每日蛋白质总量应为 90~120g；食物中的维生素 C 有减轻血管渗透 l 生的作用，可以促进渗出病灶的吸收；维生素 B 对神经系统及胃肠神经有调节作用，应每天摄入一定量的新鲜蔬菜和水果，以补充维生素。

3.保持体内水、电解质平衡。由于机体代谢增加、盗汗，使体内水分的消耗量增加。患者如无心、肾功能障碍，应补充足够的水分。鼓励患者多饮水≥1.5~2L/d，保证机体代谢的需要和体内毒素的排泄，必要时遵医嘱给予静脉补液。

4.体重的监测每周测体重 1 次并记录，判断患者营养状况是否改善。

（五）密切观察病情积极防治并发症

1.病情观察评估患者咯血的量、颜色、性质及出血的速度；评估血压呼吸、瞳孔、意识状态等方面的变化；严密观察患者有无烦躁不安等情况的发生。

2.休息与卧位小量咯血者应静卧休息，大量咯血者需绝对卧床休息，协助患者取平卧位，胸部放置冰袋，头偏向一侧，或取患侧卧位，以减少患侧活动度，防止病灶向健侧扩散，同时有利于健侧肺的通气功能。尽量避免搬动患者，以减少肺活动度。保持病室安静，避免不必要的交谈。

3.咯血的护理

（1）守护并安慰患者，消除精神紧张，使之有安全感。

（2）告诉患者咯血时不能屏气，以免诱发喉头痉挛，血液引流不畅形成血块，导致窒息。

（3）保持呼吸道通畅，嘱患者轻轻将气管内存留的积血咯出。密切观察有无窒息的发生，窒息前患者常有胸闷、气憋、唇甲发绀、面色苍白、冷汗淋漓、烦躁不安。如有窒息征象，应立即取头低脚高体位，轻拍背部，迅速排出气道和口咽部的血块，必要时用吸痰管进行机械吸引，并做好气管插管或气管切开的准备与配合工作，以解除呼吸道阻塞。

（4）高浓度吸氧。

（5）大量咯血不止者，可经纤支镜局部注射凝血酶或行气囊压迫止血等止血措施。护士应做好准备与相应的配合，及时为患者漱口，擦净血迹，保持口腔清洁、舒适，防止口腔异味刺激而引起再度咯血。

（6）对极度紧张、咳嗽剧烈者，必要时遵医嘱给予小剂量镇静剂、止咳剂。但对年老体弱、肺功能不全者要慎用强镇咳药，以免抑制咳嗽反射和呼吸中枢，使血块不能咯出而发生窒息。

（7）若咯血量过多，应配血备用，酌情适量输血。咯血时要注意防治阻塞性肺不张、肺部感染及休克等并发症。

（8）应用垂体后叶素的护理垂体后叶素可收缩小动脉，减少肺血流量，从而减轻咯血。但也能引起子宫、肠管平滑肌收缩和冠状动脉收缩，故冠心病、高血压患者及孕妇忌用。静脉滴注时速度勿过快，以免引起恶心、便意、心悸、面色苍白等不良反应。

4.饮食与排便的护理大量咯血者暂禁食，小量咯血者宜进少量凉或温的流质食，多饮水，多食含纤维素食物，以保持大便通畅，避免排便时腹压增加而引起再咯血发生。

【健康教育】

（一）嘱患者戒烟、戒酒，注意保证营养的补充，避免劳累、情绪波动及呼吸道感染，合理安排休息。有条件的患者可选择空气新鲜、气候温和的海滨、湖畔疗养，以促进身体的康复，增加抵抗疾病的能力。

（二）向患者介绍结核病的常用治疗方法及持续用药时间，说明用药过程中可能出现的不良反应、用药的注意事项，并嘱其一旦出现严重的不良反应须随时就医。反复强调坚持规律、全程、合理用药的重要性，取得患者与家属的主动配合。

（三）指导患者及家属了解结核病防治知识和呼吸道隔离技术，指导患者定期复查胸片和肝、肾功能，以了解病情变化，及时调整治疗方案。

（四）做好结核病预防工作控制结核病流行的基本原则包括：控制传染源、切断传染途径及增强免疫力、降低易感性等。①早期发现患者并登记管理，及时给予合理化疗和良好护理，以控制传染源及改善疫情；②加强结核病的预防与宣传，如注意个人卫生，宁不随地吐痰，做好结核患者的隔离及其痰液的消毒、灭菌工作，不饮未消毒的牛奶等，以切断传染途径；③给未受过结核菌感染的新生儿、儿童及青少年接种卡介苗（活的无毒力牛型结核节的工作，切实做到查出必治、治必彻底，本病大部分可获临床治愈或痊愈。肺结核的临床治愈或痊愈具有不同的含义，愈合的方式因病变性质、范围、类型、治疗是否合理及机体免疫功能等差异而有不同。愈合方式有：吸菌疫苗），使人体产生对结核菌的获得性免疫力，减轻感染后的发病与病情。

第九节　原发性支气管肺癌患者护理精要

【概述】

原发性支气管肺癌（pmary bronchogenic carcinoma），简称肺癌（lung cancer）。起源于支气管黏膜或腺体，是目前为止世界各地最常见的肺部原发性恶性肿瘤。常有区域性淋田结转移和血行播散。该病早期以刺激性咳嗽、痰中带血等呼吸道症状多见，病情进展速度与细胞的生物学特性有关。发病年龄在 50 岁后迅速上升、70 岁达高峰、70 岁以后略有下降。据 WHO1999 年报告：肺癌是癌症患者第一位死亡原因。发病率在多数国家都有明显增高趋势，只在芬兰、英国、美国等吸烟率降低的国家，发病率趋于下降。近 20 年来，我国的肺癌发病率以每年 11% 的速度递增、死亡率增幅 111.85%。在癌症死亡病因中占第 3 位。尽管目前肺癌的早期诊断和综合治疗有了较大进展，但其 5 年生存率仍低于 15%。

【临床表现】

临床表现与肿瘤发生部位、大小、类型、发展的阶段、有无并发症或转移有密切关系。有 5%~15% 的患者在发现肺癌时无症状。主要症状包括以下几方面。

（一）由原发肿瘤引起的症状

1.咳嗽为早期最常见的症状，可为刺激性干咳或少量黏液痰，多见于中央型，肿瘤在气管内。当肿瘤增大引起支气管狭窄时，咳嗽加重，多为持续性，且呈高音调金属音。若继发感染，痰量增多，呈黏液脓性。

2.咯血以中央型肺癌多见，多为痰中带血或间断血痰。许多患者对此未引起重视而延误诊断。如癌组织侵蚀大血管，可引起大咯血。部分患者以咯血为首发症状。

3.呼吸困难肿瘤引起支气管狭窄或阻塞，特别是中央型肺癌；或肿瘤转移到肺门淋巴结，肿大的淋巴结压迫主支气管或隆突；或转移至胸膜，产生大量胸腔积液；或转移至心包，发生心包积液；或有肺部广泛受累等，均可影。向肺功能，引起胸闷、呼吸困难。

4.喘鸣肿瘤引起支气管部分阻塞，约 2% 患者出现局限性喘鸣。

5.体重下降肿瘤发展到晚期，由于肿瘤毒素和消耗的原因，加之感染、疼痛等所致的食欲减退，患者可表现消瘦或呈恶液质。

6.发热肿瘤坏死可引起发热，多为低热，但多数发热是由于肿瘤引起的继发性感染所致，抗生素药物治疗效果不佳。

（二）肿瘤局部扩展引起的症状

1.胸痛肿瘤侵犯胸膜或纵隔时，产生不规则的胸部钝痛或隐痛，于呼吸、咳嗽时加重。肋骨、胸壁、胸椎受累时，则有压痛点，固定部位呈持续性疼痛，并逐渐加重。与呼吸、咳嗽无关。

2.呼吸困难肿瘤压迫大气道，可出现吸气性呼吸困难。

3.咽下困难肿瘤侵及或压迫食管可引起咽下困难，亦可引起支气管—食管瘘，导致肺部感染。

4.声音嘶哑肿瘤或肿大的纵隔淋巴结使喉返神经受压或受累所致，多见左侧。

5.上腔静脉压迫综合征癌肿侵犯纵隔，压迫上腔静脉时，上腔静脉回流受阻，引起头面部、颈部和上肢水肿，胸前部淤血和静脉曲张，可有头痛、头昏或眩晕。

6.Homer综合征位于肺尖部的肺癌称肺上沟癌。若压迫颈部交感神经，可引起病侧眼睑下垂、瞳孔缩小、眼球内陷，同侧额部与胸壁无汗或少汗，即Homer综合征。压迫臂丛神经，可引起以腋下为主、向上肢内侧放射的烧灼样剧痛或感觉异常，夜间加重。

（三）由癌远处转移引起的症状

1.肿瘤转移至脑、中枢神经系统调、偏瘫、颅内高压等。可表现为头痛、呕吐、眩晕、复视、共济失调。

2.转移至肝可有畏食、肝区疼痛、肝大、黄疸和腹水等。

3.转移至骨骼转移至肋骨、脊柱骨、骨盆时，则有局部疼痛和压痛。

4.转移至淋巴结、皮肤锁骨上淋巴结是肺癌转移的常见部位，多在前斜角肌区，触到固定而坚硬，逐渐增大、增多，或融合的结节，多无痛感。皮肤转移时可触及皮下结节。

（四）肿瘤作用于其他系统引起的肺外表现包括内分泌、神经肌肉、结缔组织、血液系统和血管的异常改变，又称副癌综合征。主要表现有肥大性骨关节病和杵状指（趾）；分泌促性激素引起的男性乳房发育；分泌促肾上腺皮质激素样物引起的肌力减弱、浮肿、高血压、血糖增高等，即cushing综合征；分泌抗利尿激素，引起稀释性低钠血症，表现为食欲不振、恶心、呕吐、嗜睡、定向障碍等水中毒症状，称抗利尿激素分泌失调综合征。此外，可出现神经肌肉综合征，包括小脑皮质变性、脊髓小脑变性，周围神经病变、重症肌无力和肌病等；肿瘤转移至骨可致骨骼破坏，或由于异生性甲状旁腺样激素作用，引起高钙血症。

【辅助检查】

（一）影像学检查是发现肺癌最主要的一种方法，包括胸透、正侧位胸片、体层摄影、胸部CT、磁共振（MRl）、支气管或血管造影等检查。

（二）痰脱落细胞检查送检标本应为深部咳出的新鲜痰，连续送检3~4次为宜。痰细胞学检查的阳性率取决于标本是否符合要求、细胞学家的水平高低、肿瘤的类型以及送检标本次数等因素。非小细胞癌的阳性率可达 70%~80%。

（三）纤维支气管镜检查对明确肿瘤的存在和组织学诊断均具有重要意义。对位于近端气道内的肿瘤经纤支镜刷检结合钳夹活检阳性率为 90%~93%。对位于远端气道内而不能直接窥视的病变，可在荧光屏透视指导下经纤支镜肺活检。也可采用经支气管针刺吸引，对外周病灶可在多面荧光屏透视或 CT、B 超引导下采用经胸壁穿刺进行吸引，成功率可达 90%。

（四）其他方面如开胸肺活检、胸水癌细胞检查、淋巴结活检、放射性核素扫描检查等。

【护理措施】

（一）做好心理护理尽量减轻或消除患者恐惧

1.正确评估评估患者心理状态和对诊断及治疗的理解情况，是否有足够的支持力量，有无恐惧的表现，如血压高、失眠、沉思、紧张、烦躁不安、心悸等。

2.倾听与交流多与患者交谈，根据其年龄、职业、文化程度、性格等情况，鼓励患者表达自己的感受，耐心倾听患者诉说，尽量解答患者提出的问题和提供有益的信息，与患者建立良好的护患关系，鼓励患者之间的交流，调整患者的情绪，使患者以积极的心态面对疾病。

3.病情的告知确诊后根据患者的心理承受能力和家属的意见，决定是否告知病人病情真实情况。可在恰当的时机应用恰当的语言将诊断告知患者，以缩短患者期待诊断的焦虑期，引导患者面对现实，正确认识和对待疾病。有手术适应证者鼓励患者尽早手术。对于不愿或害怕知道诊断的患者，应协同家属采取保护性措施，合理隐瞒，以防患者精神崩溃，影响治疗。

4.心理与社会支持 当患者得知自己患肺癌时，会面临巨大的身心应激，而心理应对结果会对疾病产生明显的积极或消极影响，护士应通过多种途径给患者及家属提供心理与社会支持。在未明确诊断之前，应向患者解释各种诊断性检查的目的、意义和过程，劝说患者接受并配合检查；确诊后，帮助患者正确估计所面临的情况，鼓励患者及家属积极参与治疗和护理计划的决策过程，让患者了解肺癌及将接受的治疗。帮助患者建立起良好、有效的社会支持系统，安排家庭成员和亲朋好友定期看望患者，使患者感受到家庭、亲友的关爱，激发其珍惜。生命、热爱生活的热情，增强对治疗的信心。帮助患者和家属面对现实，积极应对癌症的挑战，让患者了解到癌症不是只等于痛苦和死亡，随着科学技术的发展，减轻痛苦，提高生存率已不是不可能的，从而使患者克服恐惧、绝望心理，保持积极、乐观情绪，充分调动机体的潜在力量，与疾病作斗争。

（二）尽量减轻患者疼痛

1.疼痛评估评估内容有：

（1）疼痛的部位、性质和程度。评估疼痛程度可用各种量表，如 0~10 数字评估量表，0 为无疼痛，10 为无法忍受的剧烈疼痛，让患者以数字描述疼痛的程度。

（2）疼痛加重或减轻的因素。

（3）影响患者表达疼痛的因素，如性别、年龄、文化背景、教育程度、性格等。

（4）疼痛持续、缓解、再发的时间等。

2.减少可诱发和加重疼痛的因素　采取各种护理措施减轻疼痛：

（1）提供安静的环境，调整舒适的体位，保证患者充分的休息。

（2）小心搬动患者，滚动式平缓地给患者变换体位，避免拖、拉动作。必要时，寻求协助，支撑患者各肢体，防止用力不当引起病变部位疼痛。告知患者不要突然扭曲或转动身体。

（3）指导、协助胸痛患者用手或枕头护住胸部，以减轻深呼吸、咳嗽，或变换体位所引起的胸痛。

3.控制疼痛：

（1）药物止痛嘱用药，根据患者疼痛再发时间，提前按时用药。用药期间应取得患者及家属的配合，以确定维持有效止痛作用的药物和最佳剂量。应用止痛药物后要注意观察用药的效果，有无药物不良反应等。一般非肠道给药者，应在用药后15~30min 开始评估，口服给药 1h 后开始评估，了解疼痛缓解程度和镇痛作用持续时间。当所制定的用药方案已不能有效止痛时，应及时通知医生并重新调整止痛方案。在应用镇痛药期间，注意预防药物的副作用，如阿片类药物有便秘、恶心、呕吐、镇静和精神紊乱等副作用，应嘱患者多进富含纤维素的蔬菜和水果，或饮服番泻叶冲剂等措施，缓解和预防便秘。

（2）物理治疗摩、针灸、经皮肤电刺激止痛穴位或局部冷敷等，以降低疼痛的敏感性。

（三）纠正低于机体需要量的营养失调　此与癌肿致机体过度消耗、压迫食管致吞咽困难、化疗反应致食欲下降、摄入量不足有关。

1.做好正确评估评估患者的身高、体重、饮食习惯，营养状态和饮食摄入情况，必要时与营养师一起评估患者所需要的营养，并制定饮食计划。

2.饮食护理　向患者及家属宣传增加营养与促进健康的关系，安排品种多样化饮食。根据患者的饮食习惯，给予高蛋白、高热量、高维生素、易消化饮食，动、植物蛋白应合理搭配，如蛋、鸡肉、大豆等，如患者喜爱，可多加些甜食。调配好食物的色、香、味，以刺激食欲。创造清洁、舒适、愉快的进餐环境，尽可能安排患者与他人共同进餐，以调整心情，促进食欲。有吞咽困难者应给予流质饮食，进食宜慢，取半卧位以免发生吸入性肺炎或呛咳，甚至窒息。病情危重者应采取喂食、鼻饲，或静脉输入脂肪乳剂、复方氨基酸和含电解质的液体。氨基酸的平衡有助于抑制癌肿的发展；锌和镁对癌细胞有直接抑制作用。高纤维膳食可刺激肠蠕动，有助消化、吸收和排泄功能。如病人易疲劳或食欲不佳，应少量多餐，进餐前休息片刻，尽量减少餐中疲劳。

3.其他支持疗法必要时酌情输血、血浆或清蛋白，以减少胸腔积液的产生，补充癌肿或大量抽取胸腔积液等因素所引起的蛋白丢失，增强机体抗病能力。

（四）潜在并发症与化疗药物毒性反应的护理

1.评估化疗反应应用化疗后，应评估机体对化疗药物是否产生毒性反应，有何反应，严重程度如何。

2.骨髓抑制反应的护理化疗药物不仅杀伤癌细胞，对机体正常的白细胞也有杀伤抑制作用。当白细胞总数降至 $3.5×10^9/L$ 以下时应及时报告医生。当白细胞总数降至 $1×10^9/L$ 时，遵医嘱输白细胞及使用抗生素以预防感染，并做好保护性隔离。

3.恶心、呕吐的护理在化疗期间，如患者出现恶心、呕吐，嘱其家属不要表现出惊慌失措的行为，防止增加患者思想负担而加重恶心、呕吐。减慢药物滴注速度，遵医嘱给予口服或肌内注射甲氧氯普胺 10~20mg，可减轻其反应。避免不良气味等刺激。恶心时，嘱患者做深而缓慢的呼吸，或饮少量碳酸饮料，吸吮硬而略带酸味的糖果，有助于抑制恶心反射。翻身时，勿突然大动作转动身体，以防恶心中枢受到刺激，引起呕吐。化疗期间饮食宜少量多餐，避免过热、粗糙、酸、辣刺激性食物，以防损伤胃肠黏膜。如有呕吐，可嘱患者进较干的食物，餐中少饮水，餐后休息片刻。化疗前、后 2h 内避免进餐。如化疗明显影响进食，出现口干、皮肤干燥等脱水表现，须静脉输液，补充水、电解质和机体所需要的营养。

4.口腔护理化疗后患者唾液腺分泌减少，常出现口干、口腔 pH 下降，易致牙周病和口腔真菌感染。要避免口腔黏膜损伤，不进硬食物，用软牙刷刷牙，并常用盐水或复方硼砂溶液漱口。

5.静脉血管的保护因化疗药物刺激性强，疗程长，要注意保护和合理使用静脉血管。

6.其他毒副反应的护理对由于药物毒性作用使皮肤干燥、色素沉着、脱发和甲床变形者，应做好解释和安慰，向患者说明停药后毛发可再生，以消除其思想顾虑。

（五）做好皮肤护理防治皮肤完整性受损接受放疗损伤皮肤组织或长期卧床导致局部循环障碍、皮肤的完整性受损。

1.皮肤评估评估照射后局部皮肤是否出现红斑、表皮脱屑、色素沉着、瘙痒感等，并注意监测其变化；评估身体受压部位或骨突处有无红、肿、破损。

2.照射部位皮肤的护理照射时协助患者取舒适体位，嘱其不要随便移动，以免损伤其他部位皮肤。对照射部位的皮肤，应采取措施预防或治疗皮肤破损。①嘱患者切勿擦去皮肤照射部位的标志；②局部禁涂凡士林等难以清洗的软膏、红汞、乙醇或碘酊等，忌贴胶布。洗澡时，不用肥皂或搓擦，亦不用化妆品涂擦，因其内含某些重金属物，可加重放疗皮肤的反应；③患者宜穿宽松柔软衣服，防止摩擦。局部避免搔抓、压迫。避免阳光照射或冷热刺激；④如有渗出性皮炎，除暴露外，局部可涂具有收敛、保护作用的鱼肝油软膏。

3.受压部位皮肤的护理长期卧床者，采取有效措施，防止压疮发生。

【健康教育】

（一）大力宣传吸烟对健康的危害，积极呼吁并提倡不吸烟或戒烟，避免被动吸烟。

（二）改善工作和生活环境，防止空气污染。

（三）对肺癌高危人群要定期进行体检，早期发现肿瘤，早期治疗。给患者及家属心理上的支持，使之正确认识肺癌，增强治疗信心提高生命质量。

（四）督促患者坚持化疗或放射治疗，告诉患者出现呼吸困难、疼痛等症状加重或不缓解时应及时到医院诊治。

（五）指导患者加强营养支持，合理安排休息，适当活动，保持良好的精神状态，避免呼吸道感染以调整机体免疫力，增强抗病能力。

（六）对晚期癌肿转移患者，要指导家属对患者临终前的护理，告之患者及家属对症处理的措施，使患者平静地走完人生最后旅途。

第十节　胸腔积液患者护理精要

【概述】

胸腔积液（pleural effusion）是指任何全身或局部病变致使胸膜腔内液体生成过快和（或）吸收过缓时，临床产生胸腔积液。正常成人胸膜腔内有 3~15mL 液体，对呼吸运动起润滑作用，以避免脏层胸膜和壁层胸膜在呼吸时相互摩擦受损。胸膜腔中的液体不断地由壁层胸膜生成，又不断地以相等速度被脏层胸膜吸收，它的产生与吸收常处于动态平衡。

【临床表现】

（一）症状结核性胸膜炎多见于青年人，常有发热；中年以上患者可为肺癌所致胸膜转移。炎性积液多为渗出性，常伴有胸痛及发热。由心力衰竭所致胸腔积液为漏出液。肝脓肿所伴右侧胸腔积液可为反应性胸膜炎，亦可为脓胸。积液量少于 300mL 时症状多不明显；若超过 500mL，患者渐感胸闷。大量积液时，邻近肺组织和纵隔脏器受压，患者可有心悸、呼吸困难。

（二）体征少量积液时，体征不明显。大量积液时，患侧呼吸运动受限，肋间隙较饱满，心尖搏动向健侧移位；语颤减弱或消失。积液区叩诊呈浊音；听诊积液区呼吸音减弱或消失。急性胸膜炎时，病变区可闻及胸膜摩擦音，积液增多时，摩擦音即消失。

【辅助检查】

（一）X 线检查胸腔积液量 300~500mL 时，患侧肋膈角变钝或消失；更多的积液时，显示向外侧、向上的弧形上缘的积液影；大量积液时整个患侧阴暗，纵隔推向健侧，患侧膈肌下降。积液时常遮盖肺内原发病灶。CT 检查胸膜病变有较高的敏感性与密度分辨率，可以发现隐蔽性病灶，判断渗出液、血性或脓性胸液。

（二）超声波检查可明确有无胸腔积液、积液部位和积液量，鉴别胸腔积液、胸膜增厚、液气胸等，亦能协助胸腔穿刺定位，探查胸液掩盖的肿块。

（三）胸液检查胸腔穿刺抽液检查有助于确定胸液的性质和病原，对诊断和治疗有重要意义。胸液检查可大致确定是漏出液还是渗出液。

1.外观漏出液呈淡黄色，透明清亮，静置不凝固，比重<1.016~1.018。渗出液则色较深，呈草黄色，稍混浊，比重>1.018。血性胸液呈程度不等的洗肉水样或静脉血样。

2.细胞正常胸液中有少量间皮细胞或淋巴细胞。漏出液细胞数常<100×10⁶/L，以淋巴细胞与间皮细胞为主。渗出液的白细胞常>500×10⁶/L。中性粒细胞增多时，提示为急性炎症；淋巴细胞为主则多为结核性或恶性。胸液中红细胞>5×10⁹/L时，可呈淡红色，多由恶性肿瘤或结核所致。应注意与胸腔穿刺损伤血管引起的血性胸液相鉴别。恶性胸液中约有60%可查到恶性肿瘤细胞。

3.pH 结核性胸液 pH 常<7.30；漏出液常>7.30，若 pH>7.40，应考虑恶性胸液。

4.蛋白质渗出液的蛋白含量高于 30g/L，胸液/血清比值大于 0.5，黏蛋白试验（Rivaha 试验）阳性。漏出液蛋白含量较低（<30g/L），以清蛋白为主，Rivaha 试验阴性。若胸液癌胚抗原（CEA）值>10~15/ug/L，或胸液/血清 CEA>1，铁蛋白含量增高，提示恶性胸液。

5.葡萄糖漏出液与大多数渗出液的葡萄糖含量正常；结核性、恶性、类风湿关节炎及化脓性胸腔积液中葡萄糖含量可<3.35mmol/L。若胸膜病变范围较广，如肿瘤广泛浸润，可使葡萄糖含量较低。

6.酶胸液乳酸脱氢酶（LDH）含量增高，大于 200U/L，且胸液 LDH/血清 LDH 比值大于 0.6，提示渗出液。胸液 LDH 活性可反映胸膜炎症的程度，其值越高，表明炎症越明显。LDH>500U/L 常提示为恶性肿瘤或胸液已并发细菌感染。胸液淀粉酶升高可见于急性胰腺炎、恶性肿瘤等。结核性胸膜炎时，胸液中腺苷脱氨酶（ADA）可高于 100u/L。

（四）胸膜活检当胸腔积液原因不明时，应考虑作经皮胸膜活检。必要时可行胸腔镜活检。恶性肿瘤侵犯胸膜引起的胸腔积液，称为恶性胸液。胸膜活检、胸腔镜检查对恶性胸腔积液的病因诊断率较高。

（五）免疫学检查结核性与恶性胸腔积液时，T 淋巴细胞增高；系统性红斑狼疮及类风湿关节炎引起的胸腔积液中补体 c3、c4 成分降低，免疫复合物的含量增高。

【护理措施】
保持正常的气体交换由于大量胸液压迫使肺不能充分扩张、常常致使气体交换面积减少，气体交换受阻。

（一）休息与运动大量胸腔积液致呼吸困难或发热者，应卧床休息。待体温恢复正常及胸液抽吸或吸收后，鼓励患者逐渐下床运动，增加肺活量，以防肺失去功能。胸液消失后继续休养 2—3 个月，避免疲劳。

（二）胸腔抽液的护理胸腔抽液不仅有助于诊断，而且可解除肺及心血管受压，改善呼吸，防止纤维蛋白沉着与胸膜增厚，使肺功能免受损伤。结核性胸膜炎或脓胸抽液后可减轻毒性症状，体温下降，有助于被压迫的肺迅速复张。恶性胸腔积液者抽液后可缓解严重的呼吸困难。因此，大量胸腔积液者，应做好抽液准备和患者的护理。

（三）病情观察注意观察患者胸痛及呼吸困难的程度、体温的变化。监测血氧饱和度或动脉血气分析值的改变。对胸腔穿刺抽液后患者，应密切观察其呼吸、脉搏、血压的变化，注意穿刺处有无渗血或液体渗出。

（四）胸痛的护理可嘱患者患侧卧位，必要时用宽胶布固定胸壁，以减少胸部活动幅度，减轻疼痛。或遵医嘱给予止痛药。

（五）呼吸锻炼胸膜炎患者在恢复期，要经常进行呼吸锻炼以减少胸膜粘连的发生，提高通气量。每天督导患者进行缓慢的腹式呼吸。

（六）保持呼吸道通畅如有痰液，鼓励患者积极排痰，保持呼吸道通畅。

【健康教育】

（一）向患者及家属解释病情，介绍治疗方法、药物剂量、用法和副作用。对结核性胸膜炎的患者特别要强调坚持用药的重要性，即使临床症状消失，也不要自行停药，应定期复查，遵从治疗方案，防止复发。

（二）合理安排休息，逐渐增加活动量，避免过度劳累。

（三）讲解支持治疗的重要性，嘱患者加强营养，进高能量、高蛋白及富含维生素的食物，消除不正确的饮食观，合理凋配饮食，增强机体抵抗力。

第十一节　自发性气胸患者护理精要

【概述】

胸膜腔为脏层胸膜与壁层胸膜之间不含空气的密闭潜在性腔隙。气体进入胸膜腔，造成积气状态，称气胸（pneumothorax）。气胸可为自发性，亦可由疾病、外伤、手术、诊断或治疗性操作不当等引起。在无外伤或人为的因素下，因肺部疾病使肺组织及脏层胸膜突然自发破裂，或因靠近肺表面的肺大疱、细小气肿泡自发破裂，肺及支气管内气体进入胸膜腔所致的气胸，称为自发性气胸（sponlaneous pneumothorax）。

【临床表现】

气胸对呼吸和循环功能的影响与基础疾病及肺功能、气胸发生速度、胸膜腔内积气量及压力三个因素有关。

（一）症状

1.胸痛多在剧咳、用力、剧烈体力活动时，偶在休息时，突感一侧胸痛，如刀割样或针刺样，多伴胸闷、气促。

2.呼吸困难若气胸发生前肺功能良好，肺萎陷小于20%，患者可无明显症状。若发生在严重肺气肿患者，虽肺仅被压缩10%，却可引起严重呼吸困难与发绀，患者不能平卧，如果侧卧，则被迫使气胸患侧在上，以减轻呼吸困难。大量气胸，尤其是张力性气胸时，患者可表现出烦躁不安、表情紧张、胸闷、挣扎坐起、发绀、冷汗、脉速、虚脱、心律失常，甚至休克，发生意识不清、呼吸衰竭。血气胸时，如失血量过多，可使血压下降，甚至发生失血性休克。

3.咳嗽可有轻到中度刺激性咳嗽。

（二）体征

呼吸增快，发绀，气管向健侧移位；患侧胸部膨隆，肋间隙增宽，呼吸运动和语颤减弱；叩呈过清音或鼓音；右侧气胸可使肝浊音界下降。并发纵隔气肿时可听到与心脏搏动相一致的嘎吱音或噼啪声。有液气胸时，可闻及胸内振水声。

（三）并发症

有脓气胸、血气胸、纵隔气肿、皮下气肿及呼吸衰竭等。

【辅助检查】

（一）X线检查 X线检查是诊断气胸的重要方法。X线胸片可见患侧透光度增强，内无肺纹理，肺被压向肺门，呈高密度影，外缘呈弧形或分叶状，如胸腔有积液或积血，可见液平面。肺被压缩面积的大小可根据气胸侧气带的宽度粗略估计，如气带宽度为该侧胸部宽度的1/4、1/3、1/2，则肺被压缩程度分别为35%、50%、65%。气胸的基本CT表现为胸膜腔内出现极低密度的气体影，伴有肺组织不同程度的压缩萎陷改变。

（二）肺功能测定急性气胸，肺萎陷>20%时，肺活量、肺容量下降，呈限制性通气障碍。

（三）血气分析可有不同程度低氧血症。

【护理措施】

（一）严密观察病情变化适时进行排气疗法

1.休息急性自发性气胸患者应绝对卧床休息。如肺被压缩<20%，且为闭合性，症状较轻，PaO_2>70mmHg时，可仅卧床休息，避免用力、屏气、咳嗽等可增加胸腔内压的活动。血压平稳者取半坐位，有利于呼吸、咳嗽排痰及胸腔引流。卧床期间，协助患者每2h翻身一次。如有胸腔引流管，患者翻身时，应注意防止引流管脱落。

2.吸氧给予鼻导管或鼻塞，必要时面罩吸氧。氧流量控制在2~5L/min。吸氧可加快胸腔内气体的吸收，减少肺活动度，促使胸膜裂口愈合。若有纵隔气肿，可给予高浓度吸氧，增加纵隔内氧浓度，有利于气肿消散。

3.严密观察病情变化经常巡视患者，及时听取患者的主诉，严密观察呼吸频率、深度及呼吸困难的表现和血氧饱和度变化，必要时监测动脉血气。大量气胸，尤其是张力性气胸时，可迅速出现严重呼吸循环障碍，如患者表现心率加快、血压下降、发绀、冷汗、心律失常、甚至休克，要及时通知医生并配合处理。

4.心理支持呼叫器放在患者易取之处，听到呼叫立即应答。患者在严重呼吸困难期间护士应尽量在床旁陪伴，允许患者提问和表达恐惧心理。做各项检查、操作前向患者做好解释，告诉患者采取的治疗措施将是有效的，如抽气后呼吸困难可缓解，气胸可治愈；解释疼痛、呼吸困难等不适的原因，从而消除患者对疾病及治疗紧张、担心的心理，帮助患者树立信心，配合治疗。必要时，按医嘱给予镇静剂，减轻焦虑，促进有效通气。

5.排气疗法的护理协助医生做好胸腔抽气或胸腔闭式引流的准备和配合工作，使肺尽早复张，减轻呼吸困难症状。

（1）术前向患者简要说明排气疗法的目的、意义、过程及注意事项，以取得患者的理解与配合。

（2）如行胸腔闭式引流术，术前需要严格检查引流管是否通畅和整套胸腔闭式引流装置是否密闭。引流瓶内需要注入适量无菌蒸馏水或生理盐水；标记液面水平。将连接胸腔引流管的玻璃管一端置于水面下 1.5~2cm，以确保患者的胸腔和引流装置之间为一密封系统。引流瓶塞上的另一短玻璃管为排气管，其下端应距离液面 5cm 以上。必要时按医嘱连接好负压引流装置，注意保持压力在 $-8~-12cmH_2O$ 之间，避免过大的负压吸引对肺的损伤。

（3）保证有效时引流：①引流瓶应放在低于患者胸部的地方，其液平面应低于引流管胸腔出口平面 60cm，以防瓶内的液体反流进入胸腔。妥善放置引流瓶，防止被踢倒或打破；②保持引流管通畅，密切观察引流管内的水柱是否随呼吸上下波动及有无气体自液面逸出。必要时，可请患者做深呼吸或咳嗽。如有波动，表明引流通畅。若水柱波动不明显，液面无气体逸出，患者无胸闷、呼吸困难，可能患者的肺组织已复张；若病人呼吸困难加重，出现发绀、大汗、胸闷、气管偏向健侧等症状，应立即通知医生紧急处理；③为防止胸腔积液或渗出物堵塞引流管，必要时，应根据病情定期捏挤引流管（由胸腔端向引流瓶端的方向挤压）；④妥善固定引流管于床旁，留出适宜长度的引流管，既要便于患者翻身活动，又要避免过长扭曲受压。

4.注意观察引流液的量、色、性状和水柱波动范围，并准确记录。

5.严格无菌操作在插管、引流排气和伤口护理时，要严格执行无菌操作，引流瓶的排气管外端应用 1~2 层纱布包扎好，避免空气中尘埃或脏物进入引流瓶内。每日更换引流瓶，更换时应注意连接管和接头处的消毒。伤口敷料每 1~2 日更换 1 次，如敷料有分泌物渗湿或污染，应及时更换。

6.搬动患者时需要用两把血管钳将引流管双重夹紧，防止在搬动过程中发生引流管滑脱、漏气或引流液反流等意外情况。更换引流瓶时应先将近心端的引流管用双钳夹住，更换完毕检查无误后再放开，以防止气体进入胸腔。若胸腔引流管不慎滑出胸腔时，应嘱患者呼气，同时迅速用凡士林纱布及胶布封闭引流口，并立即通知医生进行处理。

7.鼓励患者每 2h 进行一次深呼吸和咳嗽练习，或吹气球，以促进受压萎陷的肺组织扩张，加速胸腔内气体排出，促进肺尽早复张。应尽量避免用力咳嗽。

8.引流管无气体逸出 1~2 天后，再夹闭管 1 天，患者无气急、呼吸困难，透视或摄片见肺已全部复张时，应做好拔管的准备。拔管后注意观察有无胸闷、呼吸困难、切口处漏气、渗出、出血、皮下气肿等情况，如发现异常应及时处理。

（二）减轻疼痛

1.环境与卧位保持病房安静，保证患者有充足的休息时间。协助患者采取舒适的卧位。半卧位时可在胸腔引流管下方垫一毛巾，减轻患者的不适，同时防止引流管受压。

2.活动与患者共同分析胸痛发生的诱因，教会患者床上活动的方法，如体位改变或活动时，用手固定好胸腔引流管，避免其移动而刺激胸膜，引起疼痛。亦可用枕头或手护住胸部及引流管，减少因深呼吸、咳嗽或活动所引起的胸廓扩张，胸膜受牵拉，导致胸痛。

3.放松疗法教会患者自我放松技巧，如缓慢深呼吸、全身肌肉放松、听音乐、广播或看书、看报，以分散注意力，减轻疼痛。

4.用药护理患者疼痛剧烈时，按医嘱给予止痛药，及时评价止痛效果并观察可能出现的副作用，及时与医生联系并有效地处理。置入胸腔引流管的患者，肺完全复张后可引起胸痛，向患者做好解释，以消除患者紧张心理，必要时使用镇静剂，使患者放松，提高痛阈，增强对疼痛的耐受性。刺激性咳嗽较剧烈时，遵医嘱给予适当的止咳药物，但痰液稠多者或慢性呼吸衰竭伴二氧化碳潴留者，禁用可待因等中枢性镇咳剂，防止咳嗽反射受抑制，排痰不畅，造成感染，甚至呼吸抑制，发生窒息。

5.预防上呼吸道感染嘱患者注意保暖，预防受凉而引起上呼吸道感染。

6.排便护理保持大便通畅，防止排便用力引起的胸痛或伤口疼痛，并防止气胸复发。

【健康教育】

（一）嘱患者遵医嘱积极治疗原发病。充分认识到控制原发病对预防气胸发生的重要性。保持心情愉快，情绪稳定，注意劳逸结合，多休息。在气胸痊愈后的1个月内，不要进行剧烈运动，如打球、跑步等。

（二）避免诱发气胸的因素，如抬提重物、剧烈咳嗽、屏气等，防止便秘。指导戒烟。

（三）一旦感到胸闷、突发性胸痛或气急，可能为气胸复发，应及时就诊。

第十二节　呼吸衰竭患者护理精要

【概述】

呼吸衰竭（respiratory failure，简称呼衰），是指各种原因引起的肺通气和（或）换气功能严重障碍，以致在静息状态下亦不能维持足够的气体交换，导致缺氧伴（或不伴）二氧化碳潴留，从而引起一系列生理功能和代谢紊乱的临床综合征。临床表现为呼吸困难、发绀等。动脉血气分析可作为诊断的依据，即在海平面正常大气压、静息状态、呼吸空气条件下，动脉血氧分压（PaO_2）低于60mmHg，伴或不伴有二氧化碳分压（$PaCO_2$）高于 50mmHg，排除心内解剖分流和原发于心排血量降低因素，即为呼吸衰竭。

【临床表现】

除引起呼衰的原发疾病症状、体征外，主要是缺 O_2 和 CO_2 潴留所致的呼吸困难和多脏器功能紊乱的表现。

（一）呼吸困难　多数有明显的呼吸困难，表现在呼吸频率、节律和幅度的改变。如慢阻肺为呼气性呼吸困难，严重时发展为浅快呼吸，常有点头、提肩等辅助呼吸肌参与呼吸运动的体征。并发 CO_2 麻醉时，则出现浅慢呼吸或潮式呼吸。

（二）发绀　是缺 O_2 的典型表现。当动脉血氧饱和度低于 90% 或氧分压 <50mmHg 时，可在血流量较大的部位如口唇、指甲、舌等处出现发绀。另外，因发绀的程度与还原型血红蛋白含量相关，所以红细胞增多者发绀明显，而贫血患者则不明显。

（三）精神、神经症状　急性呼衰的精神症状比慢性呼衰明显，可迅速出现精神紊乱、狂躁、昏迷、抽搐等症状。慢性缺 O_2 多表现为智力或定向功能障碍。当有 CO_2 潴留时，患者开始常表现出兴奋症状，如多汗、烦躁不安、夜间失眠而白天嗜睡（昼夜颠倒）、甚至谵妄现象。随着 CO_2 潴留的加重，引起呼吸中枢受抑制，发生肺性脑病。临床表现为表情淡漠、肌肉震颤、间歇抽搐、嗜睡、甚至昏迷等。

（四）循环系统　早期心率增快、血压升高；因脑血管扩张，产生搏动性头痛；严重缺 O_2、酸中毒时，可引起周围循环衰竭、血压下降、心律失常，甚至心脏骤停；CO_2 潴留使体表静脉充盈、皮肤潮红、温暖多汗；慢性缺 O_2 和 CO_2 潴留引起肺动脉高压，可发生右心衰竭，出现体循环淤血体征。

（五）其他　严重呼衰对肝、肾功能和消化系统都有影响。部分患者可出现丙氨酸氨基转移酶和血尿素氮升高，尿中有蛋白、红细胞和管型。因胃肠道黏膜屏障功能受损，可引起应激性溃疡而发生上消化道出血。上述症状均可随缺 O_2 和 CO_2 潴留的纠正而消失。

【治疗原则】

呼衰处理的原则是在保持呼吸道通畅条件下，迅速纠正缺 O_2 和 CO_2 潴留，纠正酸碱失衡和代谢紊乱，防治多器官功能受损，积极治疗原发病，消除诱因，预防和治疗并发症。

（一）保持呼吸道通畅　气道通畅是纠正缺 O_2 和 CO_2 潴留的先决条件。

1.清除呼吸道分泌物。

2.缓解支气管痉挛　用支气管解痉剂，必要时给予糖皮质激素以缓解支气管痉挛。

3.建立人工气道　对于病情危重者，可采用经鼻或经口气管插管，或气管切开，建立人工气道，以方便吸痰和作机械通气治疗。

（二）氧疗　由于呼吸衰竭的病因、类型不同，则氧疗的指征、给氧的方法不同。

1.急性呼吸衰竭患者应使 PaO_2 维持在接近正常范围；慢性缺 O_2 患者吸入的氧浓度应使 PaO_2 在 60mmHg 以上或 SaO_2 在 90% 以上。常用的给氧法有鼻导管、鼻塞、面罩、气管内机械给氧。吸入氧浓度（FiO_2）与吸入氧流量呈如下关系：$FiO_2=21+4×$氧流量（L/min）。对缺 O_2 不伴 CO_2 潴留的患者，应给予高浓度吸氧（>35%）。长期吸入高浓度氧可引起氧中毒，因此，宜将吸入氧浓度控制在50%以内。

2.缺 O_2 伴明显 CO_2 潴留的氧疗原则为低浓度（<35%）持续给氧。其理由是：

（1）慢性呼衰患者由于高碳酸血症，其呼吸中枢化学感受器对 CO_2 反应性差，呼吸的维持主要靠低氧血症对颈动脉窦、主动脉体化学感受器的兴奋作用。若吸入高浓度氧，PaO_2 迅速上升，使外周化学感受器失去了低氧血症的刺激，可导致患者呼吸变慢、变浅，肺泡通气量下降，$PaCO_2$ 随之上升，严重时引起肺性脑病。

（2）吸入高浓度的 O_2 解除低氧性肺血管收缩，使肺内血流重新分布，加重通气/血流比例失调，肺泡无效腔增大，有效肺泡通气量减少，从而使 $PaCO_2$ 进一步升高。

（3）根据血红蛋白氧解离曲线的特性，在严重缺 O_2 时，PaO_2 稍有升高，SaO_2 便有较多的增加，所以低流量给氧，既可解除严重缺氧，而缺氧又未完全纠正，仍能刺激外周化学感受器，维持对通气的刺激作用。慢性阻塞性肺疾病引起的呼衰患者长期低流量吸氧，尤其是在夜间，能降低肺循环阻力和肺动脉压，增强心肌收缩力，从而提高患者活动耐力，延长生存时间。

（三）增加肺泡通气量、减少 CO_2 潴留

1.呼吸兴奋剂　呼吸兴奋剂包括尼可刹米、洛贝林、多沙普仑、阿米三嗪等。尼可刹米是最常用的呼吸中枢兴奋剂，既能改善通气，还有一定的苏醒作用。常规用量为 0.375~0.75g 静注，然后以 1.875~3.75g 加入 500mL 液体中，按 25~30 滴/min 静滴；多沙普仑除直接兴奋中枢外，还可刺激末梢化学感受器，反射性兴奋中枢，作用强，安全；阿米三嗪是口服的呼吸兴奋剂，适于较轻的呼衰患者。

2.机械通气对于严重呼衰患者，机械通气是抢救生命的主要治疗措施。

（四）纠正酸碱平衡失调和电解质紊乱

1.呼吸性酸中毒主要治疗措施是改善肺泡通气量，一般不宜补碱。

2.呼吸性酸中毒合并代谢性酸中毒　应积极治疗代谢性酸中毒的病因，当 pH。< 7.20，HCO_3^-<18mmol/L 时，可适量补碱，给予 5%碳酸氢钠 100~150mL 静滴，使 pH 升至 7.25 左右即可。补碱时要注意改善通气，以免加重 CO_2 潴留。

3.呼吸性酸中毒合并代谢性碱中毒治疗中应注意防止补充碱性药物过量和避免 CO_2 排出过快，可给予适量补氯和补钾，以缓解碱中毒。若 pH>7.45 而且 $PaCO_2$≤ 60mmHg 时，可考虑使用碳酸酐酶抑制剂如乙酰唑胺或精氨酸盐等药物。电解质紊乱以低钾、低氯、低钠为常见，应及时纠正。

（五）抗感染治疗呼吸道感染是呼衰最常见的诱因，应结合痰培养及药敏试验选择合适的抗生素，但通常需要使用广谱高效的抗菌药物，如第三代头孢菌素、氟喹诺酮类等，以迅速控制感染。

（六）并发症的防治慢性呼衰常见的并发症是慢性肺源性心脏病、右心衰竭，急性加重时可能合并消化道出血、休克和多器官功能衰竭等，应积极防治。

（七）营养支持呼衰患者因热量摄入不足和呼吸功增加、发热等，常存在营养

不良。营养支持有利于提高呼衰的抢救成功率，故抢救时应常规鼻饲高蛋白、高脂肪、低碳水化合物，以及适量多种维生素和微量元素的流质饮食，必要时给予静脉高营养治疗。

【护理措施】

（一）保持呼吸道通畅，促进痰液引流　呼衰患者呼吸道的净化作用减弱，炎性分泌物增多，痰液黏稠，引起肺泡通气不足。在氧疗和改善通气之前，采取各种措施，保持呼吸道通畅。

1.指导并协助患者进行有效的咳嗽、咳痰。

2.每 1~2h 翻身 1 次，并给予拍背，协助痰液排出。

3.严重呼衰意识不清的患者因其口、咽及舌部肌肉松弛，咳嗽无力、神志不清、分泌物黏稠不易咳出或分泌物及舌堵塞气道者，可用多孔导管经鼻或经口给予机械吸引，并刺激咳嗽，有利于气道内的痰液排出，如有气管插管或气管切开，则给予导管内负压吸引吸痰，必要时也可用纤支镜吸痰并冲洗。

4.吸痰时应注意无菌操作。

5.饮水、口服或雾化吸入祛痰药可湿化痰液，便于咳出或吸出痰液。

6.注意观察痰的色、质、量、味及痰液的实验室检查结果，并及时做好记录。按医嘱及实验室检查要求正确留取痰液检查标本。发现痰液出现特殊气味或痰液量、色及黏稠度等发生变化，应及时与医生联系，以便调整治疗方案。

（二）病情观察注意观察患者的呼吸频率、节律和深度，使用辅助呼吸肌呼吸的情况，呼吸困难的程度。监测生命体征，尤其是血压、心率和心律失常的情况。观察缺 O_2 及 CO_2 潴留的症状和体征，如有无发绀、球结膜水肿、肺部有无异常呼吸音及啰音；监测动脉血气分析值。注意患者意识状况及神经精神症状，观察有无肺性脑病的表现，如有异常应及时通知医生。昏迷者应观察瞳孔、肌张力、腱反射及病理反射。及时了解尿常规、血电解质检查结果。

（三）促进和指导患者进行有效的呼吸协助和指导患者取半卧位或坐位，趴伏在床头桌上，借此增加辅助吸气肌的效能，促进肺膨胀。指导、教会病情稳定的患者缩唇呼吸，通过腹式呼吸时膈肌的运动和缩唇呼吸促使气体均匀而缓慢地呼出，以减少肺内残气量，增加肺的有效通气量，改善通气功能。

（四）休息与活动根据病情，指导患者安排适当的活动量。指导患者在活动时尽量节省体力，如坐位与人交谈，帮助患者制定减轻呼吸困难，同时增强生活自理能力的计划。

（五）氧疗的护理氧疗能提高肺泡内氧分压，提高 PaO_2 和 saO_2；减轻组织损伤，恢复脏器功能，提高机体的耐受力；减少耗氧量；降低缺氧性肺动脉高压，减轻右心负荷。因此，应按医嘱实施正确氧疗。氧疗实施过程中，应注意密切观察氧疗效果，如吸氧后呼吸困难缓解、发绀减轻、心率减慢，表示氧疗有效；如果意识障碍加深或呼吸过度表浅、缓慢，可能为 CO_2 潴留加重。应根据动脉血气分析结果和患者的临床表现，及时调整吸氧流量或浓度，达到既保证氧疗效果，又可防止氧中毒

和 CO_2 麻醉的目的。输送氧气的导管、面罩、气管导管等应妥善固定,使患者舒适;保持清洁、通畅,定时更换消毒,防止交叉感染。向患者及家属说明氧疗的重要性,嘱其不要擅自停止吸氧或改变氧流量。

(六)用药护理按医嘱及时准确给药,并观察疗效及不良反应。

1.茶碱类药物,能松弛支气管平滑肌,减少气道阻力,改善气道功能,缓解呼吸困难。指导患者正确使用支气管解痉气雾剂,减轻支气管痉挛。

2.呼吸兴奋剂通过刺激呼吸中枢或外周化学感受器,增加呼吸频率和潮气量,改善通气,但同时增加呼吸做功,增加氧耗量和 CO_2 的产生量。所以使用呼吸兴奋剂时要保持呼吸道通畅,适当提高吸入氧浓度,静滴时速度不宜过快,注意观察呼吸频率、节律、睫毛反应、神志变化以及动脉血气的变化,以便调节剂量。如出现恶心、呕吐、烦躁、面色潮红、皮肤瘙痒等现象,需要减慢滴速。若经 4~12h 未见效,或出现肌肉抽搐等严重副作用时,应及时通知医生停用药物。

3.Ⅱ型呼衰患者常因呼吸困难、咳嗽、咳痰,或缺 O_2、CO_2 潴留引起烦躁不安、失眠,护士在执行医嘱时应结合临床表现认真判别,禁用对呼吸有抑制作用的药物,如吗啡等,慎用其他镇静剂,如地西泮,以防止发生呼吸抑制。

(七)配合抢救发现病情变化及时抢救,预测患者是否需要面罩、气管插管或气管切开行机械辅助呼吸,迅速准备好有关抢救用品,及时准确做好各项抢救配合,赢得抢救时机,提高抢救成功率。同时做好患者家属的护理。

(八)心理护理呼衰的患者常对病情和预后有顾虑、心情忧郁、对治疗丧失信心,应多了解和关心患者的心理状况,特别是对建立人工气道和使用机械通气的患者,应经常巡视,让患者说出或写出引起或加剧焦虑的因素,教会患者自我放松等各种缓解焦虑的办法,以缓解呼吸困难,改善通气。

【健康教育】

(一)向患者及家属讲解疾病的发病机制、发展和转归。语言应通俗易懂。对一些文化程度不高的患者或老年人可借助简易图形进行讲解,使患者理解康复保健的意义与目的。

(二)鼓励患者进行呼吸运动锻炼,教会患者有效咳嗽、咳痰技术,如缩唇呼吸、腹式呼吸、体位引流、拍背等方法,提高患者的自我护理能力,加速康复,延缓肺功能恶化。

(三)遵医嘱正确用药,熟悉药物的用法、剂量和注意事项等。指导并教会低氧血症的患者及家属学会合理的家庭氧疗方法以及注意事项。

(四)指导患者制定合理的活动与休息计划,教会患者减少氧耗量的活动与休息方法。

(五)增强体质,避免各种引起呼吸衰竭的诱因。

1.鼓励患者进行耐寒锻炼和呼吸功能锻炼,如用冷水洗脸等,以提高呼吸道抗感染的能力。

2.指导患者合理安排膳食,加强营养,达到改善体质的目的。

3.避免吸入刺激性气体，劝告吸烟患者戒烟。

4.避免劳累、情绪激动等不良因素刺激。

5.少去人群拥挤的地方，尽量避免与呼吸道感染者接触，减少感染的机会。

6.若有咳嗽加剧、痰液增多和变黄、气急加重等变化，应尽早就医。

第十三节　急性呼吸窘迫综合征患者护理精要

【概述】

急性呼吸窘迫综合征（acute respiratory distress syndrome，ARDS）是指原心肺功能正常，由于严重感染、创伤、休克等肺内或肺外严重疾病袭击后，引起广泛性肺毛细血管炎症性损伤，通透性增加，继发急性高通透性肺水肿和进行性缺氧型呼吸衰竭（I型），属于急性肺损伤的严重阶段。临床特点为急性护理窘迫和难治性低氧血症。ARDs起病急骤，发展迅猛。尽管当今现代化复苏技术和危重症早期抢救水平提高，并在ARDs的发病机制、病理生理和呼吸支持等方面亦有显著进展，但其病死率仍达50%~70%。

【临床表现】

除原发病相应症状和体征外，在基础疾病救治过程中，可在数小时或数日的相对稳定期后，突然出现进行性呼吸窘迫、气促、发绀，且通常的吸氧疗法不能改善。常伴有烦躁、焦虑、出汗。早期两肺多无阳性体征；中期可闻及细湿啰音；后期可闻及明显湿啰音及支气管呼吸音。

【辅助检查】

（一）X线胸片早期可无异常，或呈轻度问质改变，边缘模糊的肺纹理增多。继之出现斑片状、逐渐融合成大片状浸润阴影，大片阴影中可见支气管充气征。后期可出现肺间质纤维化的改变。其演变过程快速多变。

（二）动脉血气分析（ABG）　呼吸空气条件下（$FiO_2 0.21$）：①$PaO_2 \leqslant 60mmHg$，$PaCO_2 < 35mmHg$；②氧合指数（PaO_2/FiO_2）正常值为400~500mmHg，急性肺损伤时<300mmHg，ARDs时<200mmHg。氧合指数降低是ARDs诊断的必要条件；③肺泡气与动脉血氧分压差（$PA-aDO_2$）>100mmHg（正常值为10~20mmHg），肺内分流增大，当吸入纯氧时，$PA-aDO_2 > 200mmHg$（正常值<50mmHg）。

（三）床边肺功能监测　动态测定肺容量、肺活量，随病情加重均减少，肺顺应性降低，无效腔通气量比例（VD/VT）增加。

（四）血流动力学监测通常仅用于与左心衰竭鉴别有困难时，肺毛细血管楔压（PCwP）若>16cmH_2O，说明左房压增高，有左心衰竭。PCwP一般<12cmH_2O。

（袁婷　褚慧　马士云　侯艳　刘娇　龙电玲）

第二章　消化系统疾病患者护理精要

第一节　胃癌患者的护理精要

【概述】

胃癌（gastric cancer）是我国最常见的恶性肿瘤之一，居消化道肿瘤死亡原因的首位。其发病率在不同年龄间、各国家地区和种族间有较大差异。一般而言，有色人种比白种人易患本病。日本、智利、俄罗斯和冰岛为高发区，而北美、西欧、澳大利亚和新西兰发病率较低。我国的发病率亦较高，尤以西北地区发病率最高，中南和西南地区则较低。全国平均每年死亡率约为 16/10 万。本病男性居多，男女之比约为 2~3:1，高发年龄为 40~60 岁。

【临床表现】

（一）症状

1.早期胃癌早期多无症状，部分患者可出现非特异性消化不良症状。

2.进展期胃癌上腹痛为最早出现的症状，可急可缓，开始仅有上腹饱胀不适，餐后加重。继之有隐痛不适，偶呈节律性溃疡样疼痛，最后逐渐加重而不能缓解。患者常同时有胃纳差、体重进行性下降。胃壁受累时可有易饱感；贲门癌累及食管下端时可出现吞咽困难；胃窦癌引起幽门梗阻时出现严重恶心、呕吐；黑便或呕血常见于溃疡型胃癌。转移至身体其他脏器可出现相应的症状，如转移至骨骼时，可有全身骨骼剧痛；胰腺转移则会出现持续性上腹痛并放射至背部等。

（二）体征早期胃癌多无明显体征。进展期胃癌主要体征为腹部肿块，多位于上腹部偏右，呈坚实可移动结节状，有压痛。肝脏转移可出现肝大，并扪及坚硬结节，常伴黄疸。腹膜转移时可发生腹水，出现移动性浊音。远处淋巴结转移时可在左锁骨上内侧触到质硬而固定的淋巴结，称为 Virchow 淋巴结。直肠指诊时在直肠膀胱间凹陷可触及一架板样肿块。此外，某些胃癌患者可出现伴癌综合征，包括反复发作性血栓性静脉炎、黑棘皮病（皮肤皱褶处有色素沉着，尤其在两侧腋部）和皮肌炎等，可有相应的体征，有时可在胃癌被察觉前出现。

（三）并发症可并发胃出血、贲门或幽门梗阻、穿孔等。

【实验室及其他检查】

（一）血常规检查多数患者有缺铁性贫血。

（二）大便隐血试验持续阳性。

（三）胃液分析进展期胃癌呈无酸或低胃酸分泌，但低胃酸分泌与正常人重叠，故已不列为常规检查。

（四）X线钡餐检查早期胃癌可表现为局限性表浅的充盈缺损；或呈边缘锯齿状不规则的龛影；或黏膜有灶性积钡，胃小区模糊不清等征象。进展期胃癌X线的诊断率可达90%以上。突入胃腔的肿块，表现为较大而不规则的充盈缺损；溃疡型胃癌表现为龛影位于胃轮廓之内，边缘不整齐，周围黏膜僵直，蠕动消失，并见皱襞中断现象；浸润型胃癌表现为胃壁僵直，蠕动消失，胃腔狭窄。

（五）胃镜检查内镜直视下可观察病变部位、性质，并取黏膜做活组织检查，是目前最可靠的诊断手段。早期胃癌可呈现一片变色的黏膜，或局部黏膜粗糙不平呈颗粒状，有时不易辨认；进展期胃癌可表现为凹凸不平、表面污秽的肿块，或不规则较大溃疡，常见渗血及溃烂。

【护理措施】

（一）疼痛的观察与护理

1.观察疼痛特点注意评估疼痛的性质、部位，是否伴有严重的恶心和呕吐、吞咽困难、呕血及黑便等症状。如出现剧烈腹痛和腹膜刺激征，应考虑发生穿孔的可能性，及时协助医师进行有关检查或手术治疗。

2.疼痛的护理

（1）药物止痛遵医嘱给予相应的止痛药，目前治疗癌性疼痛的主要药物有：①非麻醉性镇痛药（阿司匹林、吲哚美辛、对乙酰氨基酚等）；②弱麻醉性镇痛药（可待因、布桂嗪等）；③强麻醉性镇痛药（吗啡、哌替啶等）；④辅助匀性镇痛药（地西泮、异丙嗪、氯丙嗪等）。给药时应遵循wHO推荐的三阶梯疗法，即选用镇痛药必须从弱到强，先以非麻醉药为主，当其不能控制疼痛时依次加用弱麻醉性及强麻醉性镇痛药，并配以辅助用药，采取复合用药的方式达到镇痛效果。

（2）患者自控镇痛（patient COntmL analgesia，PcA）该方法是用计算机化的注射泵，经由静脉、皮下或椎管内输注药物，以连续性输注止痛药，并且患者可自行间歇性给药。该方式用药灵活，可根据患者需要提供准确的止痛药物剂量、增减范围、间隔时间，从而做到个体化给药。可在连续性输注中间歇性增加止痛药，从而控制患者突发的疼痛，克服了用药的不及时性，减少了患者对止痛药的总需要量和对专业人员的依赖，增加了患者自我照顾和对疼痛的自主控制能力。

（二）饮食护理

1.让患者了解充足的营养支持对机体恢复有重要作用，对能进食者鼓励其尽可能进食易消化、营养丰富的流质或半流质饮食。提供清洁的进食环境，并注意变换食物的色、香、味，增进患者的食欲。

2.对贲门癌有吞咽困难者和中、晚期患者应按医嘱静脉输注高营养物质，以维持机体代谢需要。幽门梗阻时，可行胃肠减压，同时遵医嘱静脉补充液体。

3.营养监测定期测量体重、监测血清蛋白和血红蛋白等营养指标。

（三）使用化疗药的护理遵医嘱进行化学治疗，以抑制和杀伤癌细胞。具体用药护理措施参见"白血病"一节。

【健康教育】

（一）开展卫生宣教，提倡多食富含维生素C的新鲜水果、蔬菜，多食肉类、鱼类、豆制品和乳制品。避免高盐饮食，少食咸菜、烟熏和腌制食品。粮食贮存要科学，不食霉变食物。

（二）有癌前病变者，应定期检查，以便早期诊断及治疗。

（三）指导患者保持乐观态度、情绪稳定，以积极的心态面对疾病，运用适当的心理防卫机制。

（四）坚持锻炼身体，增强机体抵抗力。注意个人卫生，特别是体质衰弱者，应做好口腔、皮肤黏膜的护理，防止继发性感染。

（五）定期复诊，以监测病情变化和及时调整治疗方案。

第二节　肠结核患者护理精要

【概述】

肠结核（intestinal tuberculosis）是由于结核杆菌侵犯肠道引起的慢性特异性炎症。肠结核在发展中国家发病率较高，而西方发达国家少见。本病多见于青壮年，女性略多于男性。

【临床表现】

肠结核大多起病缓慢，病程较长。早期症状不明显，容易被忽视。

（一）症状

1.腹痛多位于右下腹，也可因回盲部病变引起上腹或脐周牵涉痛。疼痛性质一般为隐痛或钝痛，进食易诱发或加重，出现腹痛与排便。这与回盲部病变使胃-回肠反射或胃-结肠反射亢进，使病变肠曲痉挛或蠕动增强有关。排便后疼痛可有不同程度的缓解。增生型肠结核或并发肠梗阻时，有腹部绞痛，伴腹胀。

2.腹泻和便秘腹泻是溃疡型肠结核的主要表现之一。每日排便2—4次，粪便呈糊状或稀水状，不含黏液或脓血，如直肠未受累，无里急后重感。若病变严重而广泛时，腹泻次数可达每日十余次，粪便可有少量黏液、脓液。此外，可伴有便秘，大便呈羊粪状，隔数日再有腹泻。这种腹泻与便秘交替是由于肠结核引起胃肠功能紊乱所致。增生型肠结核多以便秘为主要表现。

3.全身症状和肠外结核表现溃疡型肠结核常有结核毒血症及肠外结核特别是活动性肺结核的临床表现，严重时可出现维生素缺乏、脂肪肝、营养不良性水肿等表现；增生型肠结核全身情况一般较好。

（二）体征患者呈慢性病容、消瘦、苍白。腹部肿块为增生型肠结核的主要体征，常位于右下腹，较固定，质地中等，伴有轻、中度压痛。可有肠鸣音亢进、肠型与蠕动波。当溃疡型肠结核合并有局限性腹膜炎、局部病变肠管与周围组织粘连，或同时有肠系膜淋巴结结核时，也可出现腹部肿块。

（三）并发症见于晚期患者，常有肠梗阻、瘘管形成，肠出血少见，也可并发结核性腹膜炎，偶有急性肠穿孔。

【实验室及其他检查】

（一）血液检查血常规检查可有不同程度的贫血，无并发症的患者白细胞计数一般正常。红细胞沉降率多明显增快，可作为评估结核病活动程度的指标之一。

（二）粪便检查粪便多为糊状，一般不混有黏液脓血，显微镜下可见少量脓细胞和红细胞。粪便浓缩有时可查到结核杆菌，对痰菌阴性者有意义。

（三）X 线检查 X 线钡餐造影或钡剂灌肠检查对肠结核的诊断具有重要意义。其 X 线表现主要是肠黏膜皱襞粗乱、增厚、溃疡形成。在溃疡型肠结核，钡剂在病变肠段排空很快，显示充盈不佳，呈激惹状态，而在病变的上、下肠段则钡剂充盈良好，称为 X 线钡影跳跃征象。此外，尚可见肠腔狭窄、肠段缩短变形、回肠盲肠正常角度丧失。

（四）结肠镜检查可直接观察全结肠和回肠末段，内镜下病变肠：黏膜充血、水肿、溃疡形成，可伴有大小及形态各异的炎性息肉、肠腔狭窄等。如果活检找到干酪样坏死性肉芽肿或结核杆菌，则可以确诊。

（五）其他结核菌素试验强阳性及聚合酶链反应（PCR）阳性也有辅助诊断的作用。

【护理措施】

由于结核病是一种慢性消耗性疾病，只有保证充足的营养供给，提高机体抵抗力，才能促进疾病的痊愈。因此，应向患者及家属解释营养对治疗肠结核的重要性，并与其共同制定饮食计划。给予高热量、高蛋白、高维生素易于消化的食物。腹泻明显的患者应少食乳制品、富含脂肪和粗纤维的食物，以免加快肠蠕动。肠梗阻的患者应禁食。对严重营养不良的患者，应协助医生进行静脉营养治疗，以满足机体代谢需要。每周测量患者的体重，监测有关营养指标，以评价其营养状况。

其他常见症状的护理措施参见有关章节。

【健康教育】

（一）加强有关结核病的卫生宣教，肺结核患者不可吞咽痰液，提倡用公筷进餐及分餐制，牛奶及乳制品应灭菌后饮用，早期诊断和治疗肠外结核。

（二）指导患者坚持抗结核治疗，保证足够的剂量和疗程，注意药物不良反应的监测；保证充足的休息与营养，生活规律，劳逸结合，保持良好的心态，以增强机体抵抗力。

（三）对肠结核患者的粪便要消毒处理，防止病原体传播。

第三节　溃疡性结肠炎患者护理精要

【概述】

溃疡性结肠炎（uC）亦称非特异性溃疡性结肠炎，是一种病因不明的慢性直肠和结肠炎性疾病。病变主要位于结肠的黏膜与黏膜下层。主要症状有腹泻、黏液脓血便和腹痛，病程漫长，病情轻重不一，常反复发作。本病多见于 20~40 岁，男女发病率无明显差别。

【临床表现】

起病多数缓慢，少数急性起病。病程长，呈慢性经过，常有发作期与缓解期交替。

（一）症状

1.消化系统表现

（1）腹泻为最主要的症状，典型者呈黏液或黏液脓血便，为炎症渗出和黏膜糜烂及溃疡所致。大便次数和便血程度反映病情严重程度，轻者每日排便 2~4 次，粪便呈糊状，可混有黏液、脓血，便血轻或无；重者腹泻每日可达 10 次以上，大量脓血，甚至呈血水样粪便。大多伴有里急后重，为直肠炎症刺激所致。病变限于直肠和乙状结肠的患者，偶有腹泻与便秘交替的现象，与病变直肠排空功能障碍有关。

（2）腹痛轻者或缓解期患者多无腹痛或仅有腹部不适，活动期有轻或中度腹痛，为左下腹或下腹的阵痛，亦可涉及全腹。有疼痛一便意一便后缓解的规律。若并发中毒性结肠扩张或腹膜炎，则腹痛剧烈而持续。

（3）其他症状可有腹胀、食欲不振、恶心、呕吐等。

2.全身表现　中、重型患者活动期有低热或中等度发热，高热多提示有并发症或见于急性暴发型。重症患者可出现衰弱、低蛋白血症、水和电解质平衡紊乱等表现。

3.肠外表现本病可伴有一系列肠外表现，包括口腔黏膜溃疡、结节性红斑、外周关节炎、坏疽性脓皮病、虹膜睫状体炎等。

（二）体征患者呈慢性病容，精神状态差，重者呈消瘦贫血貌。轻者仅有左下腹轻压痛，有时可触及痉挛的降结肠和乙状结肠。重症者常有明显腹部压痛和鼓肠。若有反跳痛、腹肌紧张、肠鸣音减弱等应注意中毒性结肠扩张和肠穿孔等并发症。

（三）并发症可并发中毒性结肠扩张、直肠结肠癌变、大出血、急性肠穿孔、肠梗阻等。

（四）临床分型临床上根据本病的病程、严重程度、病变范围和病期进行综合分型。

1.根据病程经过分型①初发型：无既往史的首次发作；②慢性复发型：最多见，发作期与缓解期交替；③慢性持续型：病变范围广，症状持续半年以上；④急性暴发型：少见，病情严重，全身毒血症状明显，易发生大出血和其他并发症。上述后三型可相互转化。

2.根据病情严重程度分型参考 Edwards 和 Truaelove 综合分类法，可分为 3 型。①轻型：多见，腹泻每日 4 次以下，便血轻或无，无发热、脉速，贫血轻或无，血沉正常；②中型：介于轻型和重型之间，腹泻每日在 4 次及以上，仅伴有轻微全身表现；③重型：腹泻每日 6 次以上，有明显黏液血便，体温>37.7℃，至少持续 2 天以上，脉搏>90 次/min，血红蛋白≤75g/L，血沉加快，短期内体重明显减轻。

3.根据病变范围分型可分为直肠炎、直肠乙状结肠炎、左半结肠炎、全结肠炎以及区域性结肠炎。

4.根据病期分型可分为活动期和缓解期。

【实验室及其他检查】

（一）血液检查可有红细胞和血红蛋白减少。活动期白细胞计数增高，血沉增快和 C-反应蛋白增高是活动期的标志。重症患者可有血清蛋白下降、凝血酶原时间延长和电解质平衡紊乱。

（二）粪便检查粪便肉眼检查常见血、脓和黏液，显微镜检见多量红、白细胞或脓细胞，急性发作期可见巨噬细胞。

（三）结肠镜检查是本病诊断的最重要手段之一，可直接观察病变肠黏膜并取活检。内镜下可见病变黏膜充血和水肿，粗糙呈颗粒状，质脆易出血。黏膜上有多发性浅溃疡，散在分布，亦可融合，表面附有脓性分泌物。也可见假息肉形成，结肠袋变钝或消失。

（四）X 线钡剂灌肠检查 可见黏膜粗乱或有细颗粒改变，也可呈多发性小龛影或小的充盈缺损，有时病变肠管缩短，结肠袋消失，肠壁变硬，可呈铅管状。重型或暴发型一般不宜作此检查，以免加重病情或诱发中毒性结肠扩张。

【护理措施】

（一）饮食护理指导患者食用质软、易消化、少纤维素又富含营养、有足够热量的食物，以利于吸收，减轻对肠黏膜的刺激，供给足够的热量，维持机体代谢的需要。避免食用冷饮、水果、多纤维的蔬菜及其他刺激性食物，忌食牛乳和乳制品。急性发作期患者，应进流质或半流质饮食，病情严重者应禁食，按医嘱给予静脉高营养，以改善全身状况。应注意给患者提供良好的进餐环境，避免不良刺激，以增进患者食欲。观察患者进食情况，定期测量体重，监测血红蛋白和清蛋白，了解营养状况的变化。

（二）病情观察严密观察腹痛的性质、部位以及生命体征的变化，以了解病情的进展情况。如腹痛性质突然改变，应注意是否发生大出血、肠梗阻、中毒性结肠扩张、肠穿孔等并发症。

（三）用药护理遵医嘱给予柳氮磺吡啶（SASP）和（或）糖皮质激素，以减轻炎症，使腹痛缓解。注意药物的疗效及不良反应，如应用 SASP 时，患者可出现恶心、呕吐、皮疹、粒细胞减少及再生障碍性贫血等，应嘱患者餐后服药，服药期间定期复查血象；应用糖皮质激素者，要注意激素的副作用，不可随意停药，防止反跳现象。

【健康教育】

（一）指导患者合理休息与活动。在急性发作期或病情严重时均应卧床休息，缓解期也应适当休息，注意劳逸结合。

（二）指导患者合理饮食，摄入足够的营养，忌食冷、硬及刺激性食物。

（三）教育患者及家属正确对待疾病，让患者保持情绪稳定，树立战胜疾病的信心。

（四）嘱患者坚持治疗，教会患者识别药物的不良反应，不要随意更换药物或停药。如用药期间出现疲乏、头痛、发热、手脚发麻、排尿不畅等症状，应及时就诊，以免耽误病情。

第四节　肝硬化患者护理精要

【概述】

肝硬化（cirrhosis of liver）是一种由不同病因引起的慢性进行性弥漫性肝病。病理特点为广泛的肝细胞变性坏死、再生结节形成、结缔组织增生，致使正常肝小叶结构破坏和假小叶形成。临床可有多系统受累，主要表现为肝功能损害和门静脉高压，晚期出现消化道出血、肝性脑病、感染等严重并发症。

在我国，肝硬化是常见疾病和主要死因之一。本病占内科总住院人数的4.3%~14.2%。患者以青壮年男性多见，35~48岁为发病高峰年龄，男女比例约为3.6~8:1。

【临床表现】

肝硬化的病程发展通常比较缓慢，可潜伏3~5年或更长时间。临床上分为肝功能代偿期和失代偿期，但两期的界限并不清晰，有时不易划分，现分述如下：

（一）代偿期早期症状轻，以乏力、食欲不振为主要表现，可伴有恶心、厌油腻、腹胀、上腹隐痛及腹泻等。症状常因劳累或伴发病而出现，经休息或治疗可缓解。患者营养状况一般较消瘦，肝轻度大，质地偏硬，可有轻度压痛，脾轻至中度大。肝功能多在正常范围内或轻度异常。

（二）失代偿期主要为肝功能减退和门静脉高压所致的全身多系统症状和体征。

1.肝功能减退的临床表现

（1）全身症状和体征一般状况与营养状况均较差，乏力、消瘦、不规则低热、面色灰暗黝黑（肝病面容）、皮肤干枯粗糙、浮肿、舌炎、口角炎等。

（2）消化道症状食欲减退甚至畏食、进食后上腹饱胀不适、恶心、呕吐、稍进油腻肉食易引起腹泻，因腹水和胃肠积气而腹胀不适。上述症状的出现与胃肠道淤血水肿、消化吸收功能紊乱和肠道菌群失调等因素有关。肝细胞有进行性或广泛性坏死时可出现黄疸。

（3）出血倾向和贫血　常有鼻出血、牙龈出血、皮肤紫癜和胃肠出血等倾向，系肝合成凝血因子减少、脾功能亢进和毛细血管脆性增加所致。贫血可因缺铁、缺乏叶酸和维生素 B12、脾功能亢进等因素引起。

（4）内分泌失调

①雌激素增多、雄激素和糖皮质激素减少　肝对雌激素的灭活功能减退，故体内雌激素增多。雌激素增多时，通过负反馈抑制腺垂体分泌促性腺激素及促肾上腺皮质激素的功能，致雄激素和肾上腺糖皮质激素减少。雌激素与雄激素比例失调，男性患者常有性欲减退、睾丸萎缩、毛发脱落及乳房发育；女性患者可有月经失调、闭经、不孕等。部分患者出现蜘蛛痣，主要分布在面颈部、上胸、肩背和上肢等上腔静脉引流区域；手掌大小鱼际和指端腹侧部位皮肤发红称为肝掌。肾上腺皮质功能减退，表现为面部和其他暴露部位皮肤色素沉着。

②醛固酮和抗利尿激素增多　肝功能减退时对醛固酮和抗利尿激素的灭活作用减弱，致体内醛固酮及抗利尿激素增多。醛固酮作用于远端肾小管，使钠重吸收增加；抗利尿激素作用于集合管，使水的重吸收增加。钠水潴留导致尿少、浮肿，并促进腹水形成。

2.门静脉高压的临床表现　门静脉高压症的三大临床表现是脾大、侧支循环的建立和开放、腹水。

（1）脾大　门静脉高压致脾静脉压力增高，脾淤血而肿大，一般为轻、中度大，有时可为巨脾。上消化道大量出血时，脾脏可暂时缩小，待出血停止并补足血容量后，脾脏再度增大。晚期脾大常伴有对血细胞破坏增加，使周围血中白细胞、红细胞和血小板减少，称为脾功能亢进。

（2）侧支循环的建立和开放　正常情况下，门静脉系与腔静脉系之间的交通支很细小，血流量很少。门静脉高压形成后，来自消化器官和脾脏的回心血液流经肝脏受阻，使门腔静脉交通支充盈扩张，血流量增加，建立起侧支循环。临床上重要的侧支循环有：①食管下段和胃底静脉曲张，主要是门静脉系的胃冠状静脉和腔静脉系的食管静脉、奇静脉等沟通开放，常在恶心、呕吐、咳嗽、负重等使腹内压突然升高，或因粗糙食物机械损伤、胃酸反流腐蚀损伤时，导致曲张静脉破裂出血，出现呕血、黑便及休克等表现；②腹壁静脉曲张，由于脐静脉重新开放，与附脐静脉、腹壁静脉等连接，在脐周和腹壁可见迂曲静脉以脐为中心向上及下腹壁延伸；③痔核形成，为门静脉系的直肠上静脉与下腔静脉系的直肠中、下静脉吻合扩张形成，破裂时引起便血。

（3）腹水　是肝硬化肝功能失代偿期最为显著的临床表现。腹水出现前，常有腹胀，以饭后明显。大量腹水时腹部隆起，腹壁绷紧发亮，患者行动困难，可发生脐疝，膈抬高，出现呼吸困难、心悸。部分患者伴有胸水。腹水形成的因素有：①门静脉压力增高；使腹腔脏器毛细血管床静水压增高，组织间液回吸收减少而漏入腹腔；②低白蛋白血症；系指血浆白蛋白低于 30g/L，肝功能减退使白蛋白合成减少及蛋白质摄入和吸收障碍，低白蛋白血症时血浆胶体渗透压降低，血管内液外渗；

③肝淋巴液生成过多：肝静脉回流受阻时，肝内淋巴液生成增多，超过胸导管引流能力，淋巴管内压力增高，使大量淋液自肝包膜和肝门淋巴管渗出至腹腔；④抗利尿激素及继发性醛固酮增多，引起水钠重吸收增加；⑤肾脏因素：有效循环血容量不足致肾血流量减少，肾小球滤过率降低，排钠和排尿量减少。

3.肝脏情况早期肝脏增大，表面尚平滑，质中等硬；晚期肝脏缩小，表面可呈结节状，质地坚硬；一般无压痛，但在肝细胞进行性坏死或并发肝炎和肝周围炎时可有压痛与叩击痛。

（三）并发症

1.上消化道出血为本病最常见的并发症。由于食管下段或胃底静脉曲张破裂，引起突然大量的呕血和黑便，常引起出血性休克或诱发肝性脑病，死亡率高。应注意鉴别的是，部分肝硬化患者上消化道出血的原因系并发急性胃黏膜糜烂或消化性溃疡。

2.感染 由于患者抵抗力低下、门腔静脉侧支循环开放等因素，增加细菌入侵繁殖机会，易并发感染如肺炎、胆道感染、大肠杆菌败血症、自发性腹膜炎等。自发性腹膜炎系指腹腔内无脏器穿孔的急性腹膜细菌性感染。其主要原因是肝硬化时单核—吞噬细胞的噬菌作用减弱，肠道内细菌异常繁殖并经由肠壁进入腹膜腔，以及带菌的淋巴液漏入腹腔引起感染，致病菌多为革兰阴性杆菌。患者可出现发热、腹痛、腹胀、腹膜刺激征、腹水迅速增长或持续不减，少数病例发生中毒性休克。

3.肝性脑病是晚期肝硬化的最严重并发症。详见本章"肝性脑病"一节。

4.原发性肝癌肝硬化患者短期内出现肝脏迅速增大、持续性肝区疼痛、腹水增多且为血性、不明原因的发热等，应考虑并发原发性肝癌，需作进一步检查。

5.功能性肾衰竭又称肝肾综合征。表现为少尿或无尿、氮质血症、稀释性低钠血症和低尿钠，但肾无明显器质性损害。主要由于肾血管收缩和肾内血液重新分布，导致肾皮质血流量和肾小球滤过率下降等因素引起。

6.电解质和酸碱平衡紊乱出现腹水和其他并发症后患者电解质紊乱趋于明显，常见的如：①低钠血症：长期低钠饮食致原发性低钠，长期利尿和大量放腹水等致钠丢失，抗利尿激素增多使水潴留超过钠潴留而致稀释性低钠；②低钾低氯血症与代谢性碱中毒：进食少、呕吐、腹泻、长期应用利尿剂或高渗葡萄糖液、继发性醛固酮增多等可引起低钾低氯，而低钾低氯血症可致代谢性碱中毒，诱发肝性脑病。

【实验室及其他检查】

（一）血常规代偿期多正常，失代偿期常有不同程度的贫血。脾功能亢进时白细胞和血小板计数亦减少。

（二）尿常规代偿期正常，失代偿期可有蛋白尿、血尿和管型尿。有黄疸时可有胆红素，尿胆原增加。

（三）肝功能试验代偿期正常或轻度异常，失代偿期多有异常。重症患者血清胆红素增高，胆固醇酯低于常。转氨酶轻、中度增高，一般以 ALT（GPT）增高较显著，但肝细胞严重坏死时则 AST（130T）活力常高于 ALT。血清总蛋白正常、降低或增高，但白蛋白降低，球蛋白增高，白蛋白/球蛋白比例降低或倒置；在血清蛋白电泳中，白蛋白减少，T-球蛋白显著增高。凝血酶原时间有不同程度延长。因纤维组织增生，血清Ⅲ型前胶原肽（PⅢP）、透明质酸等常显著增高。肝储备功能试验如氨基比林、吲哚菁绿（1CG）清除试验示不同程度潴留。

（四）免疫功能检查血清 IgG 显著增高，T 淋巴细胞数常低于正常；可出现抗核抗体、抗平滑肌抗体等非特异性自身抗体；病因为病毒性肝炎者，乙型、丙型或乙型加丁型肝炎病毒标记可呈阳性反应。

（五）腹水检查一般为漏出液，并发自发性腹膜炎、结核性腹膜炎或癌变时腹水性质发生相应变化。

（六）影像学检查 X 线钡餐检查示食管静脉曲张者钡剂在黏膜上分布不均，显示虫蚀样或蚯蚓状充盈缺损，纵行黏膜皱襞增宽；胃底静脉曲张时钡剂呈菊花样充盈缺损。超声显像可显示肝大小和外形改变，脾大，门脉高压症时可见门静脉、脾静脉直径增宽，有腹水时可见液性暗区。CT 和 MRI 检查可显示肝脾形态改变、腹水。放射陛核素检查可见肝摄取核素稀疏，脾核素浓集等。

（七）纤维内镜检查可直视静脉曲张及其分布和程度。

（八）腹腔镜检查可直接观察肝脾情况，在直视下对病变明显处进行穿刺做活组织检查。

【护理措施】

（一）饮食治疗的护理既保证饮食营养又遵守必要的饮食限制是改善肝功能、延缓病情进展的基本措施。应向患者及家属说明导致营养状况下降的有关因素、饮食治疗的意义及原则，与患者共同制定符合治疗需要而又为其接受的饮食计划。饮食治疗原则：高热量、高蛋白质、高维生素、易消化饮食，并根据病情变化及时调整。

1.蛋白质是肝细胞修复和维持血浆清蛋白正常水平的重要物质基础，应保证其摄入量。蛋白质来源以豆制品、鸡蛋、牛奶、鱼、鸡肉、瘦猪肉为主。血氨升高时应限制或禁食蛋白质，待病情好转后再逐渐增加摄入量，并应选择植物蛋白，例如豆制品，因其含蛋氨酸、芳香氨基酸和产氨氨基酸较少。

2.维生素 新鲜蔬菜和水果贪有丰富的维生素，如西红柿、柑橘等富含维生素 C，日常食用可保证维生素的摄取。

3.限制水钠有腹水者应低盐或无盐饮食，钠限制在每日 500~800mg（氯化钠1.2~2.0g），进水量限制在每日 1 000mL 左右。应向患者介绍各种食物的成分，例如：高钠食物有咸肉、酱菜、酱油、罐头食品、含钠味精等，应尽量少食用；含钠较少的食物有粮谷类、瓜茄类、水果等；含钾多的食物有水果、硬壳果、马铃薯、干豆、肉类等。评估患者有无不恰当的饮食习惯而加重水钠潴留，切实控制钠和水的摄入量。限钠饮食常使患者感到食物淡而无味，可适量添加柠檬汁、食醋等，改善食品的调味，以增进食欲。

4.避免损伤曲张静脉食管胃底静脉曲张者应食菜泥、肉末、软食，进餐时细嚼慢咽，咽下的食团宜小且外表光滑，切勿混入糠皮、硬屑、鱼刺、甲壳等，药物应磨成粉末，以防损伤曲张的静脉导致出血。

5.营养支持必要时遵医嘱给予静脉补充足够的营养，如高渗葡萄糖液、复方氨基酸、白蛋白或新鲜血。

6.状况监测经常评估患者的饮食和营养状况，包括每日的食品和进食量，体重和实验室检查有关指标的变化。

(二) 水肿的护理

1.休息和体位多卧床休息，卧床时尽量取平卧位，以增加肝、肾血流量，改善肝细胞的营养，提高肾小球滤过率。可抬高下肢，以减轻水肿。阴囊水肿者可用托带托起阴囊，以利水肿消退。大量腹水者卧床时可取半卧位，以使膈下降，有利于呼吸运动，减轻呼吸困难和心悸。

2.避免腹内压骤增大量腹水时，应避免腹内压突然剧增的因素，例如剧烈咳嗽、打喷嚏、用力排便等。

3.用药护理使用利尿剂时应特别注意维持水电解质和酸碱平衡。利尿速度不宜过快，以每日体重减轻不超过 0.5kg 为宜。

4.病情监测观察腹水和下肢水肿的消长，准确记录出入量，测量腹围、体重，并教会患者正确的测量和记录方法。进食量不足、呕吐、腹泻者，或遵医嘱应用利尿剂、放腹水后更应密切观察。监测血清电解质和酸碱度的变化，以及时发现并纠正水电解质、酸碱平衡紊乱，防止肝性脑病、功能性肾衰竭的发生。

(三) 腹腔穿刺放腹水的护理术前说明注意事项，测量体重、腹围、生命体征，排空膀胱以免误伤；术中及术后监测生命体征，观察有无不适反应；术毕用无菌敷料覆盖穿刺部位，如有溢液可用明胶海绵处置；术毕缚紧腹带，以免腹内压骤然下降；记录抽出腹水的量、性质和颜色，标本及时送检。

(四) 肝硬化患者的精神、体力状况随病情进展而减退，疲倦乏力、精神不振逐渐加重，严重时衰弱而卧床不起。应根据病情适当安排休息和活动。代偿期患者无明显的精神、体力减退，可参加轻工作，避免过度疲劳；失代偿期患者以卧床休息为主，但过多的躺卧易引起消化不良、情绪不佳，故应视病情安排适量的活动，活动量以不感到疲劳、不加重症状为度。

(五) 皮肤护理肝硬化患者因常有皮肤干燥、浮肿、有黄疸时可有皮肤瘙痒、长期卧床等因素，易发生皮肤破损和继发感染。除常规的皮肤护理、预防压疮措施外，应注意沐浴时避免水温过高，或使用有刺激性的皂类和沐浴液，沐浴后可使用性质柔和的润肤露，以减轻皮肤干燥和瘙痒；皮肤瘙痒者给予止痒处理，嘱患者勿用手抓搔，以免皮肤破损。

【健康教育】

(一) 护士应帮助患者和家属掌握本病的有关知识和自我护理方法，分析和消除不利于个人和家庭应对的各种因素，树立治病信心，保持愉快心情，把治疗计划落实到日常生活中。

（二）保证身心两方面的休息，应有足够的休息和睡眠，生活起居有规律。活动量以不加重疲劳感和其他症状为度。应十分注意情绪的调节和稳定。在安排好治疗、身体调理的同时，勿过多考虑病情，遇事豁达开朗。

（三）注意保暖和个人卫生，预防感染。

（四）切实遵循饮食治疗原则和计划，安排好营养食谱。

（五）按医师处方用药，加用药物需征得医师同意，以免服药不当而加重肝脏负担和肝功能损害。应向患者详细介绍所用药物的名称、剂量、给药时间和方法，教会其观察药物疗效和不良反应。例如服用利尿剂者，如出现软弱无力、心悸等症状时，提示低钠、低钾血症，应及时就医。

（六）家属应理解和关心患者，给予精神支持和生活照顾。细心观察、及早识别病情变化，例如当患者出现性格、行为改变等可能为肝性脑病的前驱症状时，或消化道出血等其他并发症时，应及时就诊。定期门诊随诊。

第五节　原发性肝癌患者护理精要

【概述】

原发性肝癌（pzimary cal" cinoma of the liver）指原发于肝细胞和肝内胆管细胞的癌肿，为我国常见恶性肿瘤之一，其死亡率在消化系统恶性肿瘤中列第三位，仅次于胃癌和食管癌。肝癌在世界各地的发病率虽有所不同，但均有上升趋势。本病可发生于任何年龄，以 40~49 岁为最多，男女之比为 2~5:1。

【临床表现】

起病常隐匿，早期缺乏典型症状。经甲胎蛋白（AFP）普查检出的早期病例无任何症状和体征，称为亚临床肝癌。一旦出现症状而就诊者病程大多已进入中晚期，其主要特征如下：

（一）症状

1.肝区疼痛半数以上患者有肝区疼痛，多呈持续性钝痛或胀痛，由于癌肿迅速生长使肝包膜绷紧所致。若肿瘤侵犯膈，疼痛可放射至右肩；如肿瘤生长缓慢，则无或仅有轻微钝痛。当肝表面癌结节包膜下出血或向腹腔破溃，腹痛突然加剧，可有急腹症的表现，如出血量大，则引起昏厥和休克。

2.消化道症状常有食欲减退、腹胀，也可有恶心、呕吐、腹泻等。

3.全身症状有乏力、进行性消瘦、发热、营养不良，晚期患者可呈恶病质等。少数患者由于癌肿本身代谢异常，进而对机体产生影响引起内分泌或代谢异常，可有自发性低血糖、红细胞增多症、高血钙、高血脂等伴癌综合征。对肝大伴有此类表现的患者，应警惕肝癌的存在。

4.转移灶症状肿瘤转移之处有相应症状。如转移至肺可引起胸痛和血性胸水；胸腔转移以右侧多见，可有胸水征；骨骼和脊柱转移，可引起局部压痛或神经受压症状；颅内转移可有相应的神经定位症状和体征。

（二）体征

1.肝大肝呈进行性肿大，质地坚硬，表面及边缘不规则，有大小不等的结节或巨块，常有不同程度的压痛。如癌肿突出于右肋弓下或剑突下，上腹可呈现局部隆起或饱满；如癌肿位于膈面，则主要表现为膈抬高而肝下缘可不大；如压迫血管，致动脉内径变窄，可在腹壁上听到吹风样血管杂音。

2.黄疸一般在晚期出现，由于肝细胞损害，或癌肿压迫、侵犯肝门附近的胆管，或癌组织和血块脱落引起胆道梗阻所致。

3.肝硬化征象肝癌伴肝硬化门脉高压者可有脾大、静脉侧支循环形成及腹水等表现。腹水一般为漏出液，也有血性腹水出现。

（三）并发症

1.肝性脑病常为肝癌终末期的并发症，约1/3的患者因此死亡。

2.上消化道出血约占肝癌死亡原因的15%。肝癌常因合并肝硬化或门静脉、肝静脉癌栓致门静脉高压，引起食管胃底静脉曲张破裂出血。也可因胃肠道黏膜糜烂、凝血功能障碍等而出血。

3.肝癌结节破裂出血约10%的肝癌患者因癌结节破裂出血致死。肝癌组织坏死、液化可致自发破裂，或因外力作用而破裂。如限于包膜下，可形成压痛性包块，破入腹腔可引起急性腹痛和腹膜刺激征。

4.继发感染本病患者在长期消耗或因放射、化学治疗而致白细胞减少情况下，抵抗力减弱，加之长期卧床等因素，容易并发各种感染，如肺炎、败血症、肠道感染等。

（四）临床分型、分期　目前临床多采用1977年全国肝癌防治研究协会通过的将肝癌分3型、3期的方案。

1.分型①单纯型：临床和化验检查无明显肝硬化表现者；②硬化型：有明显肝硬化的临床和化验表现者；③炎症型：病情发展迅速，并伴有持续性癌性高热或丙氨酸氨基转移酶（ALT）升高一倍以上者。

2.分期Ⅰ期：无明显肝癌症状与体征者，亦称亚临床期；Ⅱ期：介于Ⅰ期与Ⅲ期之间者；Ⅲ期：有黄疸、腹水、远处转移或恶病质之一者。

【实验室及其他检查】

（一）癌肿标记物的检测

1.甲胎蛋白（AFP）　是诊断肝细胞癌最特异性的标志物，现已广泛用于肝癌的普查、诊断、判断治疗效果和预测复发。普查中阳性发现可早于症状出现8~11个月，肝癌AFP阳性率为70%~90%。AFP浓度通常与肝癌大小呈正相关。在排除妊娠和生殖腺胚胎瘤的基础上，AFP检查诊断肝细胞癌的标准为：①AFP大于500 g/L，持续4周；②AFP由低浓度逐渐升高不降；③AFP在200μg/L以上的中等水平持续8周。

2.γ-谷氨酰转移酶同工酶Ⅱ　在原发性和转移性肝癌的阳性率可达到90%，特异性达 97.1%。在小肝癌中阳性率为 78.6%。

3.其他异常凝血酶原（AP）、（AFu）等活性升高。

（二）超声显像可显示直径为 2cm 以上的肿瘤，对早期定位诊断有较大价值，结合 AFP 检测，已广泛用于普查肝癌，有利于早期诊断。近年发展的彩色多普勒血流成像可分析测量进出肿瘤的血液，根据病灶供血情况，鉴别病变良性抑或恶性。

（三）电子计算机 X 线体层显像（CT） CT 可显示 2cm 以上的肿瘤，阳性率在90%以上。如结合肝动脉造影，或注射碘油的肝动脉造影，对 1cm 以下肿瘤的检出率可达 80%以上，是目前诊断小肝癌和微小肝癌的最佳方法。

（四）X 线肝血管造影选择性腹腔动脉和肝动脉造影能显示直径 1cm 以上的癌结节，阳性率可达 87%以上，结合 AFP 检测的阳性结果，常用于小肝癌的诊断。

（五）放射性核素肝显像用趋肿瘤的放射性核素 67 镓或 169 镱，有助于肿瘤的导向诊断。

（六）磁共振显像（MRl） 能清楚显示肝细胞癌内部结构特征，对显示子瘤和瘤栓有价值。

（七）肝穿刺活检近年来在超声或 CT 引导下用细针穿刺癌结节，吸取癌组织检查，癌细胞阳性者即可诊断。

（八）剖腹探查疑有肝癌的病例，经上述检查仍不能证实，如患者情况许可，应进行剖腹探查以争取早期诊断和手术治疗。

【护理措施】

（一）饮食护理向患者解释进食的意义，鼓励患者进食。安排良好的进食环境，保持患者口腔清洁，以增加患者的食欲。饮食以高蛋白、适当热量、高维生素为宜，避免摄入高脂、高热量和刺激性食物，使肝脏负担加重。如疼痛剧烈应暂停进食，待疼痛减轻再进食。有恶心、呕吐时，于服用止吐剂后进少量食物，增加餐次，尽量增加摄入量。如有肝性脑病倾向，应减少蛋白质摄入，以免诱发肝昏迷。对晚期肝癌患者，可根据医嘱静脉补充营养，维持机体代谢需要。应及时根据患者营养状况，调整饮食计划。

（二）疼痛的护理

1.观察疼痛特点 注意经常评估患者疼痛的程度、性质、部位及伴随症状，及时发现和处理异常情况。

2.指导并协助患者减轻疼痛具体措施参见"胃癌"一章

（三）化疗药物护理根据医嘱给患者应用抗肿瘤的化学药物治疗，注意药物疗效及不良反应，护理措施参见"白血病"一章。鼓励患者保持积极心态，坚持完成化疗。

（四）肝动脉栓塞化疗的护理对实施肝动脉栓塞化疗的患者，应作好术前及术后护理。术前给患者及家属解释有关治疗的必要性、方法和效果，使其减轻对手术的疑虑，配合手术治疗。术后由于肝动脉血供突然减少，可产生栓塞后综合征，即出现腹痛、发热、恶心、呕吐、血清白蛋白降低、肝功能异常等改变，应作好相应护理。

1.术后禁食 2~3 天，逐渐过渡到流质饮食，并注意少量多餐，以减轻恶心、呕吐。

2.穿刺部位压迫止血 15rain 再加压包扎，沙袋压迫 6h，保持穿刺侧肢体伸直 24h，并察穿刺部位有无血肿及渗血。

3.密切观察病情变化，多数患者于术后 4~8h 体温升高，持续 1 周左右，是机体对坏死肿瘤组织重吸收的反应。高热者应采取降温措施，避免机体大量消耗。注意有无肝性脑病前驱症状，一旦发现异常，及时配合医生进行处理。

4.鼓励患者深呼吸、有效排痰，必要时吸氧，以提高血氧分压，利于肝细胞的代谢。

5.栓塞术 1 周后，常因肝缺血影响肝糖原储存和蛋白质合成，应根据医嘱静脉输注白蛋白，适量补充葡萄糖液。准确记录出入量，以作为补液的依据。

（五）感染的护理观察患者感染征象：密切观察患者体温、脉搏、呼吸及血象改变，询问患者有无咽痛、咳嗽、尿痛等不适，及时发现感染迹象并协助医生进行处理；减少感染的机会病房应减少探视，定期空气、衣物消毒，保持室内空气新鲜；严格遵循无菌原则进行各项操作，防止交叉感染；指导并协助患者作好皮肤、口腔护理，注意会阴部及肛门的清洁，减少感染的机会。

【健康教育】

（一）指导患者保持乐观情绪，建立积极的生活方式，有条件者可参加社会性抗癌组织活动，增加精神支持，以提高机体抗癌功能。

（二）保持生活规律，注意劳逸结合，避免情绪剧烈波动和劳累，以减少肝糖原分解，减少乳酸和血氨的产生。

（三）指导患者合理进食，增强机体抵抗力。戒烟、酒，减轻对肝的损害。注意饮食和饮水卫生。

（四）指导患者和家属熟悉肝癌的有关知识和并发症的预防和识别，以便随时发现病情变化，及时就诊，调整治疗方案。

（五）按医嘱服药，忌服损肝药物。

第六节　肝性脑病患者护理精要

【概述】

肝性脑病（hepatic encephalopathy，HE）过去称肝性昏迷（hepatic COma），是严重肝病引起的、以代谢紊乱为基础的中枢神经系统功能失调的综合病征，其主要临床表现是意识障碍、行为失常和昏迷。若脑病的发生是由于门静脉高压、广泛门一腔静脉侧支循环形成所致，则称为门体分流性脑病（poxtal systcmic encephalopathy，PSE）。无明显临床表现和生化异常，仅能用精细的智力试验和（或）电生理检测才能作出诊断的肝性脑病，称为亚临床或隐性肝性脑病

(subclinical or latent HE)。

【临床表现】

肝性脑病的临床表现常因原有肝病的性质、肝细胞损害的轻重缓急以及诱因的不同而很不一致。一般根据意识障碍程度、神经系统表现和脑电图改变，将肝性脑病由轻到重分为四期。

（一）一期（前驱期） 轻度性格改变和行为异常，如欣快激动或淡漠少言、衣冠不整或随地便溺。应答尚准确，但吐词不清楚且较缓慢。可有扑翼样震颤，即嘱患者两臂平伸，肘关节固定，手掌向背侧伸展，手指分开时，可见到手向外侧偏斜，掌指关节、腕关节、甚至肘与肩关节急促而不规则地扑击样抖动。脑电图多数正常。此期历时数日或数周，有时症状不明显，易被忽视。

（二）二期（昏迷前期） 以意识错乱、睡眠障碍、行为异常为主要表现。前一期的症状加重。定向力和理解力均减退，对时间、地点、人物的概念混乱，不能完成简单的计算和智力构图，言语不清、书写障碍、举止反常，并多有睡眠时间倒错，昼睡夜醒，甚至有幻觉、恐惧、狂躁而被视为一般精神病。患者有明显神经体征，如腱反射亢进、肌张力增高、踝阵挛及 Babinsh 征阳性等。此期扑翼样震颤存在，脑电图有特异性异常。患者可出现不随意运动及运动失调。

（三）三期（昏睡期） 以昏睡和精神错乱为主，大部分时间患者呈昏睡状态，但可以唤醒，醒时尚可应答，但常有神志不清和幻觉。各种神经体征持续或加重，肌张力增高，四肢被动运动常有抵抗力，锥体束征常阳性。扑翼样震颤仍可引出，脑电图有异常波形。

（四）四期（昏迷期） 神志完全丧失，不能唤醒。浅昏迷时，对疼痛等强刺激尚有反应，腱反射和肌张力仍亢进，由于患者不能合作，扑翼样震颤无法引出；深昏迷时，各种反射消失，肌张力降低，瞳孔常散大，可出现阵发性惊厥、踝阵挛和换气过度。脑电图明显异常。

以上各期的分界常不清楚，前后期临床表现可有重叠，其程度可因病情发展或治疗好转而变化。少数慢性肝性脑病患者还可因中枢神经系统不同部位有器质性损害而出现暂时性或永久性智能减退、共济失调、锥体束征阳性或截瘫。

亚f临床或隐性肝性脑病患者，由于没有临床表现而被视为健康人，但在驾驶各种交通工具时，有发生交通事故的危险。肝功能损害严重的肝性脑病患者有明显黄疸、出血倾向和肝臭，易并发各种感染、肝肾综合征和脑水肿等。

【实验室及其他检查】

（一）血氨 正常人空腹静脉血氨为 40~70μg/dl，动脉血氨含量为静脉血的 0.5~2 倍。慢性肝性脑病特别是门体分流性脑病患者多有血氨增高；急性肝衰竭所致脑病的血氨多正常。

（二）脑电图检查 典型改变为节律变慢，主要出现普遍性每秒 4—7 次 δ 波或三相波，也可有每秒 1~3 次的 S 波。对诊断和预后的判断有意义。

（三）简易智力测验 测验内容包括书写、构词、画图、搭积木、用火柴搭五角星等，常规使用的数字连接试验和符号数字试验，结果容易计量，便于随访。简易智力测验对于诊断早期肝性脑病包括亚临床肝性脑病最有价值。

【护理措施】

(一) 意识模糊的护理

1.严密观察病情变化密切注意肝性脑病的早期征象，如患者有无冷漠或欣快、理解力和近期记忆力减退、行为异常（哭泣、叫喊、当众便溺）以及扑翼样震颤。观察患者思维及认知的改变，采用给患者刺激，定期唤醒等方法判断其意识障碍的程度。监测并记录患者生命体征及瞳孔变化。定期复查血氨、肝肾功能、电解质。

2.加强临床护理，提供情感支持尽量安排专人护理，训练患者的定向力，利用电视、收音机、报纸、探视者等提供环境刺激。对烦躁患者应注意保护，可加床栏，必要时使用约束带，防止发生坠床及撞伤等意外。在患者清醒时向其讲解意识模糊的原因，安慰患者，尊重患者的人格，切忌嘲笑患者的异常行为。

3.去除和避免诱发因素应协助医生迅速去除本次发病的诱发因素，并注意避免其他诱发因素。

(1) 避免应用催眠镇静药、麻醉药等，因其可直接抑制大脑和呼吸中枢，造成缺氧。脑细胞缺氧又可降低脑对氨毒的耐受性。

(2) 避免快速利尿和大量放腹水，及时处理严重的呕吐和腹泻，以防止有效循环血容量减少、大量蛋白质丢失及水电解质平衡紊乱，加重肝脏损害。

(3) 防止感染，机体感染一方面加重肝脏吞噬、免疫和解毒功能的负荷，另一方面使组织分解代谢提高而增加产氨和机体耗氧量。故发生感染时，应遵医嘱及时、准确地应用抗生素，有效控制感染。

(4) 禁止大量输液，过多液体可引起低血钾、稀释性低血钠、脑水肿等，从而加重肝性脑病。

(5) 保持大便通畅，防止便秘。肝性脑病患者由于肠蠕动减弱、长期卧床等因素，易发生便秘。便秘使含氨、胺类和其他有毒物质与结肠黏膜接触时间延长，促进毒物的吸收，可采用灌肠和导泻的方法清除肠内毒物。灌肠应使用生理盐水或弱酸性溶液（生理盐水 1~2L 加用食醋 100mL）；忌用肥皂水，因其为碱性，可增加氨的吸收。

(6) 积极预防和控制上消化道出血，上消化道出血可使肠道产氨增多，从而使血氨增高而诱发本病，故出血停止后也应灌肠和导泻，以清除肠道内积血，减少氨的吸收。

(7) 禁食或限食者，避免发生低血糖。因葡萄糖是大脑产生能量的重要燃料，低血糖时能量减少，脑内去氨活动停滞，氨的毒性增加。

4.合理饮食因食物中的蛋白质可被肠菌的氨基酸氧化酶分解产生氨，故肝性脑病患者应限制蛋白质的摄入。在发病开始数日内禁食蛋白质，每日供给足够的热量和维生素，以碳水化合物为主要食物，可口服蜂蜜、葡萄糖、果汁、面条、稀饭等。昏迷患者以鼻饲 25%葡萄糖液供给热量。以减少体内蛋白质分解。糖类可促使氨转变为谷氨酰胺，有利于降低血氨。注意胃排空不良时应停止鼻饲，改用深静脉插管滴注 25% 葡萄糖溶液维持营养。患者神志清楚后，可逐步增加蛋白质饮食，每天 20g，以后每 3~5 天增加 10g，但短期内不能超过 40—50g/d，以植物蛋白为好。因植物蛋白含支链氨基酸较多，而含蛋氨酸、芳香族氨基酸较少，且能增加粪氮排泄。此外，植物蛋白含非吸收性纤维，被肠菌酵解产酸有利于氨的排除，并有利于通便。脂肪可延缓胃的排空，应尽量少用。不宜用维生素 B_6，因其可使多巴在周围神经处转为多巴胺，影响多巴进入脑组织，减少中枢神经系统的正常传导递质。

5.用药护理

（1）应用谷氨酸钾和谷氨酸钠时，两者比例应根据血清钾、钠浓度和病情而定。患者尿少时少用钠剂，明显腹水和水肿时慎用钠剂。

（2）应用精氨酸时，滴注速度不宜过快，否则可出现流涎、呕吐、面色潮红等反应。因精氨酸呈酸性，含氯离子，不宜与碱性溶液配伍使用。

（3）乳果糖因在肠内产气较多，可引起腹胀、腹绞痛、恶心、呕吐及电解质紊乱等，应用时应从小剂量开始。

（4）长期服用新霉素的患者中少数可出现听力或肾功能损害，故服用新霉素不宜超过一个月，用药期间应做好听力和肾功能的监测。

（5）大量输注葡萄糖的过程中，必须警惕低钾血症、心力衰竭和脑水肿。

6.昏迷患者的护理

（1）患者取仰卧位，头略偏向一侧以防舌后坠阻塞呼吸道。

（2）保持呼吸道通畅，深昏迷患者应作气管切开以排痰，保证氧气的供给。

（3）做好口腔、眼部的护理，对眼睑闭合不全角膜外露的患者可用生理盐水纱布覆盖眼部。保持床褥干燥、平整，定时协助患者翻身，按摩受压部位，防止压疮。

（4）尿潴留患者给予留置导尿，并详细记录尿量、颜色、气味。

（5）给患者做肢体的被动运动，防止静脉血栓形成及肌肉萎缩。

（二）照顾者角色困难的护理

1.评估照顾者存在的困难和应对能力　与照顾者建立良好的关系，了解他们的基本情况，如年龄、教育程度、护理知识、经济实力、在家庭中的地位等，以及存在的具体困难，如时间上、体力上、经济上、照顾知识和能力上的困难，或是家庭成员间的关系等，以正确估计照顾者所具备的应对能力。

2.给照顾者提供各种社会支持对照顾者表示关心和信任，给予情感上的支持。对其照顾患者所起的重要作用给予积极肯定，使其确定自我价值。与照顾者讨论其他可能的资源和社会支持，如患者的工作单位、居委会等。告诉照顾者一些可以利用的条件，如社区服务设施、交通情况等。帮助解决经济上的困难或安排人力分担照顾任务。

3.协助照顾者制定照顾计划　与照顾者一起讨论护理问题，让其了解本病的特点，做好充分的心理准备。帮助照顾者合理安排时间，制定一个切实可行的照顾计划，将各种需要照顾的内容和方法进行讲解和示范，帮助照顾者进入角色。

【健康教育】

（一）向患者和家属介绍肝脏疾病和肝性脑病的有关知识，防止和减少肝性脑病的发生。

（二）指导患者和家属认识肝性脑病的各种诱发因素，要求患者自觉避免诱发因素，如限制蛋白质的摄入，不滥用对肝有损害的药物，保持大便通畅，避免各种感染，戒烟酒等。

（三）告诉患者家属肝性脑病发生时的早期征象，以便患者发病时能及时得到诊治。

（四）使患者及家属认识疾病的严重性，嘱患者要加强自我保健意识，树立战胜疾病的信心。家属要给予患者精神支持和生活照顾。

（五）指导患者按医嘱规定的剂量、用法服药，了解药物的主要副作用，定期随访复诊。

第七节　急性胰腺炎患者护理精要

【概述】

急性胰腺炎（acute pancreatitis）是指胰腺分泌的消化酶引起胰腺组织自身消化的化学性炎症。临床主要表现为急性上腹痛、发热、恶心、呕吐、血和尿淀粉酶增高，重症伴腹膜炎、休克等并发症。本病可见于任何年龄，但以青壮年居多。

【临床表现】

急性胰腺炎的临床表现和病程，取决于其病因、病理类型，以及治疗是否及时。水肿型胰腺炎症状相对较轻，有自限性；出血坏死型胰腺炎起病急骤，症状严重，可于数小时内猝死。

（一）症状

1.腹痛为本病的主要表现和首发症状，常在暴饮暴食或酗酒后突然发生。疼痛剧烈而持续，呈钝痛、钻痛、绞痛或刀割样痛，可有阵发性加剧。腹痛常位于中上腹，向腰背部呈带状放射，取弯腰抱膝位可减轻疼痛，一般胃肠解痉药无效。水肿型腹痛一般3~5天后缓解。出血坏死型腹部剧痛，持续较长，由于渗液扩散可引起全腹痛。极少数患者腹痛极轻微或无腹痛。

2.恶心、呕吐及腹胀起病后多出现恶心、呕吐，大多频繁而持久，吐出食物和胆汁，呕吐后腹痛并不减轻。常同时伴有腹胀，甚至出现麻痹性肠梗阻。

3.发热多数患者有中度以上发热，一般持续3~5天。若持续发热一周以上并伴有白细胞升高，应考虑有胰腺脓肿或胆道炎症等继发感染。

4.水电解质及酸碱平衡紊乱多有轻重不等的脱水，呕吐频繁者可有代谢性碱中毒。出血坏死型者可有显著脱水和代谢性酸中毒，伴血钾、血镁、血钙降低。

5.低血压和休克见于出血坏死型胰腺炎，极少数患者可突然出现休克，甚至发生猝死。亦可逐渐出现，或在有并发症时出现。其主要原因为有效循环血容量不足、胰腺坏死释放心肌抑制因子致心肌收缩不良、并发感染和消化道出血等。

（二）体征

1.急性水肿型胰腺炎腹部体征较轻，多数有上腹压痛，但无腹肌紧张和反跳痛，可有肠鸣音减弱。

2.急性出血坏死型胰腺炎患者常呈急性重病面容，痛苦表情，脉搏增快，呼吸急促，血压下降。出现急性腹膜炎体征，腹肌紧张、全腹显著压痛和反跳痛，伴麻痹性肠梗阻时有明显腹胀、肠鸣音减弱或消失。可出现移动性浊音，腹水多呈血性。少数患者由于胰酶或坏死组织液沿腹膜后间隙渗到腹壁下，致两侧腰部皮肤呈暗灰蓝色，称 Grey-rurner 征，或出现脐周围皮肤青紫，称 Cullen 征。如有胰腺脓肿或假性囊肿形成，上腹部可扪及肿块。胰头炎性水肿压迫胆总管时，可出现黄疸。低血钙时有手足抽搐，提示预后不良。

（三）并发症主要见于出血坏死型胰腺炎。局部并发症有胰腺脓肿和假性囊肿。全身并发症常在病后数天出现，如并发急性肾衰竭、急性呼吸窘迫综合征、心力衰竭、消化道出血、肝性脑病、弥散性血管内凝血、肺炎、败血症、糖尿病等，病死率极高。

【实验室及其他检查】

（一）白细胞计数多有白细胞增多及中性粒细胞核左移。

（二）血清淀粉酶血清淀粉酶一般在起病后 6~12h 开始升高，48h 后开始下降，持续 3~5 天。血清淀粉酶超过正常值 5 倍即可诊断本病，但淀粉酶的高低不一定反映病情轻重，出血坏死型胰腺炎血清淀粉酶值可正常或低于正常。尿淀粉酶升高较晚，常在发病后 12~14h 开始升高，持续 1~2 周逐渐恢复正常，但尿淀粉酶受患者尿量的影响。

（三）血清脂肪酶测定血清脂肪酶常在病后 24~72h 开始升高，持续 7~l0 天，超过 1.5u/L（Cherry-Crandall 法）时有意义。

（四）血清正铁血清蛋白 出血坏死型胰腺炎起病 72h 内常为阳性。

（五）其他生化检查可有血钙降低，若低于 1.5mmot/L 则预后不良。血糖升高较常见，持久空腹血糖高于 10mmol/L 反映胰腺坏死。此外，可有血清 AST、LDH 增加，血清蛋白降低。

（六）影像学检查腹部 X 线平片可见肠麻痹或麻痹性肠梗阻征象；腹部 B 超与 CT 显像可见胰腺弥漫增大，其轮廓与周围边界模糊不清，坏死区呈低回声或低密度图像，对并发胰腺脓肿或假性囊肿的诊断有帮助。

【护理措施】

（一）腹痛的护理

1.休息与体位患者应绝对卧床休息，以降低机体代谢率，增加脏器血流量，促进组织修复和体力恢复。协助患者取弯腰、屈膝侧卧位，以减轻疼痛。因剧痛辗转不安者应防止坠床，周围不要有危险物，以保证安全。

2.禁饮食和胃肠减压多数患者需禁食 1~3 天，明显腹胀者需行胃肠减压，其目的在于减少胃酸分泌，进而减少胰液分泌，以减轻腹痛和腹胀。应向患者及家属解释禁食的意义，患者口渴时可含漱或湿润口唇，并做好口腔护理。

3.缓解疼痛遵医嘱给予解痉止痛药，如阿托品能抑制腺体分泌，解除胃、胆管及胰管痉挛，但持续应用时应注意有无心动过速等不良反应。止痛效果不佳时遵医嘱配合使用其他止痛药如哌替啶。禁用吗啡，以防引起 Oddi 括约肌痉挛，加重病情。注意用药后疼痛有无减轻，疼痛的性质和特点有无改变。若疼痛持续存在伴高热，则应考虑是否并发胰腺脓肿；如疼痛剧烈，腹肌紧张、压痛和反跳痛明显，提示并发腹膜炎，应报告医师及时处理。指导并协助患者采用非药物止痛方法，如松弛疗法、皮肤刺激疗法等。

(二) 有体液不足的危险的护理

1.病情观察　注意观察呕吐物的量及性质。行胃肠减压者，观察和记录引流量及性质。观察患者皮肤黏膜色泽、弹性有无变化，判断失水程度。准确记录 24h 出入量，作为补液的依据。定时留取标本，监测血、尿淀粉酶、血糖、血清电解质的变化，做好动脉血气分析的测定。出血坏死型胰腺炎患者应注意有无多器官功能衰竭的表现。

2.维持水、电解质平衡禁食患者每天的液体入量常需达 3 000mL 以上。根据患者脱水程度、年龄和心肺功能调节输液速度，及时补充因呕吐、发热和禁食所丢失的液体和电解质，纠正酸碱平衡失调。

3.防止低血容量性休克定时测量患者的体温、血压、脉搏、呼吸，特别注意患者血压、神志及尿量的变化，如出现神志改变、血压下降、尿量减少、皮肤黏膜苍白、冷汗等低血容量性休克的表现，应积极配合医生进行抢救：①迅速准备好抢救用物如静脉切开包、人工呼吸器、气管切开包等；②患者取平卧位，注意保暖，给予氧气吸入；③保持通畅的静脉通路，必要时静脉切开，按医嘱输注液体、血浆或全血，补充血容量。根据血压调整给药速度，必要时测定中心静脉压，以决定输液量和速度；④如循环衰竭持续存在，按医嘱给予升压药。

(三) 发热的护理

1.监测体温和血象改变随时观察患者体温的变化，注意热型及体温升高的程度。监测血象中白细胞计数和分类的变化。

2.高热的护理高热时可采用头部冰敷、酒精擦浴等物理降温的方法，并观察降温效果。注意定期进行病房的空气消毒，减少探视人员，协助患者做好皮肤、口腔的清洁护理。

3.遵医嘱用药遵医嘱使用抗生素，严格执行无菌操作。

【健康教育】

(一) 向患者及家属介绍本病的主要诱发因素和疾病的过程。

(二) 教育患者积极治疗胆道疾病，注意防治胆道蛔虫。

（三）指导患者及家属掌握饮食卫生知识，平时养成规律进食习惯，避免暴饮暴食。

（四）腹痛缓解后，应从少量低脂、低糖饮食开始逐渐恢复至正常饮食。避免刺激强、产气多、高脂肪和高蛋白食物，戒除烟酒，防止复发。

第八节　结核性腹膜炎患者的护理

【临床表现】

本病由于病理类型不同，病变活动性及机体反应性不一，临床表现各异，多数起病缓慢，少数起病急骤，以急性腹痛、高热为主要表现。

（一）症状

1.全身症状结核病的毒血症状，主要是发热和盗汗。多数为低热和中等热，且1/3患者有弛张热，少数可有稽留热。高热伴有明显毒血症者，主要见于渗出型、干酪型，或伴有粟粒性肺结核、干酪型肺炎等严重结核病的患者。部分患者可有食欲不振、体重减轻、贫血等表现。

2.腹部症状

（1）腹痛、腹胀早期腹痛不明显，以后可出现持续性隐痛或钝痛，约有2/3的患者可出现不同程度的腹痛，疼痛多位于脐周、下腹、有时在全腹部。当患者出现急腹症时，应考虑是否因肠系膜淋巴结或腹腔其他结核干酪样坏死病灶溃破后，引起的急性腹膜炎，也可由肠结核急性肠穿孔等原因所致。多数患者有腹胀感，可因结核病中毒症状或腹膜炎伴有的肠功能紊乱引起。

（2）腹泻、便秘腹泻常见，一般每天不超过3—4次，粪便呈糊状，有时腹泻与便秘交替出现。

（二）体征

1.全身状况患者呈慢性病容，后期有明显的营养不良，表现为消瘦、水肿、苍白、口角炎等。

2.腹部压痛与反跳痛绝大多数患者均有不同程度的压痛，一般较轻微，少数压痛明显并有反跳痛，后者多见于干酪型。

3.腹壁柔韧感柔韧感是由于腹膜受到轻度刺激或慢性炎症所造成的，可见于本病的各型，但一般认为是粘连型结核性腹膜炎的临床特征。

4.腹部包块见于粘连型或干酪型，常由增厚的大网膜、肿大的肠系膜淋巴结、粘连成团的肠曲或干酪样坏死脓腔物积聚而成。常位于脐周，大小不一，边缘不整，表面粗糙呈结节感，不易推动。

5.腹水多为少量至中量腹水，腹水超过1 000mL时可出现移动性浊音。

（三）并发症肠梗阻多见，主要发生在粘连型结核性腹膜炎。也可发生急性肠穿孔、肠瘘及腹腔脓肿。

【实验室及其他检查】

（一）血象、血沉与结核菌素试验部分患者有轻度至中度贫血，多为正细胞正色素性贫血。白细胞计数大多正常或稍偏高，少数偏低。干酪型患者或腹腔结核病灶急性扩散时，白细胞计数增高。多数患者血沉增快，可作为活动性病变的简易指标。结核菌素试验呈强阳性对诊断本病有意义，但在一些重症患者可呈阴性。

（二）腹水检查腹水多为草黄色渗出液，少数为淡血色，偶见乳糜性，比重一般超过 1.016，蛋白质含量在 30g/L 以上，白细胞计数超过 $500 \times 10^6/L$，以淋巴细胞为主。但有时因低白蛋白血症，或合并肝硬化，腹水性质可接近漏出液。如果腹水葡萄糖<3.4mmol/L、pH<7.35，提示细菌感染；若腹水腺苷脱氨酶活性增高，可能是结核性腹膜炎。腹水浓缩找结核杆菌或结核杆菌培养阳性率均低，腹水动物接种阳性率则可达 50%以上，但费时较长。

（三）X 线检查腹部 X 线平片检查有时可见钙化影，提示钙化的肠系膜淋巴结结核。胃肠 X 线钡餐检查可发现肠粘连、肠结核、肠瘘、肠腔外肿块等征象，对本病有辅助诊断的价值。必要时可行腹部 CT 检查。

（四）腹腔镜检查可窥见腹膜、网膜、内脏表面有散在或聚集的灰白色结节，浆膜混浊粗糙，活组织检查有确诊价值。此项检查一般适用于有游离腹水的患者，禁用于腹膜有广泛粘连者。

【护理措施】

（一）休息与活动提供安静、舒适的环境，让患者卧床休息，保证充足的睡眠，减少活动，以降低代谢，减少毒素的吸收。

（二）协助患者减轻疼痛教会患者放松技巧，如深呼吸、全身肌肉放松等，以减轻疼痛。也可用热敷、艾灸足三里等方法减轻疼痛。

（三）观察疼痛特点密切观察腹痛的部位、性质及持续时间，对骤起急腹痛要考虑腹腔内其他结核病灶破溃或并发肠梗阻和肠穿孔等，应及时报告医生作紧急处理。

（四）用药护理遵医嘱给予抗结核药物，注意用药后的效果和副作用，如长期应用抗结核药，可致恶心、呕吐等胃肠道反应，并引起听力、肝肾功能损害，故应定期监测患者的听力及肝肾功能，如有异常及时报告医生调整药物和药量。

（五）帮助患者树立治疗的信心，保持心情舒畅，提供舒适的进食环境，保持口腔清洁，以促进患者的食欲。提供高热量、高蛋白、高维生素、易消化饮食，如新鲜蔬菜、水果、鲜奶、豆制品、肉类及蛋类等，以增强机体抗病能力。定期监测患者体重、血红蛋白等营养指标。

【健康教育】

（一）指导患者坚持治疗，包括对肺、肠、肠系膜淋巴结、输卵管等结核病的积极治疗。按医嘱服药，不要自行停药，同时用药过程中注意药物的不良反应。定期复查，及时了解病情变化，以利于治疗方案的调整。

（二）根据患者原发结核病灶的不同，有针对性地对患者及家属进行有关消毒、隔离等知识的宣教，防止结核菌的传播。

（三）指导患者保证休息，加强营养，避免劳累。

第九节　急性上消化道大出血患者护理精要

【概述】

上消化道出血（upper gastrointestinal hcmorrhage）是指 Treitz 韧带以上的消化道，包括食管、胃、十二指肠、胰、胆道病变引起的出血，以及胃空肠吻合术后的空肠病变出血。出血的病因可为上消化道疾病或全身性疾病。

上消化道大量出血一般指在数小时内失血量超过 1000mL 或循环血容量的 20%，主要临床表现为呕血和（或）黑便，常伴有血容量减少而引起急性周围循环衰竭，严重者导致失血性休克而危及患者生命。本病是常见的临床急症。及早识别出血征象，严密观察病情变化，迅速准确的抢救治疗和细致的临床护理，是抢救患者生命的重要环节。

【临床表现】

上消化道大量出血的临床表现取决于出血病变的性质、部位、出血量与速度，并与患者出血前的全身状况如有无贫血及心、肾、肝功能有关。

（一）呕血与黑便是上消化道出血的特征性表现。上消化道出血者均有黑便，但不一定有呕血。出血部位在幽门以上者常有呕血和黑便，在幽门以下者可仅表现为黑便。但出血量少而速度慢的幽门以上病变亦可仅见黑便，而出血量大、速度快的幽门以下病变可因血液反流入胃，引起呕血。

呕血与黑便的颜色、性质亦与出血量和速度有关。呕血呈鲜红色或血块提示出血量大且速度快，血液在胃内停留时间短，未经胃酸充分}昆合即呕出；如呕血呈棕褐色咖啡渣样，则表明血液在胃内停留时间长，经胃酸作用形成正铁血红素所致。柏油样黑便，黏稠而发亮，是因血红蛋白中铁与肠内硫化物作用形成硫化铁所致；当出血量大且速度快时，血液在肠内推进快，粪便可呈暗红甚至鲜红色，需与下消化道出血鉴别。反之，空肠、回肠的出血如出血量不大，在肠内停留时间较长，也可表现为黑便，需与上消化道出血鉴别。

（二）失血性周围循环衰竭上消化道大量出血时，由于循环血容量急剧减少，静脉回心血量相应不足，导致心排血量降低，常发生急性周围循环衰竭，其程度轻重因出血量大小和失血速度快慢而异。患者可出现头昏、心悸、乏力、出汗、口渴、晕厥等一系列组织缺血的表现。

出血性休克早期体征有脉搏细速、脉压变小，血压可因机体代偿作用而正常甚至一时偏高，此时应特别注意血压波动，并予以及时抢救，否则血压将迅速下降。

呈现休克状态时，患者表现为面色苍白、口唇发绀、呼吸急促，皮肤湿冷，呈灰白色或紫灰花斑，施压后退色经久不能恢复，体表静脉塌陷；精神萎靡、烦躁不安，重者反应迟钝、意识模糊；收缩压降至 80mmHg 以下，脉压差小于 25—

30mmHg，心率加快至 120 次/min 以上。休克时尿量减少，若补足血容量后仍少尿或无尿，应考虑并发急性肾衰竭。

老年人因器官储备功能低下，且常有脑动脉硬化、高血压病、冠心病、慢性阻塞性肺疾病等老年基础病变，即使出血量不大也可引起多器官功能衰竭，增加了病死率。

（三）发热大量出血后，多数患者在 24h 内出现发热，一般不超过 38.5℃，可持续 3~5 天。发热机制可能与循环血容量减少，急性周围循环衰竭，导致体温调节中枢功能障碍有关，失血性贫血亦为影响因素之一。临床上分析发热原因时，要注意寻找有无并发肺炎或其他感染等引起发热的因素。

（四）氮质血症可分为肠源性、肾前性和肾性氮质血症。

上消化道大量出血后，肠道中血液的蛋白质消化产物被吸收，引起血中尿素氮浓度增高，称为肠性氮质血症。血尿素氮多在一次出血后数小时上升，约 24—48h 达到高峰，一般不超过 14.3mmol/L（40mg/dl），3~4 天恢复正常。如患者血尿素氮持续增高超过 3~4 天，血容量已基本纠正且出血前肾功能正常，则提示有上消化道继续出血或再次出血。

出血导致周围循环衰竭，使肾血流量和肾小球滤过率减少，以致氮质潴留，是血尿素氮增高的肾前性因素。

如无活动性出血的证据，且血容量已基本补足而尿量仍少，血尿素氮不能.降至正常，则应考虑是否因严重而持久的休克造成急性肾衰竭，或失血加重了原有肾病的肾损害而发生肾衰竭。

（五）血象上消化道大量出血后，均有急性失血性贫血。出血早期血象检查无变化，经 3~4h 后，因组织液渗入血管内，使血液稀释，才出现失血性贫血的血象改变。贫血程度取决于失血量、出血前有无贫血、出血后液体平衡状态等因素。出血 24h 内网织红细胞即见增高，出血停止后逐渐降至正常，如出血不止则可持续升高。白细胞计数在出血后 2~5h 升高，可达（10–20）×10^9/L，血止后 2~3 天恢复正常。肝硬化脾功能亢进者白细胞计数可不升高。

【实验室及其他检查】

（一）实验室检查测定红细胞、白细胞和血小板计数，血红蛋白浓度、血细胞比容、肝功能、肾功能、大便隐血等，有助于估计失血量及动态观察有无活动性出血，判断治疗效果及协助病因诊断。

（二）内镜检查出血后 24~48h 内行急诊内镜检查，可以直接观察出血部位，明确出血的病因诊断，同时对出血灶进行止血治疗。

（三）X 线钡剂检查对明确病因亦有价值。但由于活动性出血时胃内有积血，且患者处于抢救阶段不能满意配合，目前主张检查宜在出血停止且病情基本稳定数天后进行。

（四）其他选择性动脉造影如腹腔动脉、肠系膜上动脉造影帮助确定出血部位，适用于内镜及 X 线钡剂检查未能确诊而又反复出血者。不能耐受 X 线、内镜或动脉造影检查的患者，可作吞线试验，根据棉线有无沾染血迹及其部位，可以估计活动性出血部位。

【护理措施】

各种病因引起的上消化道出血，在护理上有其共性，也各有特殊性。以下主要列出上消化道出血的基本的、共同的护理措施，以及食管胃底静脉曲张破裂出血的特殊护理措施。

（一）上消化道大量出血的基本护理措施

1.体液不足的护理

（1）体位与保持呼吸道通畅 大出血时患者应绝对卧床休息，取平卧位并将下肢略抬高，以保证脑部供血。呕吐时头偏向一侧，防止窒息或误吸；必要时用负压吸引器清除气道内的分泌物、血液或呕吐物，保持呼吸道通畅并给予吸氧。

（2）治疗护理 立即建立静脉通道。配合医生迅速、准确地实施输血、输液、各种止血治疗及用药等抢救措施，并观察治疗效果及不良反应。输液开始宜快，必要时测定中心静脉压作为调整输液量和速度的依据。避免因输液、输血过多、过快而引起急性肺水肿，对老年患者和心肺功能不全者尤应注意。肝病患者忌用吗啡、巴比妥类药物。宜输新鲜血，因库存血含氨量高，易诱发肝性脑病。准备好急救用品、药物。

（3）饮食护理 急性大出血伴恶心、呕吐者应禁食。少量出血无呕吐者，可进温凉、清淡流质，这对消化性溃疡患者尤为重要，因进食可减少胃收缩运动并可中和胃酸，促进溃疡愈合。出血停止后改为营养丰富、易消化、无刺激性半流质、软食，少量多餐，逐步过渡到正常饮食。

（4）心理护理 说明安静休息有利于止血，关心、安慰患者。抢救工作应迅速而不忙乱，以减轻患者的紧张情绪。经常巡视，大出血时陪伴患者，使其有安全感。呕血或解黑便后及时清除血迹、污物，以减少对患者的不良刺激。解释各项检查、治疗措施，听取并解答患者或家属的提问，以减轻他们的疑虑。

（5）病情观察 大出血时严密监测患者的心率、血压、呼吸和神志变化，必要时进行心电监护。准确记录出入量，疑有休克时留置导尿管，测每小时尿量，应保持尿>30mL/h。

1）症状体征的观察，如患者烦躁不安、面色苍白、皮肤湿冷、四肢冰凉提示微循环血液灌注不足；而皮肤逐渐转暖、出汗停止则提示血液灌注好转。观察呕吐物和粪便的性质、颜色及量。定期复查红细胞计数、血细胞比容、血红蛋白、网织红细胞计数、血尿素氮，以了解贫血程度、出血是否停止。急性大出血时，经由呕吐物、鼻胃管抽吸和腹泻，可丢失大量水分和电解质，故应密切监测血清电解质的变化。

2）继续或再次出血的判断：观察中出现下列迹象，提示有活动性出血或再次出血：反复呕血，甚至呕吐物由咖啡色转为鲜红色；黑便次数增多且粪质稀薄，色泽转为暗红色，伴肠鸣音亢进；周围循环衰竭的表现经补液、输血而未改善，或好转后又恶化，血压波动，中心静脉压不稳定；红细胞计数、血细胞比容、血红蛋白测定不断下降，网织红细胞计数持续增高；在补液足够、尿量正常的情况下，血尿素氮持续或再次增高；门静脉高压的患者原有脾大，在出血后常暂时缩小，如不见脾恢复肿大亦提示出血未止。

3）患者原发病的病情观察：例如肝硬化并发上消化道大量出血的患者，应注意观察有无并发感染、黄疸加重、肝性脑病等。 2.活动与生活护理 （1）休息与活动精神上的安静和减少身体活动有利于出血停止。少量出血者应卧床休息。大出血者绝对卧床休息，协助患者取舒适体位并定时变换体位，注意保暖，治疗和护理工作应有计划集中进行，以保证患者的休息和睡眠。病情稳定后，逐渐增加活动量。轻症患者可起身稍事活动，可上厕所大小便。但应注意有活动性出血时，

（2）安全护理患者常因有便意而至厕所，在排便时或便后起立时晕厥。故应嘱患者：坐起、站起时动作缓慢；出现头晕、心慌、出汗时立即卧床休息并告知护士；必要时由护士陪同如厕或暂时改为在床上排泄。重症患者应多巡视，并用床栏加以保护。

（3）生活护理限制活动期间，协助患者完成个人日常生活活动，例如进食、口腔清洁、皮肤清洁、排泄。卧床者特别是老年人和重症患者注意预防压疮。呕吐后及时漱口。排便次数多者注意肛周皮肤清洁和保护。

（二）食管胃底静脉曲张破裂出血的特殊护理措施除上述上消化道大量出血的基本护理措施外，本病患者的特殊护理措施补充如下：

1.饮食护理活动性出血时应禁食。止血后 1~2 天可进高热量、高维生素流质，无再出血可渐改为半流质、软食、限制钠和蛋白质摄入，避免粗糙、坚硬、刺激性食物，且应细嚼慢咽，防止损伤曲张静脉而再次出血。

2.治疗护理血管加压素可引起腹痛、血压升高、心律失常、心肌缺血，甚至发生心肌梗死，故滴注速度应准确，并严密观察不良反应。患有冠心病的患者忌用血管加压素。

3.三（四）腔气囊管的应用熟练的操作和插管后的密切观察及细致护理是达到预期止血效果的关键。插管前仔细检查，确保食管引流管、胃管、食管囊管、胃囊管通畅并分别做好标记，检查两气囊无漏气后抽尽囊内气体，备用。协助医生为患者作鼻腔、咽喉部局麻，经鼻腔或口腔插管至胃内。插管至 65cm 时抽取胃液，检查管端确在胃内，并抽出胃内积血。先向胃囊注气约 150~200mL，至囊内压约 50mmHg（6.7kPa）并封闭管口，缓缓向外牵引管道，使胃囊压迫胃底部曲张静脉。如单用胃囊压迫已止血，则食管囊不必充气。如未能止血，继向食管囊注气约 100mL 至囊内压约 40mmHg（5.3kPa）并封闭管口，使气囊压迫食管下段的曲张静脉。管外端以绷带连接 0.5kg 沙袋，经牵引架作持续牵引。将食管引流管、胃管连接负压吸引器或定时抽吸，观察出血是否停止，并记录引流液的性状、颜色及量；经胃管冲洗胃腔，以清除积血，可减少氨在肠道的吸收，以免血氨增高而诱发肝性脑病。

出血停止后，放松牵引，放出囊内气体，保留管道继续观察 24h，未再出血可

考虑拔管，对昏迷患者亦可继续留置管道用于注入流质食物和药液。拔管前口服液体石蜡 20~30mL，以润滑黏膜和管、囊外壁，抽尽囊内气体，以缓慢、轻巧的动作拔管。气囊压迫一般以 3~4 天为限，继续出血者可适当延长。

留置管道期间，定时做好鼻腔、口腔的清洁，用液体石蜡润滑鼻腔、口唇。床旁置备用三（四）腔气囊管、血管钳及换管所需用品，以便紧急换管时用。

留置三（四）腔气囊管给患者以不适感，有过插管经历的患者尤其易出现恐惧或焦虑感，故应多巡视、陪伴患者，解释本治疗方法的目的和过程，加以安慰和鼓励，取得患者的配合。

4.防创伤　留置三（四）腔气囊管期间，定时测量气囊内压力，以防压力不足而致未能止血，或压力过高而引起组织坏死。气囊充气加压 12~24h 应放松牵引，放气 15~30min，如出血未止，再注气加压，以免食管胃底黏膜受压过久而致糜烂、坏死。

5.防窒息当胃囊充气不足或破裂时，食管囊可向上移动，阻塞于喉部而引起窒息，一旦发生应立即抽出食管囊内气体，拔出管道。对昏迷患者尤应密切观察有无突然发生的呼吸困难或窒息表现。必要时约束患者双手，以防烦躁或神志不清的患者试图拔管而发生窒息等意外。

6.防误吸应用四腔管时可经食管引流管抽出食管内积聚的液体，以防误吸引起吸入性肺炎；三腔管无食管引流管腔，必要时可另插一管进行抽吸。床旁置备弯盆、纸巾，供患者及时清除鼻腔、口腔分泌物，并嘱患者勿咽下唾液等分泌物。

【健康教育】

（一）上消化道出血的临床过程及预后因引起出血的病因而异，应帮助患者和家属掌握有关疾病的病因、诱因、预防、治疗和护理知识，以减少再度出血的危险。

（二）注意饮食卫生和饮食的规律，进营养丰富、易消化的食物，避免过饥或暴饮暴食，避免粗糙、刺激性食物，或过冷、过热、产气多的食物、饮料等，合理饮食是避免诱发上消化道出血的重要环节。

（三）生活起居要有规律，劳逸结合，保持乐观情绪，保证身心休息。应戒烟、戒酒，应在医生指导下用药，勿自我处方。避免长期精神紧张，过度劳累。

（四）患者及家属应学会早期识别出血征象及应急措施：出现头晕、心悸等不适，或呕血、黑便时，立即卧床休息，保持安静，减少身体活动；呕吐时取侧卧位以免误吸；立即送医院治疗。慢性病者应定期门诊随访。

（褚慧　王芬　袁婷　商显敏　刘娇　龙电玲　马芬芬）

第三章　循环系统疾病患者护理精要

第一节　原发性高血压患者的护理精要

【概述】

原发性高血压（primary hypeension）是指病因未明的、以体循环动脉血压升高为主要表现的临床综合征，是最常见的心血管疾病。可分为原发性和继发性两大类。长期高血压可成为多种心血管疾病的重要危险因素，并影响重要脏器如心、脑、肾的功能，最终可导致这些器官的功能衰竭。原发性高血压占高血压患者总数的95%以上，须与继发性高血压相区别，后者约占5%，其血压升高只是某些疾病的临床表现之一。流行病学调查证明，人群中血压水平呈连续性分布，正常血压和高血压的划分并无明确界限。目前，我国采用国际上统一的诊断标准，即在非药物状态下，收缩压高于140mmHg和（或）舒张压高于90mmHg。我国流行病学调查显示，高血压患病率呈明显上升趋势，城市高于农村，北方高于南方，男女两性高血压患病率差别不大，青年期男性略高于女性，中年后女性稍高于男性。

【临床表现】

（一）一般表现原发性高血压通常起病缓慢，早期多无症状，偶于体检时发现血压升高，少数患者则在出现心、脑、肾等并发症后才被发现。高血压患者可有头痛、头晕、心悸、耳鸣、失眠、疲劳等症状，但并不一定与血压水平相关。体检时可闻及主动脉瓣区第二心音亢进，长期持续高血压可有左心室肥厚并可闻及第四心音。

（二）并发症随病程进展，血压持久升高可导致心、脑、肾、血管等靶器官受损的表现。

1.脑部表现头痛、头晕为常见，长期高血压可形成小动脉的微小动脉瘤，血压骤然升高可引起破裂而致脑出血。高血压也促使动脉粥样硬化发生，可引起短暂性脑缺血发作及脑动脉血栓形成。血压极度升高可发生高血压脑病，血压降低即可逆转。

2.心脏血压长期升高使左心室后负荷过重，左心室肥厚扩大，最终导致充血性心力衰竭。高血压还可促使冠状动脉粥样硬化的形成及发展，并使心肌耗氧量增加，患者可出现绞痛、心肌梗死甚至猝死。

3.肾脏长期血压升高使肾小球入球小动脉硬化，肾实质缺血，导致进行性肾硬化，并加速肾动脉粥样硬化的发生。可出现蛋白尿、肾功能损害，肾衰竭较少见。

4.血管除心、脑、肾血管病变外，严重高血压可促使主动脉夹层形成并破裂，发生生命危险。

（三）高血压急症

1.恶性高血压临床特点：①发病较急骤，多见于中、青年；②舒张压持续大于130mmHg；③头痛、视力模糊、眼底出血、渗出或视乳头水肿；④肾脏损害突出，表现为持续蛋白尿、血尿、管型尿，并可伴肾功能不全；⑤进展迅速，如不给予及时治疗，预后不佳，可死于肾衰竭、脑卒中或心力衰竭。其发病机制尚不清楚，可能与治疗不及时或治疗不当有关。

2.高血压危象在高血压病程中，血压显著升高，以收缩压升高为主。出现头痛、烦躁、眩晕、心悸、气急、恶心、呕吐、视力模糊等症状。危象发作时交感神经活动亢进，血中儿茶酚胺升高。

3.高血压脑病表现为血压极度升高的同时伴有严重头痛、呕吐、神志改变，轻者可仅有烦躁、意识模糊，重者可发生抽搐、昏迷。其发生机制可能为过高的血压突破了脑血管的自身调节机制导致脑灌注过多，引起脑水肿。

【护理措施】

（一）头痛的护理

（1）观察患者头痛的程度、持续时间，是否伴有头晕、耳鸣、恶心、呕吐等症状。

（2）减少引起或加重头痛的因素保持病室安静，光线柔和，尽量减少探视，保证充足的睡眠。护理人员操作亦相对集中，动作轻巧，防止过多干扰患者。嘱患者卧床休息，抬高床头，改变体位时动作要慢。避免劳累、情绪激动、精神紧张、吸烟、酗酒、环境嘈杂、不规律服药等。安慰患者，向患者解释头痛主要与血压升高有关，血压恢复正常后可减轻或消除。嘱患者合理安排休息与工作。

（3）指导患者使用放松技术如心理训练、音乐治疗、缓慢呼吸等。

（4）用药护理遵医嘱给予降压药物治疗，测量用药后的血压以判断疗效，注意观察药物副作用。使用噻嗪类和袢利尿剂时应注意补钾，防止低钾血症；用β受体阻滞剂应注意其抑制心肌收缩力、心动过缓、房室传导时间延长、支气管痉挛、低血糖、血脂升高的副作用；钙通道阻滞剂硝苯地平的副作用有头痛、面红、下肢浮肿、心动过速；血管紧张素转换酶抑制剂可有头晕、乏力、咳嗽、肾功能损害等副作用。

（二）警惕急性低血压反应服降压药后如有晕厥、恶心、乏力时，立即平卧，头低足高位，以促进静脉回流，增加脑部血流量；避免体位突然改变，服药后不要站立太久，因长时间站立会使腿部血管扩张，血液淤积于下肢，脑部血流量减少；避免用过热的水洗澡或蒸气浴，防止周围血管扩张导致晕厥。

（三）避免受伤患者有头晕、眼花、耳鸣等症状时应卧床休息，上厕所或外出时有人陪伴，若头晕严重，应协助在床上大小便。伴恶心、呕吐的患者，应将痰盂放在患者伸手可及处，呼叫器也应放在患者手边，防止取物时摔倒。必要时病床加用床档。

（四）高血压急症的护理

（1）避免危险因素向患者耐心解释保持良好的心理状态和遵医嘱服药对于预防高血压急症的重要意义。

（2）病情监测定期监测血压，发现血压急剧升高、剧烈头痛、呕吐、大汗、视力模糊、面色及神志改变、肢体运动障碍等症状，立即通知医师。

（3）绝对卧床休息抬高床头，减轻脑水肿，避免一切不良刺激和不必要的活动，协助生活护理。保持呼吸道通畅，吸氧。安定患者情绪，必要时用镇静剂。连接好心电、血压、呼吸监护。迅速建立静脉通道，遵医嘱尽早准确给药，如硝普钠静滴过程中应避光，调整给药速度，严密监测血压；脱水剂滴速宜快等。

【健康教育】

（一）向患者及家属解释引起原发性高血压的生物、心理、社会因素及高血压对健康的危害，以引起患者足够的重视。坚持长期的饮食、运动、药物治疗，将血压控制在接近正常的水平，以减少对靶器官的进一步损害。

（二）指导患者坚持低盐、低脂、低胆固醇饮食，限制动物脂肪、内脏、鱼子、软体动物、甲壳类食物，补充适量蛋白质，多吃新鲜蔬菜、水果，防止便秘。肥胖者控制体重，减少每日总热量摄入，养成良好的饮食习惯：细嚼慢咽，避免过饱，少吃零食等。

（三）改变不良的生活方式。劝戒烟，限饮酒，劳逸结合，保证充分的睡眠。学会自我心理调节，保持乐观情绪。家属也应给患者以理解、宽容与支持。

（四）根据年龄及病情选择慢跑、快步走、太极拳、气功等运动。当运动中出现头晕、心慌、气急等症状时应就地休息，避免竞技性运动和力量型运动如球类比赛、举重、俯卧撑等。适当运动有利于大脑皮质功能恢复，还能增加患者对生活的信心。

（五）告诉患者及家属有关降压药的名称、剂量、用法、作用与副作用，并提供书面资料。教育患者服药剂量必须遵医嘱执行，不可随意增减药量或突然撤换药物。教会患者或家属定时测量血压并记录，定期门诊复查。若血压控制不满意或有心动过缓等不良反应应随时就诊。

第二节　病毒性心肌炎患者护理精要

【概述】

病毒性心肌炎（viral myocarditis）是由病毒感染引起的心肌炎症性病变，现患率约为4%~10%。多见于儿童、青少年，成人患此病者也不罕见。

【临床表现】

病毒性心肌炎Ｉ临床表现差异很大，轻者可无明显症状，重者可并发严重心律失常、心力衰竭、心源性休克。

（一）病毒感染症状在发现心肌炎前 1~3 周，患者常有发热、全身倦怠感等感冒样症状或呕吐、腹泻等消化道症状。

（二）心脏受累症状常出现心悸、胸闷、呼吸困难、心前区隐痛、乏力等表现。重者甚至出现阿一斯综合征、心源性休克。

（三）主要体征可见与发热程度不平行的心动过速，各种心律失常，心尖部第一心音减弱、出现第三心音，舒张期奔马律。或有颈静脉怒张、浮肿、肺部啰音及心脏扩大等心力衰竭体征。

【辅助检查】

（一）实验室检查血清学检查 CK、AST、IJDH 增高，白细胞增多，红细胞沉降率加快，c 反应蛋白增加。血清病毒中和抗体、血凝抑制抗体或补体结合抗体反复测其滴定度可增高。另外，从咽部、粪便、血等标本中可作病毒分离。

（二）X 线检查心影扩大或正常。

（三）心电图多有 sT–T 改变，R 波降低，病理性 Q 波以及各种心律失常特别是房室传导阻滞、室性期前收缩。

一些中草药如板蓝根、连翘、大青叶等，初步实验研究认为可能对病毒感染有效。

【护理措施】

（一）一般护理

1.创造良好的休养环境保持环境安静，限制探视人员，减少不必要的干扰，保证患者充分的休息和睡眠。

2.休息与活动反复向患者解释急性期卧床休息可减轻心脏负荷，减少心肌耗氧，有利于心功能的恢复，防止病情恶化或转为慢性病程。患者常需卧床休息数周至2—3 个月，直至症状消失，血清心肌酶、抗体滴定度、红细胞沉降率等恢复正常后方可逐渐增加活动量。出现频发期前收缩、房室传导阻滞等心律失常时，应延长卧床休息时间。协助患者满足生活需要。

3.活动中监测病情稳定后，与患者及家属一起制订并实施每日活动计划，严密监测活动时心率、心律、血压变化，若活动后出现胸闷、心悸、呼吸困难、心律失常等，应停止活动，以此作为限制最大活动量的指征。

4.心理护理告诉患者体力恢复需要一段时间，不要急于求成。当活动耐力有所增加时，应及时给予鼓励。对不愿活动或害怕活动的患者，应给予心理疏导，督促患者完成耐力范围内的活动量。或采取小组活动的方式，为患者提供适宜的活动环境和氛围，激发患者活动的兴趣。

（二）密切观察、积极防治心力衰竭潜在并发症的发生

1.病毒性心肌炎患者可发生心力衰竭，应指导患者尽量避免呼吸道感染、剧烈运动、情绪激动、饱餐、妊娠、寒冷、用力排便等诱发因素。

2.密切观察生命体征、尿量、意识、皮肤黏膜颜色，注意有无呼吸困难、咳嗽、

易疲劳、颈静脉怒张、水肿、奔马律、肺部湿啰音等表现。一旦发生，立即汇报医师，遵医嘱正确使用利尿剂、血管扩张剂。对于应用洋地黄的患者，应特别注意其毒性反应，因为心肌炎时心肌细胞对洋地黄的耐受性差。

（三）防治心律失常病毒性心肌炎患者半数以上可出现各种类型的心律失常，故急性期应心电监护，注意心率、心律、心电图变化，同时准备好抢救仪器及药物，一旦发生严重心律失常，立即遵医嘱给予抗心律失常药物或配合临时起搏、电复律等。

【健康教育】

（一）休息与活动告知患者及家属加强营养、合理休息、适当活动、定期随访的重要性。急性病毒性心肌炎患者出院后需继续休息，避免劳累，3~6 个月后可考虑恢复部分或全部轻体力工作或学习。鼓励适当锻炼身体，以增强机体抵抗力；注意保暖，以预防呼吸道感染。

（二）自我病情观察教会患者及家属测量脉搏、心律、若发现异常或出现胸闷、心悸等情况及时复诊。

（三）饮食指导指导患者进食高蛋白、高维生素、易消化的饮食。尤其注意补充富含维生素 c 的食物如新鲜蔬菜、水果，以促进心肌代谢与修复。告知患者戒烟酒。

第三节　心律失常患者护理精要

在正常情况下，心脏以一定范围的频率发生有规律的搏动，促成心搏的冲动起源于窦房结，并以一定的程序传布于心房与心室。心律失常（cardiac arrhythmia）是指心脏冲动的频率、节律、起源部位、传导速度与激动次序的异常。

一、阵发性心动过速

【概述】

阵发性心动过速（pamxysmal tachycardia）是一种阵发性快速而规律的异位心律，由 3 个或者 3 个以上连续发生的期前收缩形成。根据异位起搏点的部位不同，可分为房性、房室交界区性阵发性心动过速在临床上常难以区别，故统称为室上性阵发性心动过速，简称室上速；室性阵发性心动过速简称室速。

【临床表现】

室上性阵发性心动过速的临床特点为：突然发作、突然终止，可持续数秒、数小时甚至数日，发作时患者可感心悸、头晕、胸闷、心绞痛，甚至发生心力衰竭、休克。症状轻重取决于发作时心室率快速的程度及持续时间。听诊心室率可达 150~250 次/min，大多心律绝对规则，心尖部第一心音强度恒定。室性阵发性心动过速发作时的临床症状轻重可因发作时心室率、发作持续时间、原有心脏病变而各有不同。非持续性室速（发作持续时间短于 30s）的患者通常无症状，持续性室速（发作持续时间超过 30s）则常伴明显血流动力学障碍，使心、脑、肾等脏器血液供应骤然减少，临床上可出现心绞痛、呼吸困难、少尿、低血压、晕厥、休克甚至猝死。听诊心率多在 140~220 次/min，心律轻度不规则。如发生完全性房室分离，则第一心音强度不一致，颈静脉可间歇出现巨大 a 波。

【心电图特点】

（一）阵发性室上性心动过速

1.心率 150~250 次/min，节律规则。

2.QRS 波形态及时限正常（伴有室内差异性传导或原有束支传导阻滞者可增宽）。

3.P 波为逆行性（Ⅱ、Ⅲ、aVF 导联倒置），常埋藏于 QRs 波群内或位于其终末部分，与 QRS 波群保持恒定关系往往不易辨认。

4.起始突然，通常由一个房性期前收缩触发。

（二）阵发性室性心动过速

1.3 个或 3 个以上的室性期前收缩连续出现。

2.QRS 波形态畸形，时限大于 0.12s，有继发性 sT—T 改变，T 波方向常与 QRS 波群主波方向相反。

3.心室率一般为 140~220 次/min，心律可稍不规则。

4.多数情况下，P 波与 QRS 波群无关，形成房室分离；

5.常可见到心室夺获或室性融合波，是确立室速诊断的最重要依据：心室夺获是指室速发作时少数室性冲动下传心室，表现为 P 波之后提前发生 1 次正常的 QRS 波群；当窦性冲动与室性异位起搏点的冲动几乎同时抵达心室，可产生室性融合波，其形态介于窦性与异位心室搏动之间。

二、扑动与颤动

【概述】

当自发性异位搏动的频率超过阵发性心动过速的范围时，形成扑动或颤动。根据异位搏动起源的部位不同，可分为心房扑动与颤动（atrial flutterand atrial fibrillation）；心室扑动与颤动（ventrieular flutter and yen-trieular。fibrillation）。心房颤动是仅次于期前收缩的常见心律失常，远较心房扑动多见。心室扑动与颤动是极危重的心律失常。

【常见病因】

心房扑动与颤动的病因基本相同，绝大多数见于器质性心脏病患者，最常见于风湿性心脏病二尖瓣狭窄、冠心病、心肌病及甲状腺功能亢进、洋地黄中毒。心室扑动与颤动常为器质性心脏病及其他疾病患者 I 临终前发生的心律失常，临床多见于急性心肌梗死、心肌病、严重低血钾、洋地黄中毒以及胺碘酮、奎尼丁中毒等。

【临床表现】

（一）心房扑动与颤动其临床症状取决于心室率的快慢，如心室率不快者可无任何症状，心室率快者则可有心悸、胸闷、头晕、乏力，心房扑动者听诊时心律规则，亦可不规则。心房颤动者体检第一心音强弱不等，心室律绝对不规则，有脉搏短绌。此外，心房颤动是心力衰竭的最常见诱因之一，还易引起心房内附壁血栓的形成，部分血栓脱落可引起体循环动脉栓塞，常见脑栓塞、肢体动脉栓塞、视网膜动脉栓塞等。

（二）心室扑动与颤动其 f 临床表现无差别。一旦发生，患者迅速出现意识丧失、抽搐、继之呼吸停止甚死亡；听诊心音消失；脉搏触不到、血压测不到。

【心电图特点】

（一）心房扑动

1.P 波消失，代之以 250~350 次/min、间隔均匀、形状相似的 F 波。

2.F 波与 QRs 波群成某种固定的比例，最常见的比例为 2:1 房室传导，有时比例关系不固定，则引起心室律不规则。

3.QRS 波形态一般正常，伴有室内差异性传导或原有束支传导阻滞者 QRS 波群可增宽、变形。

（二）心房颤动

1.P 波消失，代之以 350~600 次/min、间隔不均匀、形状、大小不同的 f 波。

2.QRS 波群间隔绝对不规则，心室率通常在 100~160 次/min。

3.QRs 波形态一般正常，伴有室内差异性传导或原有束支传导阻滞者 QRs 波群可增宽、变形。

（三）心室扑动心电图为匀齐、连续大幅度的正弦波图形，其频率为 150~300 次/min，难以区分 QRS—T 波群。

（四）心室颤动心电图为形态、频率及振幅完全不规则的波动，其频率为 150~500 次/min，QRS–T 波群完全消失。

三、房室传导阻滞

【概述】

房室传导阻滞（atrioventricular block，AVB）又称房室阻滞。是指冲动从心房传入心室的传导过程中受到不同程度的阻滞，阻滞可发生在心房、房室交界区、房室束、双束支等部位。依据阻滞的严重程度又可分为三度，第一度、第二度又称为不完全性房室传导阻滞；第三度称为完全性房室传导阻滞。完全性房室传导阻滞时全部冲动均不能被传导。

【常见病因】

正常人在迷走神经张力增高时可出现不完全性房室传导阻滞，器质性心脏病是临床上最常见的病因。如冠心病（急性心肌梗死）、病毒性心肌炎、急性风湿热心内膜炎、心肌病、先天性心血管病、原发性高血压等，其他病因如药物中毒（洋地黄）、电解质紊乱、心脏手术、甲状腺功能低下等。

【临床表现】

第一度房室传导阻滞患者除可有原发病症状外，通常无其他症状，听诊第一心音强度减弱。第二度房室传导阻滞可分为Ⅰ型与Ⅱ型：Ⅰ型又称文氏阻滞，患者可有心悸与心搏脱漏感，听诊第一心音强度逐渐减弱并有心搏脱漏；Ⅱ型又称莫氏现象，患者可有头晕、乏力、心悸、胸闷等症状，有间歇性心搏脱漏，但第一心音强度恒定，该型易发展成完全性房室传导阻滞；第三度房室传导阻滞临床症状取决于心室率快慢，如心室率过慢导致脑缺血，出现暂时性意识丧失，甚至抽搐，即阿一斯综合征，严重者可猝死。另外亦可因组织器官灌注不足而出现疲乏、晕厥、心绞痛、心衰等症状。听诊第一心音强度不等，可闻及心房音，血压偏低。

【心电图特点】

（一）第一度房室传导阻滞 PR 间期超过 0.20s，无 QRS 波群脱落。

（二）第二度房室传导阻滞

1.Ⅰ型 （1）PR 间期进行性延长，直至 Q：RS 波群脱落。

（2）相邻的 RR 间期进行性缩短，直至 P 波后 QRS 波群脱落。

（3）包含 QRS 波群脱落的 RR 间期比两倍正常窦性 PP 间期短。

（4）最常见的房室传导比例为 3:2 或 5:4。 2.Ⅱ型

（1）下传的搏动中，PR 间期恒定不变，可正常亦可延长。

（2）有间歇性的 P 波与 QRS 波群脱落，常呈 2:1 或 3:2 传导。

（3）QRS 波群形态一般正常，亦可有形态异常。

（三）第三度房室传导阻滞

1.PP 间隔相等，RR 间隔相等，P 波与 QRS 波群间无关。

2.P 波频率大于 QRS 波频率。

3.QRS 波群形态取决于阻滞部位。如阻滞位于希氏束及其近邻，心室率约 40~60 次/min，Q：RS 波群正常，心律亦较稳定；如位于室内传导系统的心室率可在 40 次/min 以下，QRS 波群增宽，心室率亦常不稳定

四、预激综合征

【概述】

预激综合征（preexcitation syndrome）即指心房冲动提前激动心室的一部分或全部，或心室冲动提前激动心房的一部分或全部。可发生于任何年龄，以男性居多。其解剖学基础是在房室间除有正常的传导组织以外，还存在附加的房一室肌束连接，称为房室旁路或 Kent 束。此外尚有房一希氏束（Jarnes 束）、结室纤维束（Mahaim 束）。当患者出现预激的典型心电图表现、临床上有心动过速发作时，可称之 Wolff-Parkinson-White 综合征，即 WPW 综合征。

【临床表现】

预激综合征本身无任何症状，但常引起快速室上性心律失常，并随年龄增长而增加。80%为房室折返性心动过速，还可并发快速心房颤动、心房扑动，从而诱发心悸、胸闷、心绞痛、充血性心力衰竭、休克，甚至发生猝死。

【心电图特点】

由房室旁路通道引起的典型预激综合征表现为以下几点。

（一）窦性搏动的 PR 间期短于 0.12s。

（二）某些导联的 QRS 波群时间延长至 0.11s 以上。

（三）QRS 波群起始部分粗钝，称为预激波或 S 波。

（四）可见继发性 sT–T 波改变，与 QRS 波群主波方向相反。

根据心前区导联 QRS 波群的形态，可将预激综合征分为两型：A 型在心前区导联 QRS 波群均向上，预激发生在左室或右室后底部；B 型在Ⅵ导联 QRS 波群向下，V5、V6 导联向上，预激发生在右室前侧壁。

【心律失常患者的护理】

（一）密切观察病情变化注意药物的作用副作用

1.体位与休息嘱患者当心律失常发作导致胸闷、心悸、头晕等不适时采取高枕卧位、半卧位或其他舒适体位，尽量避免左侧卧位，因左侧卧位时患者常能感觉到心脏的搏动而使不适感加重。做好心理护理，保持情绪稳定。保证患者充分的休息与睡眠。

2.给予氧气吸入　伴有呼吸困难、发绀等缺氧表现时，给予氧气吸入。

3.制定活动计划首先评估患者活动受限的原因、活动方式与活动量，与患者及家属共同制定活动计划，告诉患者限制最大活动量的指征。对无器质性心脏病的良性心律失常患者，鼓励其正常工作和生活，建立健康的生活方式，避免过度劳累。

4.用药护理严格按医嘱给予抗心律失常药物，纠正因心律失常引起的心排血量减少，改善机体缺氧状况，提高活动耐力。口服药应按时按量服用，静脉注射药物（如普罗帕酮、维拉帕米）时速度应缓慢，静滴速度严格按医嘱执行。必要时监测心电图，注意用药过程中及用药后的心率、心律、血压、脉搏、呼吸、意识，判断疗效和有无不良反应。常见抗心律失常药物的不良反应举例如下。

（1）奎尼丁对心脏的毒性反应较严重，可致心力衰竭、窦性停搏、房室传导阻滞、QT 间期延长、诱发尖端扭转型室速、发生奎尼丁晕厥。其他如畏食、恶心、呕吐、腹泻、头昏、视觉障碍等多不严重。

（2）利多卡因在心力衰竭、肝肾功能不全、酸中毒和老年患者，本品半衰期明显延长，应减少剂量，否则可致中枢神经系统毒性反应和心血管系统不良反应。前者如嗜睡、眩晕、感觉异常、视物不清，严重者可有谵妄、昏迷；后者有窦房结抑制、传导阻滞、低血压等。

（3）普罗帕酮副作用较小。可有胃肠道和神经系统反应如恶心、呕吐及眩晕、口内金属味、眼闪光等。个别患者出现手指震颤、窦房结抑制、房室传导阻滞和低血压，亦可加重心力衰竭、支气管痉挛。

（4）普萘洛尔可有低血压、心动过缓、心力衰竭等；可加重哮喘与慢性阻塞性肺部疾病；糖尿病患者可能引起低血糖、乏力。

（5）胺碘酮肺纤维化是胺碘酮最严重的不良反应，还可发生转氨酶升高、光过敏、角膜色素沉着，甲状腺功能亢进或减退，胃肠道反应如恶心、呕吐、排便习惯改变，心脏方面反应如心动过缓、房室传导阻滞或因 QT 间期过度延长而致尖端扭转型室速。

（6）维拉帕米偶有肝毒性，增加地高辛血浓度，有负性肌力作用与延缓房室传导作用，可致低血压。

（7）腺苷可有胸部压迫感、呼吸困难、面部潮红、窦性心动过缓、房室传导阻滞等不良反应，但持续时间通常短于 1min。

（二）积极防治潜在并发症猝死的发生

1.合理休息嘱严重心律失常的患者卧床休息，以减少心肌耗氧量和对交感神经的刺激。卧床期间加强生活护理。

2.心电监护住监护病房，严密观察心率、心律变化。发现频发 5 次/min 以上、多源性、成对的或呈 Ron T 现象的室性期前收缩、第二度 II 型房室传导阻滞、第三度房室传导阻滞、阵发性室性心动过速等，应立即报告医师，协助采取积极的处理措施。安放监护电极前注意清洁皮肤，电极放置部位应避开胸骨右缘及心前区，以免影响心电图和紧急电复律；定期更换电极，观察有无局部皮肤发红、痒等过敏反应，必要时给予抗过敏药物。

3.随时做好抢救准备建立静脉通道，备好纠正心律失常的药物及其他抢救药品，除颤器、临时起搏器等抢救设备随时处于应激状态。

4.病情监测与处理监测电解质及酸碱平衡状况，密切观察患者的意识状态、脉搏及心率、呼吸、血压、皮肤黏膜状况等。一旦发生猝死的表现如意识突然丧失、抽搐、大动脉搏动消失、呼吸停止，立即进行抢救，如人工呼吸、心脏按压、电复律或临时起搏等。

【健康教育】

（一）向患者及家属讲解心律失常的常见病因、诱因及防治知识。

嘱患者注意劳逸结合、生活规律，保证充足的休息与睡眠；保持乐观、稳定情绪；戒烟酒，避免摄入刺激性食物如咖啡、浓茶等，避免饱餐。避免劳累、情绪激动、感染，以防止诱发心力衰竭。

（二）有晕厥史的患者避免从事驾驶、高空作业等有危险的工作，有头昏、黑蒙等症状出现时立即平卧，以免晕厥发作时摔伤。

（三）嘱患者多食纤维素丰富的食物，保持大便通畅，心动过缓患者避免排便时屏气，以免兴奋迷走神经而加重心动过缓。

（四）向患者说明遵医嘱继续服抗心律失常药物的重要性，提高遵医行为、不可自行减量、停药或擅自改其他药物。教会患者观察药物疗效和不良反应，嘱有异常时及时就诊。

（五）教给患者自测脉搏的方法以利于自我监测病情；对有反复发生严重心律失常、危及生命可能者，教会家属心肺复苏术以备急用。

第四节　慢性心力衰竭患者的护理

【概述】

慢性心力衰竭是大多数心血管疾病的最终归宿，也是最主要的死亡原因。在西方国家，引起慢性心力衰竭的基础心脏病以高血压、冠心病为主；在我国，过去以心瓣膜病居首位，但近年来其所占比例已趋下降，而冠心病和高血压的比例呈明显上升的趋势。

【临床表现】

（一）左心衰竭　以肺循环淤血和心排血量降低表现为主。

1.症状

（1）呼吸困难劳力性呼吸困难是左心衰竭最早出现的症状，因运动使回心血量增加，左心房压力升高，加重了肺淤血。开始多发生在较重体力活动时，休息后缓解，随着病情进展，轻微体力活动时即可出现。有的患者还可出现夜间阵发性呼吸困难，此为左心衰竭的典型表现。其发生机制除因睡眠平卧血液重新分配使肺血流量增加外，夜间迷走神经张力增高，小支气管收缩，横膈上抬，肺活量减少等也是促发因素。严重心衰时，患者可出现端坐呼吸，采取的坐位愈高说明左心衰竭的程度愈重，故可据此估计左心衰竭的严重程度。

（2）咳嗽、咳痰和咯血咳嗽、咳痰是肺泡和支气管黏膜淤血所致。开始常发生在夜间，坐位或立位时可减轻或消失。痰常呈白色浆液泡沫状，偶可见痰中带血丝。长期慢性淤血时肺静脉压力升高，导致肺循环和支气管血液循环之间形成侧支，在支气管黏膜下形成扩张的血管，一旦破裂可引起大咯血。

（3）疲倦、乏力、头晕、心悸其原因主要是由于心排血量降低导致心、脑、骨骼肌等脏器组织血液灌注不足及代偿性心率加快。

（4）少尿及肾功能损害症状严重左心衰竭时血液进行再分配，首先是肾血流量明显减少，患者可出现少尿。长期慢性肾血流量减少可出现血尿素氮、肌酐升高并可有肾功能不全的相应症状。

2.体征

（1）肺部湿性啰音由于肺毛细血管压增高，液体可渗出到肺泡而出现湿性啰音。随着病情由轻到重，肺部湿性啰音可从局限于肺底部直至满布全肺。

（2）心脏体征一般均有心脏扩大、心尖部舒张期奔马律、肺动脉瓣区第二心音亢进。此外，可有基础心脏病的体征如心瓣膜病的杂音等。

（二）右心衰竭　以体循环静脉淤血表现为主。

1.症状

（1）消化道症状　胃肠道及肝淤血引起腹胀、食欲不振、恶心、呕吐等是右心衰最常见的症状。

（2）劳力性呼吸困难继发于左心衰竭的右心衰竭以及单纯性右心衰竭均有明显的呼吸困难。

2.体征

（1）颈静脉征颈静脉搏动增强、充盈、怒张，是右心衰时的主要体征，肝—颈静脉回流征阳性则更具特征性。

（2）肝大　肝大常发生在皮下水肿之前，肝因淤血肿大常伴压痛，还可出现轻度转氨酶升高。持续慢性右心衰可致心源性肝硬化，晚期可出现黄疸及大量腹水。

（3）水肿　水肿主要是由于水钠潴留和静脉淤血使毛细血管压增高所致，其特征为水肿首先出现在身体最低垂的部位，为对称性、凹陷性水肿。胸腔积液也是因体静脉压力增高引起，以双侧多见，若为单侧则以右侧更为多见，可能与右膈下肝淤血有关。

（4）心脏体征除基础心脏病的固有体征外，右心衰时可因右心室显著扩大而出现三尖瓣关闭不全的反流性杂音。

（三）全心衰竭继发于左心衰而形成的右心衰，当右心衰出现后，因右心排血量减少，阵发性呼吸困难等肺淤血症状反而有所减轻。扩张型心肌病等表现为左、右心室同时衰竭者，肺淤血征往往不很严重，左心衰的表现主要为心排血量减少的相关症状和体征。

（四）心功能分级按心功能状况给以分级，可大体上判断病情严重程度，对治疗措施的选择、劳动力的评定、预后的判断等有实用价值。目前通用的是 1928 年纽约心脏病学会 [NYHA] 提出的一项分级方案，主要是根据患者的自觉活动能力划分为四级：Ⅰ级：患者患有心脏病但体力活动不受限制。平时一般活动不引起疲乏、心悸、呼吸困难、心绞痛等症状；Ⅱ级：体力活动轻度受限。休息时无自觉症状，但平时一般的活动可出现上述症状，休息后很快缓解；Ⅲ级：体力活动明显受限。休息时无症状，平时一般的活动即可出现上述症状，休息较长时间后症状方可缓解；Ⅳ级：不能从事任何体力活动。休息时亦有心衰的症状，体力活动后加重。

【诊断要点】

慢性心力衰竭的诊断主要依据：①肺淤血、体循环淤血的临床表现；②原有心脏病的体征；③实验室及其他检查指标；诊断应包括基本心脏病的病因、病理解剖和病理生理诊断及心功能分级。

【护理措施】

（一）休息与活动

1.保持环境安静、舒适，空气流通，限制探视；安慰、鼓励患者，帮助树立战胜疾病的信心,家属应给予积极的支持,以利于患者情绪稳定。急性期让患者取半卧位或端坐位安静休息,限制活动量。

2.制订活动目标与计划根据患者心功能分级决定活动量,告诉患者体力和精神休息可减轻心脏负荷,利于心功能的恢复。督促患者坚持动静结合,循序渐进增加活动量:

Ⅰ级:不限制一般的体力活动,积极参加体育锻炼,但应增加睡眠时间,避免剧烈运动和重体力劳动。

Ⅱ级:适当限制体力活动,增加午睡时间,强调下午多休息,可不影响轻体力工作和家务劳动。

Ⅲ级:严格限制一般的体力活动,每天有充分的休息时间,但日常生活可以自理或在他人协助下自理。

Ⅳ级:绝对卧床休息,取舒适体位,生活由他人照顾。可在床上做肢体被动运动,轻微的屈伸运动和翻身,逐步过渡到坐床边或下床活动。当病情好转后,应尽早作适量的活动,避免长期卧床,因为长期卧床易导致静脉血栓形成、坠积性肺炎、便秘、压疮、体位性低血压等的发生。

3.活动过程中注意患者有呼吸困难、胸痛、心悸、疲劳等不适时应停止活动,并以此作为限制最大活动量的指征。活动量应根据心功能情况循序渐进,避免过度活动诱发心律失常。

(二)饮食护理

1.限制水钠摄入适当控制液体摄入量,限制钠盐摄入,每日食盐摄入量少于5g,服用利尿剂者可适当增加。告诉患者及家属低盐饮食的重要性并督促其执行。限制含钠量高的食品如腌制品、海产品、发酵面食、罐头、味精、啤酒、碳酸饮料等,可用糖、醋、蒜调味以增进食欲。

2.补充营养给予高蛋白、高维生素的易消化清淡饮食,改善患者营养状况。限制总热量的摄入,少量多餐,避免过饱;勿用力大便,必要时使用缓泻剂。

(三)吸氧给予氧气吸入,根据缺氧的轻重程度调节氧流量。

(四)病情观察注意观察体温、脉搏、呼吸血压的变化,注意心力衰竭的早期表现,有无头晕、乏力、嗜睡、晕厥等情况;注意观察水肿的消长情况,每日测量体重,准确记录出入量,并将其重要性告诉患者及家属,取得配合。注意呼吸困难的程度、发绀情况、肺部哕音的变化、血气分析和血氧饱和度等,以判断药物疗效和病情进展。

(五)用药护理

1.使用血管扩张剂的护理如硝酸酯制剂可致头痛、面红、心动过速、血压下降等副作用,尤其是硝酸甘油静滴时应严格掌握滴速,监测血压;ACE抑制剂的副作用有体位性低血压、皮炎、蛋白尿、咳嗽、间质性肺炎等,此外ACE抑制剂有较强的保钾作用,与不同类型的利尿剂合用时应特别注意。

2.使用利尿剂的护理注意观察水肿消退情况,呼吸困难是否改善,严格记录出入量。遵医嘱正确使用利尿剂,并注意观察和预防药物副作用。如袢利尿剂和噻嗪类利尿剂最主要的副作用是低钾血症，从而诱发心律失常或洋地黄中毒。应注意监测血钾及有无乏力、腹胀、肠鸣音减弱等低钾血症的表现。同时多补充含钾丰富的食物，如深色蔬菜、瓜果、红枣、菇类、豆类等，必要时遵医嘱补充钾盐。口服补钾宜在饭后或将水剂与果汁同饮，以减轻胃肠道不适；静脉补钾时每 500mL 液体中 KCl 含量不宜超过 1.5g。噻嗪类的其他副作用还有胃部不适、呕吐、腹泻、高血糖、高尿酸血症等。氨苯蝶啶的副作用有胃肠道反应、嗜睡、乏力、皮疹，长期用药可产生高钾血症，尤其是伴肾功能减退、少尿或无尿者应慎用。螺内酯毒性甚小，可有嗜睡、运动失调、男性乳房发育、面部多毛等副作用，肾功能不全及高钾血症者禁用。另外，非紧急情况下，利尿剂的应用时间选择早晨或日间为宜，避免夜间排尿过频而影响患者的休息。

3.使用洋地黄的护理。

（1）用药注意事项：①洋地黄用量个体差异很大，老年人、心肌缺血缺氧如冠心病、重度心力衰竭、低钾、低镁血症、肾功能减退等情况对洋地黄较敏感，使用时应严密观察患者用药后反应；②注意不与奎尼丁、普罗帕酮（心律平）、维拉帕米（异搏定）、钙剂、胺碘酮等药物合用，以免增加药物毒性；③必要时监测血清地高辛浓度；④严格按医嘱给药，教会患者服地高辛时应自测脉搏，当脉搏小于 60 次/min 或节律不规则应暂停服药并告诉医师；用毛花糖苷丙或毒毛花糖苷 K 时务必稀释后缓慢静注，并同时监测心率、心律及心电图变化。

（2）密切观察洋地黄毒性反应洋地黄中毒最重要的反应是各类心律失常，最常见者为室性期前收缩，多呈二联律或三联律，其他如房性期前收缩、交界性心动过速、心房颤动、房室传导阻滞等。用维持量法给药时，胃肠道反应可有食欲不振、恶心、呕吐。神经系统症状较少见。

（3）洋地黄中毒的处理①立即停用洋地黄制剂；②补充钾盐，可口服或静脉补充氯化钾，停用排钾利尿剂；③纠正心律失常，快速性心律失常首选苯妥英钠或利多卡因，有传导阻滞及缓慢性心律失常者可用阿托品静注或安置临时起搏器。

【健康教育】

（一）指导患者积极治疗原发病，注意避免心力衰竭的诱发因素，如感染（尤其是呼吸道感染）、过度劳累、情绪激动、钠盐摄入过多、输液过快过多等。育龄妇女应在医师指导下控制妊娠与分娩。

（二）饮食宜清淡、易消化、富营养，每餐不宜过饱，多食蔬菜、水果，防止便秘。戒烟酒。

（三）合理安排活动与休息，解释即使心功能恢复也应尽量从事轻工作，避免重体力劳动，建议患者进行散步、打太极拳、练气功等运动。适当活动有利于提高心脏储备力，提高活动耐力，改善心理状态和生活质量。

（四）强调严格遵医嘱服药，不随意增减或撤换药物的重要性。服洋地黄者应会识别其中毒反应并及时就诊；用血管扩张剂者，改变体位时动作不宜过快，以防止发生体位性低血压。

（五）教育家属给予患者积极的支持，帮助患者树立战胜疾病的信心，保持情绪稳定。

（六）嘱患者定期门诊随访，防止病情发展。

第五节　心肌梗死患者护理精要

【概述】

心肌梗死（myocardialinfarCTion）是指心肌缺血性坏死。因冠状动脉供血急剧减少或中断，使相应的心肌严重而持久地缺血缺氧导致心肌坏死。临床上表现为持久的胸骨后剧烈疼痛、发热、白细胞计数和心肌酶增高、心电图进行性改变；可发生心律失常、休克或心力衰竭，属冠心病的严重类型。本病男性多于女性，男：女之比约为 2.5:1。40 岁以上占绝大多数。冬春两季发病较多，北方地区较南方地区为多。其发病的危险因素有原发性高血压、高脂血症、糖尿病、吸烟等。

【临床表现】

与心肌梗死面积的大小、部位、侧支循环情况密切相关。

（一）先兆有 50%~81.2%的患者在起病前数日或数周有乏力、胸部不适、活动时心悸、气急、烦躁等前驱症状，其中以初发型心绞痛或恶化型心绞痛最为突出。心绞痛发作较以往频繁，程度重，时间较长，硝酸甘油疗效较差，诱发因素不明显。心电图呈现明显缺血性改变。及时处理先兆症状，可使部分患者避免发生心肌梗死。

（二）症状

1.疼痛为最早出现的最突出的症状。其性质和部位与心绞痛相似，但多无明显诱因，且程度更剧烈，常呈难以忍受的压榨、窒息或烧灼样，伴有大汗、烦躁不安、恐惧及濒死感，持续时间可长达数小时或数天，服硝酸甘油无效。部分患者疼痛可向上腹部、下颌、颈部、背部放射而被误诊。少数急性心肌梗死患者可无疼痛，一开始即表现为休克或急性心力衰竭。

2.全身症状有发热，体温可升高至 38℃左右，持续约 1 周。伴心动过速或过缓。

3.胃肠道症状疼痛剧烈时常伴恶心、呕吐和上腹胀痛。

4.心律失常见于 75%~95%的患者，多发生在起病 1~2 周内，尤以 24h 内最多见。各种心律失常中以室性心律失常为主，尤其是室性期前收缩。频发的、成对出现的、多源性或呈 R on T 现象的室性期前收缩以及短阵室性心动过速常为心室颤动的先兆。下壁梗死易发生房室传导阻滞。

5.休克主要为心源性休克。休克多在起病后数小时至 1 周内发生，发生率为 20%左右。患者表现为面色苍白、皮肤湿冷、脉细而快、大汗淋漓、烦躁不安、尿量减少，严重者可出现昏迷。近年来由于早期采用冠状动脉再通的措施，使心肌坏死的面积及时缩小，从而使休克的发生率大幅度下降。

6.心力衰竭 主要为急性左心衰竭，可在起病最初几天内发生，或在梗死演变期出现。其发生率约为32%~48%。患者表现为呼吸困难、咳嗽、烦躁、发绀等，重者出现肺水肿，随后可发生颈静脉怒张、肝大、水肿等右心衰体征。右心室心肌梗死者可一开始即出现右心衰竭表现，伴血压下降。

（三）体征

1.心脏体征心脏浊音界可正常或轻至中度增大。心率多增快，也可减慢；心律不齐；心尖部第一心音减弱，可闻及第四心音奔马律；部分患者在心前区可闻及收缩期杂音或喀喇音，为二尖瓣乳头肌功能失调或断裂所致；亦有部分患者在起病2~3d出现心包摩擦音，为反应性纤维陛心包炎所致。

2.血压除急性心肌梗死早期血压可增高外，几乎所有患者都有血压降低。

3.其他当伴有心律失常、休克、心力衰竭时可出现相应的体征。

（四）并发症

1.乳头肌功能失调或断裂二尖瓣乳头肌因缺血、坏死等使收缩功能发生障碍，造成二尖瓣脱垂及关闭不全。轻者可以恢复，重者可严重损害左心功能致使发生急性左心衰竭，最终导致死亡。

2.心脏破裂较少见，常在起病1周内出现。

3.栓塞见于起病后1~2周，如为左心室附壁血栓脱落所致，则引起脑、肾、脾或四肢等动脉栓塞。由下肢静脉血栓脱落所致，则产生肺动脉栓塞。

4.心室壁瘤 或称室壁瘤，主要见于左心室，发生率50%~20%。较大的室壁瘤体检时可有左侧心界扩大，心脏搏动较广泛。心电图示ST段持续抬高。室壁瘤可导致左心衰竭、心律失常、栓塞等。

（五）心肌梗死后综合征发生率约10%。于心肌梗死后数周至数月内出现，表现为心包炎、胸膜炎或肺炎，有发热、胸痛等症状，可能为机体对坏死物质的过敏反应。

【护理措施】

（一）休息与活动

1.休息急性期应绝对卧床休息，保持环境安静，限制探视人员，减少干扰。急性期卧床休息可减轻心脏负荷，减少心肌氧耗量，缩小梗死范围，有利于心功能的恢复；病情稳定后逐渐增加活动量可促进侧支循环的形成，提高活动耐力，防止深静脉血栓形成、便秘、肺部感染等并发症。

2.活动是一个渐进的过程，既不能过度活动，也不能因担心病情而不活动。根据病情和患者活动过程中的反应，逐渐增加活动量、活动持续时间和次数。若有并发症，则应适当延长卧床时间。

第1周内：前3天绝对卧床休息，可进行腹式呼吸、擦脸、关节被动运动。协助做好口腔、饮食、卫生、大小便护理等。第4d起可进行关节主动运动，坐位洗漱、进餐，床上静坐，床边使用坐便器。开始起坐时动作应缓慢，防止直立性低血压。

第 2 周：坐椅子上就餐、洗漱等，由坐床边、床边站立逐步过渡到床边步行、病室内行走、室外走廊散步，做医疗体操。

第 3 周：在帮助下洗澡、上厕所，试着上下一层楼梯。

第 4 周起：若病情稳定，体力增进，可考虑出院，或考虑行冠状动脉造影检查，进一步行 PTCA 及支架治疗或冠脉搭桥术。开始进行康复训练时，必须在医务人员监测下进行，最好有心电监护。运动以不引起任何不适为度，心率增加 10~20 次/min 为正常反应，运动时心率增加小于 10 次/min 可加大运动量，进入高一阶段的训练。若运动时心率增加超过 20 次/min，收缩压降低超过 15mmHg，出现心律失常或心电图 sT 段缺血型（下降 0.1mV 或上升 0.2mV），则应退回到前一运动水平，若仍不能纠正，应停止活动。

（二）给氧　间断或持续高流量吸氧，以增加心肌氧的供应。

（三）保持大便通畅

1.注意观察患者排便次数、性状、排便难易程度，平时有无习惯性便秘，是否已服通便药物，是否适应床上排便等。向患者解释床上排便对控制病情的重要意义。指导患者不要因怕弄脏床单而不敢床上排便，或因为怕床上排便而不敢进食，从而加重便秘的危险。患者排便时应提供隐蔽条件，如屏风遮挡。

2.指导患者采取通便措施。如进食清淡易消化含纤维素丰富的食物；每日清晨给予蜂蜜 20mL 加适量温开水同饮；适当腹部按摩（按顺时针方向）以促进肠蠕动；遵医嘱给予通便药物如麻仁丸、果导等。嘱患者勿用力排便，病情允许时，尽量使用床边坐便器，必要时含服硝酸甘油，使用开塞露。

（四）准确应用止痛剂遵医嘱给予吗啡或哌替啶止痛，给予硝酸甘油或硝酸异山梨酯，烦躁不安者可肌注地西泮，并及时询问患者疼痛及其伴随症状的变化情况，注意有无呼吸抑制、脉搏加快等不良反应，随时监测血压的变化。

（五）溶栓治疗的护理迅速建立两条静脉通道，保持输液通畅。心肌梗死不足 6h 的患者，可遵医嘱给予溶栓治疗。其护理包括：询问患者是否有脑血管病、活动性出血、消化性溃疡、近期大手术或外伤病史等溶栓禁忌证；溶栓前先检查血常规、血小板、出凝血时间和血型，配血备用；准确、迅速地配制并输注溶栓药物；观察患者用药后有无寒战、发热、皮疹等过敏反应，是否发生皮肤、黏膜及内脏出血等副作用，一旦出血严重应立即中止治疗，紧急处理。使用溶栓药物后，应定时描记心电图、抽血查心肌酶，询问患者胸痛有无缓解。判断溶栓是否成功的指征如下。

1.胸痛 2h 内基本消失。

2.心电图抬高的 sT 段于 2h 内回降大于 50%。

3.2h 内出现再灌注性心律失常。

4.血清 CK-MB 酶峰值提前出现（14h 以内），或根据冠状动脉造影直接判断冠脉是否再通。

【心理护理】

当患者胸痛剧烈时，应尽量保持有一名护士陪伴在患者身旁，允许患者表达出内心的感受，接受患者的行为反应如呻吟、易激怒等。同情、安慰患者，耐心向患者介绍 CCU 的环境、监护仪的作用等，帮助患者树立战胜疾病的信心。解释不良情绪会增加心脏负荷和心肌耗氧量，不利于病情的控制。医护人员应以一种紧张但有条不紊的方式进行工作，避免慌张、忙乱，以免患者产生不信任感和不安全感。更不要在患者面前讨论其病情。注意观察病情变化，预防并发症的发生。急性期持续心电监护，发现频发室性期前收缩，多源性的、成对的、呈 RonT 现象的室性期前收缩或严重的房室传导阻滞时，应立即通知医师，遵医嘱使用利多卡因等药物，警惕室颤或心脏停搏的发生。监测电解质和酸碱平衡状况，因电解质紊乱或酸碱平衡失调时更容易并发心律失常。准备好急救药物和抢救设备如除颤器、起搏器等，随时准备抢救。急性心肌梗死患者在起病最初几天内甚至在梗死演变期可发生心力衰竭，特别是左心衰竭。应严密观察患者有无呼吸困难、咳嗽、咳痰、尿少等表现，听诊肺部有无湿性啰音；避免情绪烦躁；饱餐、用力排便等可加重心脏负担的因素，一旦发生，立即按心力衰竭进行处理。

【健康教育】

（一）调整生活方式低脂、低胆固醇饮食，肥胖者限制热量摄入，控制体重；戒烟酒；克服急躁、焦虑情绪，保持乐观、平和的心态；避免饱餐；防止便秘；坚持服药，定期复查等。告诉家属，患者生活方式的改变需要家人的积极配合与支持，家属应给患者创造一个良好的身心休养环境。

（二）用药指导指导患者遵医嘱服用 β 受体阻滞剂、血管扩张剂、钙通道阻滞剂、降血脂药及抗血小板药物等。

（三）随访建议患者出院后继续康复门诊随访，进行康复治疗。一般分阶段循序渐进增加活动量，提倡小量、重复、多次运动，适当的间隔休息，可以提高运动总量而避免超过心脏负荷。活动内容包括个人卫生、家务劳动、娱乐活动、步行活动（是应用最广泛的方法），避免剧烈运动、竞技性活动、举重或活动时间过长。患者在上下两层楼或步行 2km 而无任何不适时，可以恢复性生活。经 2~4 个月的体力活动锻炼后，酌情恢复部分或轻工作，以后部分患者可恢复全天工作，但对重体力劳动、驾驶员、高空作业及其他精神紧张或工作量过大的工种应予更换。

第六节　亚急性感染性心内膜炎患者护理精要

【概述】

亚急性感染性心内膜炎，各年龄组均可发生，但婴幼儿罕见。近年来平均发病年龄为 45 岁左右。

【临床表现】

（一）全身性感染的表现起病隐匿，可有全身不适、乏力、食欲不振、面色苍白、体重减轻等非特异性症状。弛张性低热，体温多在 37.5~39℃之间，午后和晚上较高，伴寒战和盗汗。头痛、背痛和肌肉关节痛亦常见。

（二）心脏受累的表现取决于原有心脏病的种类和感染病程中赘生物所引起的新的瓣膜病变。绝大多数（约90%）患者有病理性杂音，杂音性质的改变仍为本病特征性表现，与赘生物的生长和分裂、脱落有关，但并不多见。腱索断裂或瓣叶穿孔是迅速出现新杂音的重要因素。主要的并发症是充血性心力衰竭。

（三）周围体征多为非特异性，近年已不多见，其原因可能是微血管炎和微栓塞。包括以下几点：

1.淤点可出现于任何部位，以锁骨以上皮肤、口腔黏膜和结合膜更常见。常成群出现，持续数天后可消失，又可重新出现。

2.指（趾）甲下出血较少见，呈条纹状。

3.Osler结节分布于手指或足趾末端的掌面、足底或大小鱼际处，呈红色或紫色痛性结节，略高出皮肤。

4.Janeways结节是位于手掌或足底的无压痛小结节。

5.杵状指、趾仅见于20%的亚急性病程超过6周者，无特异性。

（四）栓塞多见于病程后期，但在约1/3的患者中是首发症状。

1.脑包括脑栓塞、脑出血（细菌性动脉瘤破裂引起）和弥漫性脑膜炎。患者可有神志和精神改变、视野缺损、失语、吞咽困难、瞳孔大小不对称、轻偏瘫、抽搐或昏迷等表现。

2.肾常出现腰痛、血尿等，严重者可有肾功能不全。

3.脾脾栓塞时，患者出现左上腹剧痛，呼吸或体位改变时加重。

4.肺常发生突然胸痛、气急、发绀、咯血。

5.其他动脉的栓塞冠状动脉栓塞可引起急性心肌梗死；肠系膜动脉栓塞表现如急腹症；肢体动脉栓塞表现为受累肢体变白或发绀、肤温降低、疼痛、动脉搏动减弱或消失。

（五）其他贫血较常见，多为轻、中度，晚期患者可中度贫血。脾大，见于30%的病程超过6周的患者。

【辅助检查】

（一）血培养是诊断感染性心内膜炎的最重要方法，药物敏感试验可为治疗提供依据。近期未接受过抗生素治疗的患者血培养阳性率可高达95%以上。2周内用过抗生素或采血、培养技术不当，常降低血培养的阳性率。

（二）红细胞沉降率测定90%以上的患者红细胞沉降率增快。

（三）血象进行性贫血较常见，60%~70%患者属正常色素型正常细胞性贫血；白细胞计数正常或轻度升高，分类计数轻度左移。

（四）尿检查可有镜下血尿和轻度蛋白尿，肉眼血尿提示肾栓塞。

（五）超声心动图检查经胸超声可诊断出50%~75%的赘生物，经食管超声可检出大于5mm的赘生物，敏感性高达95%以上。赘生物大于等于10mm时，易发生动脉栓塞。未发现赘生物，不能排除感染性心内膜炎。发病前后的超声心动图检查可显示基础心脏病变及赘生物所引起的瓣膜和心脏功能损害。

【护理措施】

（一）密切观察体温及皮肤黏膜变化每 4~6h 测量体温一次，准确绘制体温曲线，以正确反映动态变化，判断病情进展及治疗效果。仔细观察患者有无皮肤淤点、甲床下出血、Osier 结和 Janeways 结等皮肤黏膜病损及其消退情况。

（二）正确采集血液标本如血培养加药物敏感试验、白细胞计数、红细胞沉降率等。尤其是正确留取合格的血培养标本如下。

1.未经治疗的亚急性患者应在第 1 日间隔 1h 采血 1 次，共 3 次。如次日未见细菌生长，重复采血 3 次后，开始抗生素治疗。

2.已经用过抗生素者停药 2~7 天后采血，必要时需补充特殊营养或者采用特殊培养技术，以提高血培养阳性率。

3.采血时间选在寒战或体温正在升高时，每次采血量 10mL 左右，作需氧和厌氧菌培养，至少应培养 3 周。告诉患者暂时停用抗生素和反复多次采血培养的必要性，以便于消除患者恐惧心理、取得患者的理解和配合。

（三）饮食护理给予高热量、高蛋白、高维生素、易消化的半流质或软食，以补充发热引起的肌体耗竭；注意变换烹调风味，做好口腔护理，以增进食欲。

（四）发热护理高热患者卧床休息，给予物理降温，及时记录物理降温后的体温变化。患者出汗多时应随时注意防止患者因频繁更换衣服而受凉。

（五）抗生素应用的护理遵医嘱给予抗生素治疗，密切观察用药效果，告诉患者病原体隐藏在赘生物内和皮下，需要坚持大剂量全疗程长时间应用才能杀灭，严格按照规定的时间点用药，以确保维持有效的血药浓度。注意保护静脉，可使用静脉留置针以避免多次穿刺、增加患者痛苦。注意观察药物可能产生的副作用和毒性反应，一旦出现及时报告医生。

（六）其他积极观察并防治栓塞、心力衰竭等并发症的发生。

【健康教育】

（一）向患者及家属反复讲解有关本病的病因与发病机理、坚持足够疗程的抗生素治疗的重要性。

（二）告知患者今后就医时要主动说明有心内膜炎病史，在施行口腔手术如拔牙、扁桃体摘除术、上呼吸道手术或泌尿、生殖、消化道等部位的侵入性操作检查或其他外科手术治疗前，应予先应用抗生素。

（三）嘱患者日常注意防寒保暖，保持口腔和皮肤清洁，少去公共场所，勿挤压疖、痈等感染病灶，以减少病原体侵入机体的机会；教会患者自己监测体温变化、自我体验和观察有否栓塞表现，定期进行门诊随访和复查。

（四）指导患者家属给予患者适宜的生活照顾、精神支持、鼓励患者积极治疗疾病。

（袁婷　褚慧　王芬　商显敏　刘娇　龙电玲）

第四章　神经系统疾病患者护理精要

第一节　急性脊髓炎患者护理精要

【概述】

急性脊髓炎（acute myelitis）为急性非特异性局限于数个节段的脊髓炎症。常在感染后或疫苗接种后患病，表现为病变水平以下肢体运动障碍，各种感觉缺失以及自主神经功能障碍。当病变迅速上升波及高颈段脊髓或延髓时，称为上升性脊髓炎；若脊髓内有两个以上散在病灶，称为播散性脊髓炎。

【临床表现】

任何年龄均可发病，以青壮年多见，无性别差异，一年四季散在发病。病前1~2周多有上呼吸道感染、腹泻等症状，或有疫苗接种史。受凉、过劳、外伤等常为发病诱因。起病较急，多数患者在2~3日内、部分患者在1周内症状发展至高峰。双下肢麻木、无力为首发症状。由于受累脊髓的肿胀和脊膜受牵拉，常出现病变部位有背痛、病变节段束带感。典型的临床表现为病变以下肢体瘫痪、感觉缺失和括约肌功能障碍。严重者多出现断联休克（脊髓休克），即瘫痪肢体肌张力降低，腱反射消失，病理反射引不出，尿潴留等。也可有其他自主神经功能障碍，如多汗或少汗，皮肤营养障碍等。休克期一般为2—4周，并发肺炎、泌尿系感染或压疮者，可延长至数月。若无并发症，可2周后进入恢复期，表现为瘫痪肢体肌张力增高，腱反射亢进，病理反射出现。肌力恢复常自远端开始，感觉障碍的平面逐渐下降。上升性脊髓炎起病急，病情发展迅速，可出现吞咽困难，构音障碍，呼吸肌麻痹，甚至死亡。

【护理措施】

（一）饮食护理给予高蛋白、高维生素且易消化的饮食，供给足够的热量与水分，多吃蔬菜、水果，以刺激肠蠕动，减轻便秘和肠胀气。

（二）预防并发症保持肢体功能位置，并辅以理疗、针灸、按摩等，防止关节变形和肌肉萎缩；全身温水擦拭，每2~3h翻身一次，保持床单整洁干燥，避免皮肤的机械性刺激和骨突处受压，防止褥疮发生；鼓励咳嗽和深呼吸，协助饭后漱口，保持口腔清洁，预防口腔和肺部感染。

（三）病情监测评估患者运动和感觉障碍的平面是否上升；观察患者是否存在

呼吸费力、吞咽困难和发音障碍；注意有无药物治疗所致不良反应。

（四）心理护理患者常因突然瘫痪、生活不能自理而感到沮丧，因担心自己能否重新站起来，能否回归社会继续工作，害怕自己成为家庭的包袱，产生出不良情绪。护士应善于观察患者的心理反应，关心、体贴、尊重患者，多与他们交谈，倾听他们的感受，帮助他们了解本病的治疗、护理及预后等相关知识，肯定和鼓励他们的每一点进步，使他们获得成功感，增强战胜疾病的信心。

（五）康复护理与患者及家属共同制定康复训练计划；提供必要的康复器械和安全防护设施；指导患者早期进行肢体的被动与主动运动；评估患者日常生活活动的依赖程度，鼓励循序渐进、持之以恒的肢体功能锻炼，促进早日康复。

（六）急性脊髓炎的患者早期脊髓休克，常出现尿潴留进入恢复期后感觉障碍平面逐渐下降，膀胱容量开始缩小，尿液充盈到 300~400mL 时即自动排尿；护士应观察排尿的方式、次数与量，了解膀胱是否膨隆，区分是尿潴留还是充溢性尿失禁。对于排尿困难的患者可给予膀胱区按摩、热敷或行针灸、穴位封闭等治疗，促使膀胱肌收缩；充溢性尿失禁的患者要保持床单整洁、干燥，勤换、勤洗，保护会阴部和臀部皮肤免受尿液刺激，必要时行体外接尿或留置导尿管。留置尿管的患者要防止上行感染；严格无菌操作；定期更换尿管和接尿袋；每天进行尿道口的清洗和消毒；观察尿的颜色、性质与量；注意有无血尿、脓尿或结晶尿；每 3~4 小时开放尿管一次，以训练膀胱排尿功能；鼓励患者多喝水，2500~3000mL/d，以稀释尿液，促进代谢产物的排泄。

【健康教育】

（一）告知患者和家属膀胱充盈及尿路感染的表现；鼓励患者多饮水，保持会阴部清洁。

（二）加强营养，适当进行体育锻炼，增强体质。

（三）加强肢体功能锻炼和日常生活动作的训练，做力所能及的家务和工作。

（四）注意安全，防止受伤，避免受凉、疲劳等诱因。

第二节　短暂性脑缺血发作患者护理精要

【概述】

短暂脑缺血发作（TIA）是指颅内血管病变引起的一过性或短暂性、局灶性脑或视网膜功能障碍，症状一般持续 10~15min，多在 1h 内恢复，最长不超过 24h，可反复发作，不留神经功能缺损的症状和体征。

【临床表现】

（一）短暂脑缺血发作（TIA）　发作好发于老年人，男性多于女性。

（二）临床特征

1.突然发作。

2.历时短暂，一般持续 10~15min，多在 1h 内恢复，最长不超过 24h。

3.局灶性脑或视网膜功能障碍的症状。

4.完全恢复，不留神经功能缺损体征。

5.常有反复发作的病史。

（三）TIA 的症状取决于受累血管的分布。

1.颈动脉系统 TIA 常表现为单眼或大脑半球症状。视觉症状表现为一过性黑蒙、雾视、视野中有黑点等，大脑半球症状多为一侧面部或肢体的无力或麻木。一过性单眼盲是颈内动脉分支眼动脉缺血的特征性症状，优势半球缺血时可有失语。

2.椎-基底动脉系统 TIA 通常表现为眩晕、头晕、构音障碍、发作性跌倒、共济失调、复视、眼球震颤、交叉性运动或感觉障碍、偏盲或双侧视力障碍。一侧脑神经麻痹，对侧肢体瘫痪或者感觉障碍为椎-基底动脉系统 TIA 的典型表现。

【护理措施】

（一）安全护理 无论颈内动脉系统 TIA，还是椎-基底动脉系统 TIA，发作时患者因为一过性失明或眩晕，容易跌倒和受伤，应指导患者合理休息与运动，并采取适当的防护措施。发作时卧床休息，注意枕头不宜太高（以抬高 15°~20° 为宜），以免影响头部的血液供应；仰头或头部转动时应缓慢、动作轻柔，转动幅度不要太大，防止因颈部活动过度或过急导致发作而跌伤。频繁发作的患者应避免重体力劳动，必要时如厕、沐浴以及外出活动时应有家人陪伴。

（二）运动指导规律的体育锻炼可以改善心脏功能、增加脑血流量、改善微循环，也可以降低已升高的血压，控制血糖水平和降低体重。因此，应鼓励患者增加及保持适当的体育运动，如散步、慢跑、踩脚踏车等，指导患者注意运动量和运动方式，选择适合个体的文体活动，做到劳逸结合。

（三）用药护理患者遵医嘱正确服药，不能随意更改、终止或自行购药服用。告知患者药物的作用机制、不良反应观察及用药注意事项。如肝素抗凝治疗时可出现皮肤出血点及青紫斑，个别患者甚至可诱发消化道出血，应密切观察有无出血倾向；使用阿司匹林、氯吡格雷或奥扎格雷等抗血小板聚集剂治疗时，可出现食欲不振、皮疹或白细胞减少等不良反应，发现异常情况应及时报告医生处理。

（四）病情观察频繁发作的患者应注意观察和记录每次发作的持续时间、间隔时间和伴随症状，观察患者肢体无力或麻木是否减轻或加重，有无头痛、头晕或其他脑功能受损的表现，警惕完全性缺血性脑卒中的发生。

【健康教育】

（一）疾病知识指导本病为脑卒中的一种先兆表现或警示，如未经正确治疗而任其自然发展，约 1/3 的患者在数年内会发展成为完全性卒中。护士应评估患者及家属对脑血管疾病的认识程度；帮助患者及家属了解脑血管病的基本病因、危害、主要危险因素、早期症状、就诊时机以及治疗与预后的关系；指导掌握本病的防治措施和自我护理方法；帮助寻找和去除自身的危险因素，主动采取预防措施，改变不健康的生活方式。定期体检，了解自己的心脏功能、血糖、血脂水平和血压高低。尤其有高血压病史者应经常测量血压，了解治疗效果；糖尿病患者监测血糖变化；出现肢体麻木无力、头晕、头痛、复视或突然跌倒时应引起高度重视，及时就医。积极治疗相关疾病，如高血压、动脉硬化、心脏病、糖尿病、高脂血症和肥胖症等，遵医嘱服药及调整药物剂量，切勿自行停药、减量或换药。

（二）饮食指导指导患者了解肥胖、吸烟、酗酒及饮食因素与脑血管病的关系。一般认为高钠低钙、高肉类、高动物油的饮食摄入是促进高血压、动脉硬化形成的因素，故应指导患者改变不合理的饮食习惯和饮食结构。选择低盐、低脂、充足蛋白质和丰富维生素的饮食，如多食谷类和鱼类、新鲜蔬菜、水果、豆类、坚果；少吃糖类和甜食；限制钠盐（少于6g/d）和动物油的摄入；忌辛辣、油炸食物和暴饮暴食；注意粗细搭配、荤素搭配；戒烟、限酒；控制食物热量，保持理想体重。

（三）保持心态平衡长期精神紧张不利于控制血压和改善脑部的血液供应，甚至还可以诱发某些心脑血管病。应鼓励患者积极调整心态、稳定情绪，培养自己的兴趣爱好，增加社交机会，多参加有益身心的社交活动。

第三节　脑梗死患者护理精要

脑梗死又称缺血性脑卒中。包括脑血栓形成、腔隙性梗死和脑栓塞等，是指因脑部血液循环障碍，缺血、缺氧所致的局限性脑组织的缺血性坏死或软化。引起脑梗死的主要原因是供应脑部血液的颅内或颅外动脉发生闭塞性病变而未能得到及时、充分的侧支循环供血，使局部脑组织发生缺血、缺氧现象所致。脑梗死发病率为110/10万，占全部脑卒中的60%~80%。临床上最常见的有脑血栓形成和脑栓塞。脑血栓形成患者的护理

【概述】
脑血栓形成是脑血管疾病中最常见的一种。指颅内外供应脑组织的动脉血管壁发生病理改变，血管腔变狭窄或在此基础上形成血栓，造成脑局部急性血流中断，脑组织缺血、缺氧、软化坏死，出现相应的神经系统症状与体征，常出现偏瘫、失语。

【临床表现】
（一）本病好发于中老年人，多见于50~60岁以上的动脉硬化者，且多伴有高血压、冠心病或糖尿病；年轻发病者以各种原因的脑动脉炎为多见，男性稍多于女性。

（二）通常患者可有某些未引起注意的前驱症状，如头晕、头痛等；部分患者发病前曾有T1A史。

（三）多数患者在安静休息时发病，不少患者在睡眠中发生，次晨被发现不能

说话，一侧肢体瘫痪。病情多在几小时或几天内发展达到高峰，也可为症状进行性加重或波动。多数患者意识清楚，少数患者可有不同程度的意识障碍，持续时间较短。神经系统体征主要决定于脑血管闭塞的部位及梗死的范围，常见为局灶性神经功能缺损的表现如失语、偏瘫、偏身感觉障碍等。

（四）临床分型根据梗死的部位不同可分为前循环梗死、后循环梗死和腔隙性梗死；根据起病形式可分为以下几种。

1.可逆性缺血性神经功能缺失此型患者的症状和体征持续时间超过24h，但在1~3周内完全恢复，不留任何后遗症。可能是缺血未导致不可逆的神经细胞损害，侧支循环迅速而充分地代偿，发生的血栓不牢固，伴发的血管痉挛及时解除等。

2.完全型起病6h内病情达高峰，为完全性偏瘫，病情重，甚至出现昏迷，多见于血栓一栓塞。

3.进展型局灶性脑缺血症状逐渐进展，阶梯式加重，可持续6h至数日。临床症状因血栓形成的部位不同而出现相应动脉支配区的神经功能障碍。可出现对侧偏瘫、偏身感觉障碍、失语等，严重者可引起颅内压增高、昏迷、死亡。

4.缓慢进展型患者症状在起病2周以后仍逐渐发展。多见于颈内动脉颅外段血栓形成，但颅内动脉逆行性血栓形成亦可见。多与全身或局部因素所致的脑灌流减少有关。此型病例应与颅内肿瘤、硬膜下血肿相鉴别。

【辅助检查】

（一）血液检查血常规、血糖、血脂、血液流变学、凝血功能。

（二）影像学检查

1.CT检查是最常用的检查，发病当天多无改变，但可除外脑出血，24h以后脑梗死区出现低密度灶。脑干和小脑梗死CT多显示不佳。

2.MRI检查可以早期显示缺血组织的大小、部位，甚至可以显示皮质下、脑干和小脑的小梗死灶。

3.TCD对判断颅内外血管狭窄或闭塞、血管痉挛、侧支循环建立程度有帮助，还可用于溶栓监测。

4.放射性核素检查可显示有无脑局部的血流灌注异常。

5.DsA脑血管造影可显示血栓形成的部位、程度及侧支循环，但不作为脑梗死的常规检查。

【护理措施】

（一）心理护理脑卒中后因为大脑左前半球受损可以导致抑郁，加之由于沟通障碍，肢体功能恢复的过程很长，速度较慢，日常生活依赖他人照顾等原因，如果缺少家庭和社会支持，患者发生焦虑、抑郁的可能性会加大，而焦虑与抑郁情绪阻碍了患者的有效康复，从而严重影响患者的生活质量，因此应重视患者精神情绪变化的监控，提高对抑郁、焦虑状态的认识，及时发现患者的心理问题，进行针对性心理治疗（解释、安慰、鼓励、保证等），以消除患者思想顾虑，稳定情绪，增强战胜疾病的信心。

（二）饮食护理鼓励能吞咽的患者进食，每天总热量在6300kJ（1500kcal）左右。进食高蛋白、高维生素的食物，选择软饭、半流质或糊状、胨状的黏稠食物，避免粗糙、干硬、辛辣等刺激性食物。少量多餐；给患者提供充足的进餐时间，以利充分咀嚼；如有食物滞留口内，鼓励患者用舌的运动将食物后送以利吞咽；进食后应保持坐立位30~60min，防止食物反流。患者吞咽困难、不能进食时给予营养支持，遵医嘱胃管鼻饲，并做好留置胃管的护理。

（三）防止窒息进食前应注意休息，因为疲劳有可能增加误吸的危险；注意保持进餐环境的安静、舒适，告诉患者进餐时不要讲话，减少进餐时环境中分散注意力的干扰因素，如关闭电视、收音机、停止护理活动等；水、茶等稀薄液体最容易导致误吸，吞咽困难的患者不能使用吸水管，因为吸水管饮水需要比较复杂的口腔肌肉功能，如果用杯子饮水，杯中的水至少应保留半杯，因为水过少时，患者需要低头饮水的体位会增加误吸的危险；床旁备吸引装置，如果患者呛咳、误吸或呕吐，应立即让患者取头侧位，及时清理口鼻分泌物和呕吐物，保持呼吸道通畅，预防窒息和吸入性肺炎。

（四）用药护理脑血栓患者常联合应用溶栓、抗凝、血管扩张药及脑代谢活化剂等治疗，护士应耐心解释各类药物的作用、不良反应及使用注意事项，指导患者遵医嘱正确用药。

1.使用溶栓抗凝药物应严格把握药物剂量，密切观察意识和血压变化，定期进行神经功能评估，监测出凝血时间、凝血酶原时间，观察有无皮肤及消化道出血倾向，如黑便、牙龈出血、皮肤青紫淤斑等。如果患者出现严重的头痛、急性血压增高、恶心或呕吐，应考虑是否并发颅内出血，立即停用溶栓、抗凝药物，协助紧急头颅CT检查。同时还要观察有无栓子脱落引起的小栓塞，如肠系膜上动脉栓塞可引起腹痛，下肢静脉栓塞时可出现皮肤肿胀、发红及肢体疼痛、功能障碍，发现异常应及时报告医生处理。

2.使用扩血管药尤其是尼莫地平等钙通道阻滞剂时，因能产生明显的扩血管作用，松弛血管平滑肌，使脑血流量增加，可导致患者头部胀痛、颜面部发红、血压降低等，应监测血压变化、减慢输液滴速（一般小于每分钟30滴），指导患者和家属不要随意自行调节输液速度，出现上述症状应及时报告医护人员。

3.使用低分子右旋糖酐改善微循环治疗时，可出现发热、皮疹甚至过敏性休克，应密切观察。

【健康教育】

（一）疾病知识和康复指导应指导患者和家属了解本病的基本病因、主要危险因素和危害，告知本病的早期症状和就诊时机。掌握本病的康复治疗知识与自我护理方法，帮助分析和消除不利于疾病康复的因素，落实康复计划。偏瘫康复和语言康复都需要较长的时间，致残率较高，而且容易复发。应鼓励患者树立信心，克服急于求成心理，循序渐进，坚持锻炼。康复过程中应经常和康复治疗师联系，以便及时调整训练方案。家属应关心体贴患者，给予精神支持和生活照顾，但要避免养成患者的依赖心理，鼓励和督促患者坚持锻炼，增强自我照顾的能力。

（二）合理饮食指导进食高蛋白、低盐、低脂、低热量的清淡饮食，改变不良饮食习惯，多吃新鲜蔬菜、水果、谷类、鱼类和豆类，使能量的摄入和需要达到平衡，戒烟、限酒。

（三）日常生活指导 1.改变不良生活方式，适当运动（如慢跑、散步等，每天30min 以上），合理休息和娱乐，多参加朋友聚会和一些有益的社会活动，日常生活不要依赖家人，尽量做力所能及的家务等。

2.患者起床、起坐或低头系鞋带等体位变换时动作宜缓慢，转头不宜过猛过急，洗澡时间不宜过长，平日外出时有人陪伴，防止跌倒。

3.气候变化时注意保暖，防止感冒。

（四）预防复发遵医嘱正确服用降压、降糖和降脂药物；定期门诊检查，动态了解血压、血糖、血脂变化和心脏功能情况；预防并发症和脑卒中复发。当患者出现头晕、头痛、一侧肢体麻木无力、讲话吐词不清或进食呛咳、发热、外伤时，家属应及时协助就诊。

二、脑栓塞患者的护理

【概述】

脑栓塞是由各种栓子（血流中异常的固体、液体、气体）沿血液循环进入脑动脉，引起急性血流中断而出现相应供血区脑组织缺血、坏死及脑功能障碍。据我国6 城市调查表明，脑栓塞的患病率为 13/10 万，年发病率为 6/10 万。只要产生栓子的病因不消除，脑栓塞就有复发的可能。2/3 的复发发生在第 1 次发病后的 1 年之内。

【临床表现】

（一）任何年龄均可发病，风湿性心脏病引起者以中青年为多，冠心病及大动脉病变引起者以中老年居多。

（二）通常发病无明显诱因，安静与活动时均可发病，以活动中发病多见。起病急骤是本病的主要特征。在数秒钟或很短的时间内症状发展至高峰。多属完全性卒中，个别患者可在数天内呈阶梯式进行性恶化，为反复栓塞所致。

（三）常见的临床症状为局限性抽搐、偏盲、偏瘫、偏身感觉障碍、失语等，意识障碍常较轻且很快恢复。严重者可突起昏迷、全身抽搐，可因脑水肿或颅内压增高，继发脑疝而死亡。

【诊断要点】

突起偏瘫，一过性意识障碍可伴有抽搐或有其他部位栓塞，有心脏病史者，诊断不难。若无心脏病史、临床表现象脑栓塞者，应注意查找非心源性栓子的来源，以明确诊断。中老年人应与脑出血等相鉴别。

【护理措施】

同"脑血栓形成"。

第四节　脑出血患者的护理

【概述】

脑出血（cerebral hcmorrhage）是指非外伤性脑实质内的出血。据我国六城市的调查，脑出血的患病率为 112/10 万，年发病率为 81/10 万。高血压性脑出血以 50 岁以上的高血压患者最多见。由于高血压发病有年轻化趋势，因此脑出血也可能有年轻化倾向。脑出血为高病死率和高致残率的疾病。

【临床表现】

发病前常无先兆，少数有头昏、头痛、肢体麻木和口齿不清等前驱症状。多在情绪紧张、兴奋、排便、用力时发病，少数在静态发病，气候变化剧烈时发病较多。起病突然，往往在数分钟至数小时内病情发展至高峰。急性期多表现为突然头痛、呕吐、偏瘫、失语、意识障碍、大小便失禁等。呼吸深沉带有鼾声，重者则呈潮式呼吸或不规则呼吸。深昏迷时四肢呈弛缓状态，局灶性神经体征不易确定，此时需与其他原因引起的昏迷相鉴别；若昏迷不深，查体时可能发现轻度脑膜刺激症状以及局灶性神经受损体征。由于出血的部位不同，临床表现各异，现分述如下。

（一）壳核出血最常见，占脑出血的 60%~65%。壳核出血最常累及内囊而出现偏瘫（92%）、偏身感觉障碍（42%）及偏盲，优势半球出血可有失语。出血量小（低于 30mL）时，临床症状轻，预后较好；出血量较大（多于 30mL）时，临床症状重；可出现意识障碍和占位效应，也可引起脑疝，破坏丘脑下部及脑干，出现相应症状，甚至死亡。

（二）丘脑出血.占脑出血的 15%~24%。有些患者出现对侧偏身感觉障碍，内囊后肢的视神经受累时可引起对侧同向偏盲，优势半球可发生失语，非优势半球损害可出现自身疾病认识不能或对侧忽视。出血可压迫中脑顶盖，产生双眼上视麻痹而固定向下注，瞳孔缩小，对光反射消失，这与脑桥出血时瞳孔缩小对光反射存在不同。出血进入第三脑室可堵塞中脑导水管而产生脑积水。

（三）尾状核出血较少见，占脑出血的 1.5%~8%，为大脑前、中动脉深部的脑室旁穿通支的破裂。发病突然，有头痛、呕吐、颈项强直、行为异常、精神错乱、短时记忆丧失、貌似蛛网膜下腔出血。血液可注人侧脑室前角。预后良好，无严重神经功能缺失。

（四）脑叶出血脑叶出血又称皮质下白质出血，应用 CT 以后发现脑叶出血并不少见，约占脑出血的 15%。年轻人多由血管畸形（包括隐匿性血管畸形）、淀粉样血管病等引起，老年人常见于高血压动脉硬化。脑叶出血的部位以顶叶多见，以后依次为颞、枕、额叶，40% 为跨叶出血。临床症状大致可分为以下 3 类。

1.无瘫痪及躯体感觉幛碍约占 25%，出现头痛、呕吐、脑膜刺激征及血性脑脊液，应与蛛网膜下腔出血鉴别。仔细检查可发现偏盲及象限盲，各类不全失语、强握、摸索以及精神异常等症状。

2.有瘫痪和（或）躯体感觉障碍约占 65%，出血多位于颞、顶区。

3.发病后立即昏迷约占 10%，见于出血量大时。脑叶出血多数预后良好，病死率约为 10%。

（五）脑桥出血占脑出血的 10%左右，常突然发病，剧烈头痛、头昏、复视、呕吐，一侧面部麻木等。出血常先从一侧开始，表现为交叉性瘫痪，头和眼转向非出血侧，呈"凝视瘫肢"状。脑桥出血多迅速波及两侧，出现双侧面部和肢体瘫痪。双侧病理反射阳性，头和双眼回到正中位置，两侧瞳孔极度缩小，对光反射存在。由于破坏了联系丘脑下部调节体温的纤维而出现中枢性高热，同时呼吸不规则，病情常迅速恶化，多数在 24~48h 内死亡。

（六）小脑出血约占脑出血的 10%，多见于一侧半球，尤以齿状核处出血多见。常开始为一侧枕部的疼痛、眩晕、呕吐、病侧肢体共济失调，可有颅神经麻痹、眼球震颤、两眼向病变对侧同向凝视，可无肢体瘫痪。由于临床表现并不具备明确特征，诊断存在一定困难。凡高血压患者突起一侧后枕部剧痛、呕吐、严重眩晕、凝视麻痹、意识障碍逐渐加重、无明显瘫痪者须考虑脑出血的可能，头部 CT 检查可明确诊断。

（七）脑室出血原发性脑室出血是脑室侧壁脉络丛或室管膜血管破裂出血流人脑室，并不涉及邻近的脑组织。以前认为这种情况罕见，CT 应用于临床后发现其占脑出血的 3%~5%。继发性脑室出血多由于丘脑出血后破人到侧脑室，以致血液充满整个脑室和蛛网膜下腔系统。小脑出血和脑桥出血也可破入到第四脑室，这种情况非常严重。原发性脑室出血发病急骤，头痛、立即昏迷，迅速出现下丘脑及脑干症状。当出血量大，出现四肢阵发性强直性痉挛、去脑强直、高热、呼吸不规则、脉搏与血压不稳定时，病情凶险，多迅速死亡。若出血量小，仅部分脑室有血，意识清楚或仅有轻度障碍，酷似蛛网膜下腔出血，预后良好，可以完全恢复正常。

【护理措施】

（一）意识障碍的护理

1.休息与安全急性期绝对卧床休息，抬高床头 15~30°，以减轻脑水肿；谵妄、躁动患者加床栏，适当约束；环境安全，严格限制探视，避免各种刺激，各项治疗护理操作应集中进行。

2.生活护理给予高蛋白、高维生素的清淡饮食；发病 3 天后神志仍不清楚、不能由口进食者，应予鼻饲流质；定时翻身、拍背，保持床单整洁、干燥；协助做好口腔护理、皮肤护理和大小便护理；保持肢体功能位置。

3.保持呼吸道通畅及时吸氧。

4.病情监测严密观察病情变化，定时测量体温、脉搏、呼吸、血压、神志、瞳孔并详细记录；使用脱水降颅压药物时注意监测尿量与水、电解质的变化。注意观察有无脑疝的先兆症状：严密观察患者有无剧烈头痛、喷射性呕吐、躁动不安、血压升高、脉搏减慢、呼吸不规则、一侧瞳孔散大、意识障碍加重等脑疝的先兆表现，一旦出现，应立即报告医生，及时抢救。迅速给予吸氧和建立静脉通路，遵医嘱给予快速脱水、降颅压药物，如使用甘露醇应在 15~30min 内滴完；立即清除呕吐物和口鼻分泌物，防止舌根后坠，头偏向一侧，保持呼吸道通畅，防止窒息；备好气管切开包，气管插管和脑室穿刺引流包。

（三）并发消化道出血的护理

1.病情监测注意观察有无呃逆、上腹部饱胀不适、胃痛、呕血、便血、尿量减少等症状、体征。插胃管鼻饲的患者，注意定时回抽胃液，观察胃液的颜色是否为咖啡色或血性。观察有无黑便，监测大便隐血试验结果。

2.饮食护理给予清淡、易消化、无刺激性、营养丰富的食物，少量多餐，防止损伤胃黏膜。

3.用药护理按医嘱给予保护胃黏膜的药物，如雷尼替丁、氢氧化铝凝胶等，观察用药后反应。

【健康教育】

（一）保挣情绪稳定，避免过分喜悦、愤怒、焦虑、恐惧、悲伤、惊吓等不良刺激。

（二）合理饮食，戒烟酒，忌暴饮暴食。

（三）生活有规律，保证充足睡眠，适当锻炼，避免过度劳累、用脑过度和突然用力过猛，保持大便通畅。

（四）按医嘱正确服药，积极控制高血压。

第五节　蛛网膜下腔出血患者的护理

【概述】

蛛网膜下腔出血（subarachnoid hcmothage，SAH）是指由各种原因所致出血、血液直接流入蛛网膜下腔的总称。临床上通常将蛛网膜下腔出血分为自发性和外伤性两大类。自发性又分为原发性和继发性两种。因软脑膜血管破裂血液直接流入蛛网膜下腔，称为原发性蛛网膜下腔出血。脑实质出血，血液穿破脑组织流人蛛网膜下腔者，称为继发性蛛网膜下腔出血。本节介绍自发性的原发性蛛网膜下腔出血。据我国六城市调查，本病患病率为31/10万，年发病率为4/10万。

【临床表现】

各个年龄组均可发病，先天性动脉瘤破裂者多见于 20~40 岁的年轻人，50 岁以上发病者以动脉硬化多见。起病急骤，由于突然用力或情绪兴奋等诱因，出现剧烈头痛、呕吐、面色苍白、全身冷汗，数分钟至数小时内发展至最严重程度。半数患者有不同程度的意识障碍，有些患者可伴有局灶性或全身性癫痫发作。少数患者可出现精神症状，头昏、眩晕、颈、背及下肢疼痛等。体查可发现最具特征性的颈项强直等脑膜刺激征。脑神经中最常见的是一侧动眼神经麻痹，提示可能为该侧后交通动脉的动脉瘤破裂。亦偶见其他脑神经受累。少数患者可有短暂性或持久的局限性神经体征，如偏瘫、偏盲、失语等。眼底检查可见玻璃体下片状出血，约10%的患者可有视乳头水肿。上述症状和体征的出现与出血引起的脑水肿、出血破入脑实质直接破坏和压迫脑组织以及由于合并脑血管痉挛导致脑梗死有关。老年人蛛网膜下腔出血常临床表现不典型，头痛、呕吐、脑膜刺激征等都可不明显，而精神症状及意识障碍较重。个别重症患者可很快进入深昏迷，出现去大脑强直，因脑疝形成而迅速死亡。

【护理措施】

（一）头痛的护理

1.心理支持告知患者头痛是因为出血、脑水肿致颅内压增高，血液刺激脑膜或脑血管痉挛所致，随着出血停止、血肿吸收，头痛会逐渐缓解，消除患者紧张、恐惧、焦虑心理，增强战胜疾病的信心。

2.采用缓解疼痛的方法指导患者使用放松技术，如听轻音乐、缓慢深呼吸及引导式想象等方法减轻疼痛，必要时给予脱水、止痛药物。

3.用药护理按医嘱使用甘露醇等脱水剂快速静脉滴入，记录24h尿量。使用尼莫地平等缓解脑血管痉挛的药物时，可能出现皮肤发红、多汗、心动过缓或过速、胃肠不适等反应，应控制输液速度，密切观察有无不良反应发生。

（二）预防蛛网膜下腔再出血的发生

1.休息蛛网膜下腔出血的患者应绝对卧床休息4~6周，卧床期间禁止起坐、洗头、沐浴、如厕及其他下床活动，应加强护理，满足患者的日常所需。应为患者提供安静、舒适的环境，减少探视，避免声、光刺激和频繁接触打扰患者，治疗护理活动应集中进行。

2.避免诱因指导患者避免精神紧张，情绪波动，用力排便、屏气，剧烈咳嗽及血压过高等诱发因素。

3.病情监测蛛网膜下腔出血再发率较高，以首次出血后一个月内再出血的危险性最大，2周内再发率最高，再出血的原因多为动脉瘤、动静脉畸形、大脑基底异常血管网症。其临床特点为首次出血后病情稳定或好转情况下，突然再次出现剧烈头痛、呕吐、抽搐发作、昏迷，甚至去大脑强直及脑膜刺激征明显加重等，应密切观察。

【健康教育】

（一）保持情绪稳定，避免剧烈活动和重体力劳动。

（二）给予高蛋白、富含维生素的饮食，多吃水果蔬菜，养成良好的排便习惯。

（三）告诉本病治疗与预后的有关知识，指导患者配合检查，明确病因和尽早手术，解除顾虑。

（四）女性患者1~2年内避免妊娠和分娩。

第六节　多发性硬化患者护理精要

【概述】

多发性硬化（Ms）是一种病因未明的以中枢神经系统脱髓鞘为主要特征的自身免疫性疾病。本病多在成年早期发病，女性稍多于男性，大多数为多次复发与缓解。病变最常侵犯的部位是脑室周围白质、视神经、脊髓、脑干以及脑白质等处。临床表现多为分布广泛的神经功能缺失。本病世界各地均有发生，以远离赤道地区发病率最高（300/10 万）。越接近赤道发病率越低（低于 1/10 万）。我国是 Ms 低发地区，但据报道近年有日益增多趋势。我国与西方国家相比急性 Ms 较多，且以视神经脊髓炎（又称 Devic 病）型多见，此特点与日本及亚洲其他国家所见相似。值得注意的是同心圆性硬化（又称 Balo 病）为世界罕见，而我国和菲律宾相对较多。

【临床表现】

病灶部位的多发和病程的缓解复发，构成 MS 的临床经过及其症状和体征的主要特点。

（一）起病情况 2/3 的患者在 20~40 岁之间发病，10 岁以下发病者占 3%，50 岁以上发病者占 5%，60 岁以上发病者仅占 1%。女性略多于男性。我国 MS 患者急性或亚急性起病较多，病前数周或数月多有疲劳、肌肉与关节隐痛；感冒、发热、外伤、手术、感染、妊娠、分娩、精神紧张、寒冷等均可为本病发病诱因。

（二）症状发作与缓解（多发性）　病程中发作与缓解是本病的重要特点。首次发病后可有数月或数年的缓解期，可再出现新的症状或原有症状再发。发作时间持续 24h 以上，缓解期至少 1 个月，最长可达 20 年，复发次数可为十余次或数十次，每次复发均可残留不同程度的神经功能缺损，病情每况愈下。部分病例无明显缓解期，而呈慢性进展使病情逐渐加重；少数病例起病急、病程短、发展迅速、预后差。

（三）临床表现多样（多灶性）MS 病变可累及视神经、脊髓、脑干、小脑和大脑，甚至遍及整个中枢神经系统。首发症状多为一个或多个肢体麻木无力，单眼或双眼视力减退或失明，复视，感觉异常，共济失调，尿失禁，情绪变化等。还可出现某些发作性症状，如痛性强直性痉挛发作、三叉神经痛、构音障碍、痛性感觉异常等。体查中发现核间性眼肌麻痹和旋转性眼球震颤为两个高度提示本病的体征。半数患者可有共济失调，CharCOt 三联征（共济失调、构音障碍和意向性震颤）也可见于本病。Lher-mitte 征（当屈颈时，一种闪电感觉或针刺感，从背部往下传导至双下肢）为 MS 的常见症状。

【辅助检查】

（一）脑脊液检查脑脊液细胞数正常或轻度增加，急性起病或恶化病例细胞数增加更明显。部分病例脑脊液蛋白可轻度增加，2/3 以上患者 IgG 指数增高。IgG 指

数为 [(CSFIgG/血清 IgG)/(CSF 清蛋白/血清蛋白)]。IgG 指数高于 0.7 提示有 CSF 内的 IgG 合成及 MS 可能。CSF 寡克隆 IgG 带是诊断 MS 的 CSF 免疫学常规检查。若采用琼脂糖等电聚焦和免疫印迹技术以及双抗体过氧化酶标记与亲合素放大系统,可使寡克隆 IgG 带检出率达 95%以上。

(二)诱发电位检查(EP) 一半以上患者视觉 EP、脑干听觉 EP 和体感 EP 检查有一项或多项异常。

(三)MRI 检查 MRI 可发现临床表现不明显的亚临床病例。

【护理措施】

(一)提供安全方便的住院环境将呼叫器置于患者床头伸手可及处,日常用品如餐具、水、便器、纸巾等定位放置于床旁,方便患者随时取用。保持活动范围内灯光明暗适宜,灯光太弱对视力障碍的患者不利,过强会造成对眼的刺激;指导患者在眼睛疲劳或复视时,尽量闭眼休息或双眼交替休息;走廊、卫生间、楼道设置扶手;病房、浴室地面保持平整,防湿、防滑;活动空间不留障碍物;有条件时可将患者安置在可水平升降的床位,夜间保持床在最低水平并支起护栏防护;配备手杖、轮椅等必要的辅助用具,以增加活动时的安全性。

(二)活动与休息急性期卧床休息,协助保持舒适体位,变换体位有困难者协助翻身,防止局部长时间受压;为患者制订作息时间表,使之合理休息与活动,防止过分疲劳。对于有脊髓平面受损、肢体运动障碍的卧床患者,应保持肢体功能位,指导进行主动或被动运动;肌张力增高或共济失调的患者,应给予辅助支持,指导步行训练;活动或康复训练时应注意劳逸结合,避免受凉或体力活动过度,因为大量的活动可使患者体温升高而致症状暂时恶化。

(三)心理护理与患者及家属共同讨论病情,用简单、直接的方式告知本病的病因,病程特点、病变常累及的部位,患者常出现的症状和体征,治疗的目的、方法以及预后。鼓励患者树立信心,掌握自我护理的方法,坚持配合治疗,坚持功能锻炼和日常生活活动训练,最大限度地维持生活自理能力;增强体质和机体免疫力,减少复发。

(四)饮食护理给予高蛋白、低脂、低糖、富含多种维生素,易消化、易吸收的清淡食物,并维持足够的液体摄入(每天约 2 500mL)。饮食中还应含有足量的纤维素,因为纤维素有亲水性,能吸收水分,使食物残渣膨胀并形成润滑凝胶,在肠内易推进,并能刺激肠蠕动,有利于激发便意和排便反射,以预防便秘或减轻便秘的症状。

(五)用药护理指导患者了解本病常用的药物及用法、可能出现的不良反应和用药注意事项。

1.糖皮质激素是多发性硬化急性发作和复发的主要治疗药物,有免疫调节和抗炎作用,可减轻水肿,改善轴索传导,缩短急性期和复发期病程,常采用大剂量短程疗法,因易出现钠潴留、低钾、低钙等电解质紊乱,应加强对血钾、血钠、血钙的监测。

2.β-干扰素常见不良反应为流感样症状，持续 24~48h，2~3 个月后通常不再发生；部分患者可出现注射部位红肿、疼痛；严重时可致肝损害、过敏反应等，应及时发现和报告医生处理。

（六）自我护理多发性硬化的患者免疫调节异常加上反复应用免疫抑制剂治疗，机体抵抗力降低。应注意营养均衡；鼓励患者坚持适当的体育锻炼，制定作息时间，根据体力自我调整活动量和活动范围；避免感冒、发热、感染、外伤、外科手术、拔牙、妊娠、分娩、过度劳累、精神紧张、预防接种、寒冷刺激、热疗及药物过敏等诱因或引起复发的因素。

【健康教育】

（一）一般护理指导指导患者及家属掌握疾病相关知识及自我护理方法，督促患者落实各项治疗护理措施，如吞咽障碍的患者应给予软食或糊状食物，预防误吸和窒息；视力障碍和平衡障碍的患者主要防止受伤；尿失禁的患者应注意外阴部清洁、干燥，勤换洗，保持个人卫生；尿潴留或排尿困难的患者指导监测残余尿量，观察尿液的颜色和性质，预防泌尿系感染。精神障碍的患者应有专人看护，防止意外发生等。

（二）防止复发①告诉患者及家属 Ms 容易在疲劳、感染、感冒、体温升高及手术创伤后复发，应注意避免；②急性复发期最常见的症状为疲劳，应保证足够的卧床休息，避免各种增加疲劳的因素；缓解期注意生活有规律，坚持适当的运动锻炼，劳逸结合，防止过劳；③避免使体温升高的因素，如勿使用热敷，沐浴时水温不宜太高；④一般认为女性分娩后 3 个月左右容易复发，故女性患者在首次发作后 2 年内应避免怀孕。

（三）治疗配合指导遵医嘱正确服药和定期门诊检查。详细告知所用药物的名称、剂量、用法，教会观察药物疗效与不良反应，如口服激素治疗时应遵医嘱用药，不可随意减量或突然停药，出现上腹不适、胃痛、黑便及全身倦怠无力时，应考虑应激性溃疡或低钾等并发症发生的可能，注意及时就医。

（四）照顾者指导 Ms 为多次缓解复发病程，且有进行性加重趋势，患者容易丧失治疗信心，产生悲观厌世情绪和焦虑心理，应指导家属关心、体贴患者，给予精神支持和生活照顾，细心观察和识别病情变化。

第七节　帕金森病患者护理精要

【概述】

帕金森病（Parkinson，s disease）又称震颤麻痹（paralysis agitans），是一种常见的运动障碍疾病，以静止性震颤、运动减少、肌强直和体位不稳为主要临床特征。

【临床表现】

常为 50 岁以上的中老年人发病，发病年龄平均为 55 岁，男性稍多，起病缓慢，进行性发展。首发症状多为动作不灵活与震颤。随着病程的发展，可逐渐出现下列症状和体征。

（一）静止性震颤多从一侧上肢开始，呈现有规律的拇指对掌和手指屈曲的不自主震颤，类似"搓丸"样动作。有静止时明显震颤，动作时减轻，入睡后消失等特征，故称为"静止性震颤"；随病程进展，震颤可逐步涉及下颌、唇、面和四肢。少数患者无震颤，尤其是发病年龄在70岁以上者。

（二）肌强直多从一侧上肢或下肢近端开始，逐渐蔓延至远端、对侧和全身的肌肉。面肌强直使表情和瞬目动作减少，造成"面具脸"。颈肌、躯干肌强直而使躯体呈前屈姿势；行走时上肢协同摆动的联合动作减少或消失。肌强直与锥体束受损时的肌张力增高不同，后者被动运动关节时，阻力在开始时较明显，随后迅速减弱，呈所谓折刀现象，故称"折刀样肌强直"，多伴有腱反射亢进和病理征。而本病患者的肌强直表现为屈肌和伸肌肌张力均增高，被动运动关节时始终保持阻力增高，类似弯曲软铅管的感觉，故称"铅管样肌强直"。多数患者因伴有震颤、检查时可感到均匀的阻力中出现断续停顿，如同转动齿轮感，称为"齿轮样肌强直"，这是由于肌强直与静止性震颤叠加所致。

（三）运动减少患者随意动作减少、减慢。多表现为开始的动作困难和缓慢，如行走时起动和终止均有困难。精细动作很难完成，系裤带、鞋带等很难进行。书写时呈字越写越小的倾向，称为"写字过小征"。

（四）体位不稳行走时步距缩短，常见碎步、往前冲，称为"慌张步态"。

【护理措施】
（一）饮食护理告知患者导致营养低下的原因、饮食治疗的原则与目的，指导合理饮食和正确进食。

1.给予高热量、高维生素、低脂肪、适量优质蛋白的易消化饮食，并根据病情变化及时调整和补充各种营养素。鼓励患者多食新鲜蔬菜、水果、蜂蜜，及时补充水分，以利保持大便通畅，减轻腹胀和便秘；由于高蛋白饮食会降低左旋多巴类药物的疗效，故不宜盲目给予过多的蛋白饮食。

2.进食或饮水时保持坐位或半卧位，集中注意力，并给予患者充足的时间缓慢进餐。对于流涎过多的患者可使用吸管吸食流汁；对于咀嚼能力和消化功能减退的患者应给予易消化、易咀嚼的细软、无刺激性的软食或半流质，少量多餐；对于咀嚼和吞咽功能障碍者应选用稀粥、面片、蒸蛋等精细制作的小块食物或黏稠不易反流的食物，并指导患者少量分次吞咽；对于进食困难、饮水反呛的患者要及时给予鼻饲，并做好相应护理，防止经口进食引起误吸、窒息或吸入性肺炎。

3.营养支持根据病情需要，遵医嘱给予静脉补充足够的营养，如葡萄糖、电解质、脂肪乳等。

（二）生活护理加强巡视，主动了解患者的需要，既要指导和鼓励患者自我护理，做自己力所能及的事情，又要适当协助患者洗漱、进食、沐浴、大小便料理和做好安全防护。

1.对于出汗多、皮脂腺分泌亢进的患者，要指导其穿柔软、宽松的棉质衣服，经常清洁皮肤，勤换被褥衣服，勤洗澡。

2.患者动作笨拙，常有失误，应谨防进食时烫伤。端碗持筷困难者尽量选用不易打碎的不锈钢餐具，避免玻璃和陶瓷制品。

3.对于行动不便、起坐困难者，应配备牢固且高度适中的座厕、沙发或椅、床和床栏，以利于患者起坐时借力；配备手杖、室内或走道扶手等必要的辅助设施呼叫器置于患者床边；生活日用品固定放置于患者伸手可及处，生活起居处处方便患者。

4.卧床患者应训练其学会配合和使用便器，协助床上大小便。定时翻身拍背，帮助饭后漱口和每日温水全身擦拭，并注意做好骨突处保护和皮肤护理。

（三）运动锻炼的护理告诉患者运动锻炼的目的在于防止和推迟关节强直与肢体挛缩，与患者和家属共同制订切实可行的具体锻炼计划。

1.尽量参与各种形式的活动，如散步、太极拳、床旁体操等，注意保持身体和各关节的活动强度与最大活动范围。

2.对于已出现某些功能障碍或起坐已感到困难的患者，要有目的有计划地锻炼，告诉患者知难而退或由他人包办只会加速功能衰退。如患者感到从椅子上起立或坐下有困难，应每天做完一般运动后，反复练习起坐动作。

3.本病因起步困难和步行时突然僵住不能动，故步行时思想要放松，尽量跨大步伐；向前走时脚要抬高，双臂要摆动，目视前方不要目视地面；转弯时，不要碎步移动，否则会失去平衡；护士或家人在协助患者行走时，不要强行拉着患者走；当患者感到脚黏稠在地上时，可告诉患者先向后退一步，再往前走，这样会比直接向前容易得多。

4.晚期患者出现显著的运动障碍，要帮助患者活动关节，按摩四肢肌肉，注意动作轻柔，勿造成患者疼痛。

（四）用药护理告知患者本病需要长期或终身服药治疗，让患者了解常用的药物种类、用法、服药注意事项、疗效和不良反应的观察与处理。告诉患者长期服药过程中可能会突然出现某些症状加重或疗效减退，让患者了解什么是"开—关现象"、"剂末现象"、"晨僵现象"、"冻结现象"以及如何处理。

1.疗效观察服药过程中要仔细观察震颤，肌强直和其他运动功能的改善程度，观察患者的起坐、走路及姿势改善情况，讲话的音调与流利程度，写字与手的操作能力等，以确定药物疗效。

2.指导患者 了解药物不良反应及其处理方法。

（1）左旋多巴制剂早期会有食欲减退、恶心、呕吐、腹痛、直立性低血压、失眠等不良反应，一般选择进食时服药或减少剂量，症状会逐渐消失；但当出现幻觉、妄想等严重精神症状时，应报告医生积极处理。长期服用左旋多巴制剂会出现运动障碍和症状波动等长期治疗综合征。运动障碍又称"异动症"，是舞蹈样或肌张力障碍样异常不随意运动，表现为面、舌嚼动、怪相、摇头以及双臂、双腿和躯干的各种异常运动，一般可在减量或停药后改善或消失；"开—关现象"一般与服药时间和剂量无关，不可预料，减少每次剂量，增加服药次数而每日总药量不变或适当加用多巴胺受体激动剂，减少左旋多巴用量，可以防止或减少发生；"剂末现象"与有效血浓度有关，可以预知，故增加每日总剂量并分开多次服用可以预防；"晨僵现象"是"剂末现象"的另一种表现形式，经调整用药时间和加大剂量可以克服；"冻结现象"可视为短时间的"开一关现象"，可试用多巴胺受体激动剂，而不需要变动剂量。

（2）抗胆碱能药物常见不良反应为口干、眼花（瞳孔扩大）、少汗、便秘、排尿困难等，青光眼及前列腺肥大者忌用。

（3）金刚烷胺副作用有口渴、失眠、食欲不振、头晕、足踝水肿、视力障碍、心悸、精神症状等，有严重肾病者禁用。

（4）多巴胺受体激动剂常见不良反应有恶心、呕吐、头晕、乏力、皮肤瘙痒、便秘，剂量过大时，可有精神症状、体位性低血压等。故服用多巴胺制剂治疗时，应从小剂量开始，逐步缓慢加量直至有效维持；服药期间尽量避免使用维生素 B6、利眠宁、利血平、氯丙嗪、奋乃静等药物，以免降低药物疗效或导致体位性低血压；长期服用疗效减退时，应积极寻找和去除任何使病情加重的原因；出现症状波动和运动障碍时，应观察并记录如"开一关现象"等发生的次数和持续时间，以便为调整药物提供依据。

（五）心理护理帕金森病患者早期动作迟钝笨拙、表情淡漠、语言断续、流涎，患者往往产生自卑忧郁心理，他们回避人际交往，拒绝社交活动，整日沉默寡言，闷闷不乐。随着病程延长，病情进行性加重，患者丧失劳动能力，生活自理能力也逐渐下降，可产生焦虑、恐惧甚至绝望心理。护士应细心观察患者的心理反应，鼓励患者表达并注意倾听他们的心理感受，与他们讨论身体健康状况改变所造成的影响，及时给予正确的信息和引导；同时，鼓励患者尽量维持过去的兴趣与爱好，帮助培养和寻找新的简单易做的嗜好；为其创造良好的亲情和人际关系氛围，减轻他们的心理压力；告诉患者本病病程长、进展缓慢，治疗周期长，而疗效的好坏常与患者精神情绪有关，鼓励他们保持良好心态。指导患者保持着装整洁和自我形象的尽量完美；为患者提供必要的隐蔽环境，尤其是进行起居、饮食和排泄等生活护理时。

【健康教育】

（一）按医嘱正确服药，定期复查肝、肾功能、血常规和定期监测血压变化。

（二）坚持适当的运动和体育锻炼。根据气候天气调整室温、增减衣服，决定活动的方式、强度与时间；加强关节活动范围和肌力的锻炼；加强日常生活动作、平衡功能及语言功能的康复训练。

（三）注意安全，防止伤害事故发生。不要登高，避免操作高速运转的器械，外出时需人陪伴，尤其是精神智能障碍者应随身携带写有患者姓名、住址和联系电话的"安全卡片"，以防走失。

（四）保持平衡心态，避免情绪紧张、激动。

（五）生活有规律，合理饮食，保证足够营养供给。

（六）加强护理与病情观察，预防并发症。

第八节　癫痫患者护理精要

【概述】

痫性发作（seizuie）是脑神经元过度同步放电引起的短暂脑功能障碍，通常指 1 次发作过程。癫痫（epilepsy）是慢性反复发作性短暂脑功能失调综合征，以脑神经元异常放电引起反复痫性发作为特征，是发作性意识丧失的常见原因。癫痫是神经系统疾病中仅次于脑血管病的第二大疾病，一般人群的癫痫年发病率为（50~70）/10 万，患病率约为 0.5%。

条件下发作，如闪光、音乐、下棋、阅读、沐浴、刷牙，这一类癫痫统称为反射性癫痫。

【临床表现】

癫痫的临床表现多样，但都具有短暂性、刻板性、间歇性和反复发作的特征，可分为痫性发作和癫痫症两方面。痫性发作是癫痫的特征性临床表现；而癫痫症是指有一种或数种发作类型且反复发作者。

（一）痫性发作根据国际抗癫痫联盟的分类准则，痫性发作分为部分性和全身性两个类型，部分性发作的异常放电起于一侧脑部，也可扩及两侧；全面性发作则同时起于两侧脑部。

1.部分性发作为痫性发作的最常见类型，发作起始症状和脑电图特点均提示起于一侧脑结构。

（1）单纯部分性发作可分为 4 种类型，部分性运动性发作、体觉性发作或特殊感觉性发作、自主神经性发作和精神性发作等。①部分性运动性发作：指肢体局部的抽搐，大多见于一侧眼睑、口角、手指或足趾，也可涉及整个一侧面部或一侧肢体远端。若发作自一处开始后，按照大脑皮质运动区的分布顺序缓慢地移动，例如从一侧拇指沿手指、腕部、肘部、肩部扩展，称为 Jackson 癫痫。部分运动性发作后，如果遗留暂时性肢体瘫痪，称为 Todd 麻痹。如果局部抽搐持续数小时或数天，则称为持续性部分性癫痫；②体觉性发作：常表现为肢体的麻木感或针刺感。多数发生于口角、舌部、手指或足趾，病灶在中央后回体感觉区。特殊体感性发作包括：视觉性、听觉性、嗅觉性和眩晕性发作；③自主神经发作：如多汗、苍白、潮红、呕吐等，很少是痫性发作的唯一表现；④精神性发作：症状包括各种类型的遗忘症，虽可单独发作，但常为复杂部分性发作的先兆症状。

（2）复杂部分性发作　主要特征有意识障碍，于发作起始出现各种精神症状或特殊感觉症状，随后出现意识障碍或自动症和遗忘症，有时一开始即有意识障碍，常称为精神运动性发作。由于大多数为颞叶病变所引起，故又称颞叶癫痫。如果先兆之后，无其他发作性症状，则纳入单纯部分性发作；复杂部分性发作是在先兆之后，患者出现部分性或完全性对环境接触不良，做出一些似有目的的动作，即为自动症。

（3）部分性发作继发为全面性强直—阵挛发作清醒时若能记得部分性发作的某个症状，即为先兆。

2.全身性发作

（1）失神发作意识短暂丧失，持续约3~15s，无先兆或局部症状，发作和停止均突然，每天发作数次或数十次不等。发作时患者停止当时的活动，呼之不应，两眼瞪视不动，可伴有眼睑、眉或上肢的3~7次/s的颤抖，也可有简单的自动性活动，手中持物可跌落，事后立即清醒，继续原先的活动，对发作无记忆。

（2）肌阵挛发作为突然、短暂、快速的肌肉收缩，累及全身，也可仅限于面部、躯干和肢体。

（3）阵挛性发作 为全身重复性阵挛发作，恢复多较强直—阵挛发作快。

（4）强直性发作全身性肌痉挛，肢体伸直，头眼偏向一侧，常伴自主神经症状如苍白、潮红、瞳孔散大等。躯干的强直性发作造成角弓反张。

（5）强直—阵挛发作 全面性强直—阵挛发作（generalized tonicelonkseizule，GTCS）为最常见的发作类型之一，过去称为大发作（grand mal），以意识丧失和全身对称性抽搐为特征。发作分三期：①强直期：所有骨骼肌呈现持续性收缩，双眼球上蹿，神志不清，喉肌痉挛，发出尖叫，口先强张后突闭，可咬破舌尖，颈部和躯干先屈曲后反张。上肢自上举、后旋，转为内收、前旋，下肢自屈曲转为强直。常持续10~20s转入阵挛期。整个发作历时5~10min。清醒后常感到头晕、头痛和疲乏无力，部分患者发作后进入深睡状态；②阵挛期：不同肌群强直和松弛相交替，由肢端延及全身。阵挛频率逐渐减慢，松弛期逐渐延长，此期持续0.5~1min。最后一次强烈痉挛后，抽搐突然终止，所有肌肉松弛。以上两期中，可发生舌咬伤，并伴心率增快，血压升高，汗、唾液和支气管分泌物增多，瞳孔扩大、光反射消失等自主神经征象；③惊厥后期：阵挛期后尚有短暂的强直痉挛，造成牙关紧闭和大小便失禁。呼吸首先恢复，口鼻喷出泡沫或血沫。心率、血压和瞳孔回至正常。肌张力松弛，意识逐渐清醒。从发作开始至恢复约经历5~10min。醒后觉头痛、疲劳，对抽搐过程不能回忆。部分患者进入昏睡，少数在完全清醒前有自动症和意识模糊。

（6）无张力性发作部分或全身肌肉的张力突然降低，造成张口、颈垂、肢体下垂和跌倒。脑电图示多棘慢波或低电位活动。

（7）癫痫持续状态（status epilepticus） 又称癫痫状态，是指癫痫连续发作之间意识尚未完全恢复又频繁再发，或癫痫发作持续30min以上不自行停止。通常是指GTCS持续状态。最常见的原因是不适当地停用抗癫痫药物，或因急性脑病、脑卒中、脑炎、外伤、肿瘤和药物中毒引起；不规范的抗癫痫药物治疗、感染、精神因素、过度疲劳、孕产和饮酒可诱发。

（二）癫痫症

1.部分性癫痫症

（1）特发性发病与年龄有关，多为儿童期癫痫。有部分性发作和局灶性脑电图异常，无神经系统体征和智能缺陷，常有家族史，脑电图背景活动正常。痫性表现不尽相同，但每个患儿的症状相当固定。①良性儿童期癫痫有中央一颞部棘波者，多于3~13岁发病，男性多见，表现为口部、咽部和一侧面部的阵挛性抽搐，常伴舌部僵硬感、言语和吞咽困难，偶尔累及同侧上肢。意识清楚，但发作偶扩散成CTCS<，发作多在夜间，使患儿易惊醒，约数月至数年发作1次。大多在16岁前痊愈；②儿童期癫痫有枕部脑电阵发者，以视觉症状如视物模糊、闪光和幻视等为先兆，继以偏侧阵挛发作或自动症。脑电图见一侧或两侧枕区和后颞区可见棘波或尖波。

（2）症状性不同的病灶部位可出现不同类型的发作。如大多数癫痫患者，起源于海马和杏仁核，表现为复杂部分性发作，病因多为海马回硬化、良性肿瘤和血管畸形等。各种症状性部分性癫痫均可继发为GTCS。

2.全身性癫痫症

（1）特发性与发病年龄有关，临床症状和脑电图变化开始即为双侧对称，无神经系统阳性体征。①良性婴儿期肌阵挛癫痫：于出生后第1年或第2年出现短促的全身肌阵挛，脑电图可见阵发性棘慢波。青春期可有GTCS发作；②儿童期失神癫痫：常于6~7岁间发病，女性较多，每天频繁发作，可达数十次。常有家族史，青春期可转化为GTCS；③青春期失神癫痫：发病年龄较迟，发作也较稀疏。常伴有GTCS；④青春期肌阵挛癫痫：表现为短促的不规律的肌阵挛，若累及全身，则导致倾跌，但无意识丧失。可有家族史，常与失神发作和GTCS并发。

（2）症状性根据有无特异性病因分为：①无特异性病因者，如早期肌阵挛脑病，于出生后3个月内发病，有肌阵挛发作和肌强直发作，伴智能障碍，预后不良；②有特异性病因者，脑发育畸形如缺脑回一巨脑回综合征可致婴儿痉挛症；先天性代谢障碍如苯丙酮尿症可表现为婴儿痉挛症和GTCS。Lafora病多于6~19岁发病，表现为严重肌阵挛发作和进行性痴呆。

（3）特发性或症状性包括特发性和症状性病因均可产生的综合征，以及尚未明确病因者。①West综合征：也称婴儿痉挛症，均于出生后1年内发病，以3~7个月婴儿多见，发病以前已表现出发育迟缓和神经系统体征，仅少数病例病前无异常。发作表现为短促的强直性痉挛，以屈肌为明显，常呈突然的屈颈、弯腰动作，也可涉及四肢，每次发作持续约10~15s，可连续发作数次至数十次，以睡前和醒后最为密集。一般在2~5岁停止发作，但半数以上转化为GTCS、不典型失神发作和精神运动性发作；②Lennox-Gastaut综合征：发病多在学前期，多伴有智能发育异常，发作形式多样，如不典型发作、强直性发作、肌阵挛发作和GTCS等。

【辅助检查】

（一）EEG癫痫发作时，除个别部分性和精神运动性发作者，一般可见特异性EEG改变。通常情况下，发作间歇期EEG检查很难记录到GTcs后期EEG，但可记录到散在的阵发性痫性活动波形。EEG的痫性活动可被过度换气、闪光刺激和药物诱发，但也可被大剂量抗癫痫药所抑制。约80%的患者可记录到痫性活动EEG，但也有约 15%的正常人脑电活动不正常。所以对于临床表现典型的患者即使 EEG 检查正常也不能否定癫痫的诊断，而 l~2 次不正常 EEG 记录若无癫痫的临床表现也不能作为癫痫的诊断依据。

（二）视频' EEG 对癫痫诊断和对痫性灶定位的帮助最大。

（三）血液检查血常规、血糖、血寄生虫（如肺吸虫、血吸虫、囊虫等）检查，分别可了解有无贫血、低血糖和脑寄生虫病。

（四）DSA 检查可发现颅内血管畸形和动脉瘤、血管狭窄或闭塞，以及颅内占位性病变等。

（五）头部放射性核素、crr、MRI 检查可发现脑部器质性改变、占位性病变和脑萎缩等。

【护理措施】

（一）保持呼吸道通畅 CTCS 和癫痫持续状态的患者，应取头低侧卧或平卧头侧位，下颌稍向前；松开领带、衣扣和裤带；取下活动性义齿，及时清除口鼻腔分泌物；立即放置压舌板，必要时用舌钳将舌拖出，防止舌后坠阻塞呼吸道，以利呼吸道通畅。癫痫持续状态者插胃管鼻饲，防止误吸；必要时备好床旁吸引器和气管切开包。

（二）病情监测严密观察生命体征及神志、瞳孔变化，注意发作过程有无心率增快、血压升高、呼吸减慢或暂停、瞳孔散大、牙关紧闭、大小便失禁等；观察发作的类型，记录发作的持续时间与频率；观察发作停止后患者是否意识完全恢复，有无头痛、疲乏及行为异常。

（三）心理护理癫痫虽为可治性疾病，但需要坚持数年不间断的正确服药。有的患者还需终身服药，少服或漏服 1 次药可能导致癫痫发作，甚至成为难治性癫痫和发生癫痫持续状态。长期突然而反复多次的发作常使患者无法正常工作和生活，患者常常为此而苦恼，以至精神负担加重，容易变得紧张、焦虑、抑郁、淡漠、易激怒、激惹等。护士应仔细观察患者的心理反应，关心、理解、尊重患者，鼓励患者表达自己的心理感受，指导患者面对现实，采取积极的应对方式，配合长期药物治疗。

（四）安全护理

1.发作期安全护理告知患者有前驱症状时立即平卧；如果患者是在动态时发作，陪伴者应抱住患者缓慢就地放倒；适度扶住患者的手、脚，以防自伤及碰伤；切勿用力按压抽搐身体，以免发生骨折、脱臼；将压舌板或筷子、纱布、手绢、小布卷等置于患者口腔一侧上下白齿之间，防止舌、口唇和颊部咬伤；对于突然发病跌倒而易受擦伤的关节部位，应用棉垫或软垫加以保护，防止擦伤；癫痫持续状态、极度躁动或发作停止后意识恢复过程中有短时躁动的患者，均应专人守护，放置保护性床档，必要时给予约束带适当约束。

2.发作间歇期安全护理给患者创造安全、安静的休养环境，保持室内光线柔和、无刺激；床两侧均安装带床档套的床档；清除床旁桌上的热水瓶、玻璃杯等危险物品。对于有癫痫发作史并外伤史的患者，在病室床头显著位置安放"谨防跌倒、小心舌咬伤"的警示牌，随时提醒患者、家属及医护人员做好防止发生意外的准备；频繁发作期，室外活动或外出就诊时最好戴安全帽和随身携带安全卡（注明患者姓名、年龄、病室、诊断等）。

（五）用药护理有效的抗癫痫药物治疗可使80%的患者发作得到控制。告诉患者抗癫痫药物治疗的原则，指导患者掌握药物疗效及不良反应的观察，鼓励遵医嘱坚持长期正确服药。

1.服药原则与注意事项根据发作类型选择药物，为了预防2种或多种用药所致慢性中毒而使发作加重，应坚持单药治疗，药物一般从小剂量开始，逐渐加量，以尽可能控制发作、又不致引起毒性反应的最小有效剂量为宜；严格遵照医嘱用药，间断不规则服药不利于癫痫控制，且易导致癫痫持续状态发生。抗癫痫药物一般为碱性，宜在饭后服用，可减轻胃肠道反应，应根据患者的年龄、全身情况、耐受性及经济情况，给予个体化治疗和长期监控。

2.药物不良反应的观察与处理每种抗癫痫药物均有多项不良反应。通常发生于开始用药或加量时，与血药浓度有关。多数常见不良反应为短暂性反应，缓慢减量即可明显减少，进食时服药可减少恶心反应，将较大的1次剂量睡前服用可减少镇静作用。严重特异性反应如卡马西平所致皮疹、肝损伤，苯妥英钠所致神经系统损害，苯巴比妥引起的智能、行为改变等，须考虑减药或停药。与剂量有关的一般性不良反应如头痛、消化道症状等通过逐渐加量、调节剂量等方法可以避免或减轻。服药前应作血、尿常规和肝、肾功能检查，服药期间定期做血药浓度监测，复查血象和生化检查。

3.停药时机与方法通过正规系统的治疗，约40%的癫痫患者可以完全停药。能否停药、何时停药主要是根据癫痫的类型及病因、发作已控制的时间、难易及试停药反应等。患者应在医生指导下服药和停药。GTCS、强直性发作、阵挛性发作完全控制4~5年后，失神发作停止半年后可考虑停药；停药前应有一个缓慢减量的过程，一般不少于1~1.5年。

【健康教育】

指导患者和家属掌握疾病相关知识及自我护理方法，帮助分析和去除不利于患者治疗的各种因素，控制癫痫发作的可变诱因，减少癫痫发作引起的意外伤害，防止并发症。

（一）一般指导

1.心理护理患者应保持平衡心态，树立治疗信心，详见本节"心理护理"。

2.饮食调理宜进食清淡、无刺激、富于营养的食物，保持大便通畅，避免饥饿或过饱，戒除烟、酒、咖啡。

（二）活动与休息癫痫发作时和发作后均应卧床休息，平时建立良好的生活习惯，劳逸结合，保持睡眠充足。减少精神和感觉刺激，如避免长时间地看电视、洗浴、玩游戏机等，尽量不去舞厅、歌厅、游戏厅，禁忌游泳和蒸气浴等。

（三）避免诱发因素癫痫的诱因有疲劳、饥饿、缺睡、便秘、经期、饮酒、感情冲动、一过性代谢紊乱和过敏反应；过度换气对于失神发作、过度饮水对于强直性阵挛发作、闪光对于肌阵挛发作也有诱发作用。有些反射性癫痫还应避免如强烈的声光刺激、惊吓、心算、阅读、书写、下棋、玩牌、刷牙、外耳道刺激等特定因素。癫痫持续状态的诱发因素常为突然停药、减药、漏服药及换药不当；其次为发热、感冒、劳累、饮酒、妊娠与分娩；使用异烟肼、利多卡因、氨茶碱或抗抑郁药亦可诱发。

（四）治疗配合 1.遵医嘱服药坚持长期有规律服药，切忌突然停药、减药、漏服药及自行换药，尤其应防止在服药控制发作后不久就自行停药，以免发展成为难治性癫痫和诱发癫痫持续状态。如果药物减量后病情有反复或加重的迹象，应尽快就诊。

2.定期复查 一般于首次服药后 5~7 天复查抗癫痫药物的血药浓度，每 3 个月至半年抽血检查 1 次，每月检查血常规和每季检查肝、肾功能 1 次，以动态了解抗癫痫药物的血药浓度、EEG 变化和药物不良反应。当患者癫痫发作频繁或症状控制不理想，或出现发热、皮疹时应及时就诊。平时随身携带示有姓名、住址、联系电话及疾病诊断的个人信息卡，以备发作时及时联系与急救。

（五）工作与婚育指导建议患者选择适当的工作，禁止从事攀高、游泳、驾驶等职业，以及在炉火旁、高压电机旁或其他在发作时可能危及生命的工种；特发性癫痫又有家族史的女性患者，婚后不宜生育；双方均有癫痫或一方患癫痫，另一方有家族史，不宜婚配。

第九节　重症肌无力患者护理精要

【概述】
重症肌无力（myasthenia gravis，MG）是神经—肌肉传递障碍的自身免疫性疾病。临床表现为部分或全身骨骼肌易疲劳；常于活动后加重，休息后减轻。

【临床表现】
本病的患病率约为 5/10 万，男女比例约为 2:3，我国南方发病率较高。任何年龄均可发病，成人有两个发病高峰：第 1 个高峰为 20~40 岁，以女性多见；第 2 个高峰为 40~60 岁，以男性多见，多伴胸腺瘤。本病发病诱因多为感染、精神创伤、过度疲劳、妊娠、分娩等，这些因素也可使病情加重甚至诱发 MG 危象。临床上起病隐袭，多数患者眼外肌最先受累，表现为眼睑下垂、斜视和复视，双侧常不对称，瞳孔括约肌一般不受累。病情缓慢进行性发展逐渐累及其他脑神经支配的肌群，面肌受累时皱纹减少，表情动作无力；咀嚼和咽喉肌受累时出现吞咽困难、进食时间延长、饮水呛咳、构音不清。颈肌及四肢近端肌群亦常受累，表现为屈颈抬头无力、四肢乏力。本病的特点是症状的波动性，早晨较轻，下午或晚上加重，肌肉无力在活动后明显加重，经短时休息后可减轻。整个病程也常有波动，即疾病早期常可自发缓解和复发，晚期肌无力比较严重，虽经休息也不能完全缓解。

少数病例在起病的 2~3 年内可自发缓解。多数患者迁延数年或数十年需长期药物维持。个别患者起病呈暴发型。

根据疾病侵犯部位及受累程度，临床上常采用 Osserman 分型法进行分型。

Ⅰ眼肌型　病变限于眼外肌，表现上睑下垂、复视。对药物治疗的敏感性较差，但预后好。

ⅡA 轻度全身型从眼外肌开始逐渐波及四肢和延髓肌肉，呼吸肌常不受累，生活能自理。

ⅡB 中度全身型　四肢肌群中度受累，常伴眼外肌受累，并有咀嚼、吞咽及构音困难。对药物治疗反应一般，生活自理有一定困难。

Ⅲ重度激进型发病急，多于 6 个月内达高峰，常出现延髓肌肉瘫痪和肌无力危象，死亡率高。

Ⅳ迟发重症型潜隐性起病，缓慢进展，多在起病半年至 2 年内由ⅡA、ⅡB 型发展而来，有延髓麻痹和呼吸肌麻痹。常合并胸腺瘤，预后差。

Ⅴ伴肌萎缩型起病半年内即出现肌萎缩。

患者如果急骤发生呼吸肌严重无力，以致不能维持正常换气功能时，称为 MG 危象。

【护理措施】

（一）饮食护理给予高蛋白、高维生素、高热量、富含钾和钙的软食或半流质饮食，避免干硬或粗糙食物。指导患者在进餐前充分休息或在服药后 15~30min 产生药效时进餐。用餐过程中如患者因咀嚼肌无力感到疲劳，很难连续咀嚼，应让患者适当休息后再继续进食，鼓励少量慢咽，不要催促患者。咽喉、软腭和舌部肌群受累出现进食呛咳、无法吞咽时，应尽早放置胃管给予鼻饲流质；床旁备抽吸器和气管切开包，防止误吸和窒息。

（二）活动与休息指导患者充分休息，避免疲劳。宜选择清晨、休息后或肌无力症状较轻时进行活动，且应自我调节活动量，以省力和不感到疲劳为原则。肌无力症状明显时，应协助做好洗漱、进食、个人卫生等生活护理，保持口腔清洁，防止外伤和感染等并发症。

（三）并发重症肌无力危象的护理

1.保持呼吸道通畅和供氧鼓励患者咳嗽和深呼吸，抬高床头，及时吸痰，清除口鼻分泌物。遵医嘱给予吸氧。常规准备气管切开包、气管插管和呼吸机，必要时配合行气管插管、气管切开和人工辅助呼吸。

2.病情监测密切观察病情，注意呼吸频率与节律改变，观察有无呼吸困难加重、发绀、咳嗽无力、腹痛、瞳孔变化、出汗、唾液或喉头分泌物增多等现象。

3.用药护理本病病程长，需长期服药治疗，告知患者常用药物的治疗方法、不良反应与服药注意事项，避免因服药不当而诱发肌无力危象和胆碱能危象。

（1）抗胆碱酯酶药物治疗时，宜自小剂量开始，用药间隔时间尽可能延长，如剂量不足可缓慢加量，防止出现胆碱能危象。抗胆碱酯酶药必须按时服用，有咀嚼和吞咽无力者应在餐前30min口服，有感染或处于月经前和应激状态时，常需增加药量。

（2）糖皮质激素可通过抑制免疫系统而起作用，在大剂量冲击治疗期间，大部分患者在用药早期（2周内）会出现病情加重，甚至发生危象，应严密观察呼吸变化。长期服药者，要注意有无消化道出血、骨质疏松、股骨头坏死等并发症。摄入高蛋白、低糖、高钙、含钾丰富的饮食，必要时服用制酸剂，保护胃黏膜。

（3）使用免疫抑制剂如硫唑嘌呤等，应定时检查血象，并注意肝肾功能变化。

（4）禁止使用对神经—肌肉传递阻滞的药物，如氨基糖苷类抗生素（庆大霉素、链霉素、卡那霉素、丁胺卡那霉素等）、奎宁、普鲁卡因胺、普萘洛尔、氯丙嗪以及各种肌肉松弛剂（氨酰胆碱、氯化琥珀胆碱）等，以免加重病情，使肌无力加剧。

【健康教育】

（一）保持乐观情绪，生活有规律。

（二）按医嘱正确服药，避免漏服、自行停服和更改药量，外出时应随身携带药物与治疗卡。

（三）注意根据季节、气候增减衣服，预防受凉、感冒。

（四）合理饮食，保证足够营养供给。

（五）重视午后休息，保证充足的睡眠，避免疲劳，感染（尤其是妊娠、分娩、月经期）、情绪抑郁和精神创伤。

（六）病情加重时及时就诊。

（袁婷 褚慧 商显敏 刘娇 王颖 马芬芬）

第五章　血液系统疾病患者护理精要

第一节　贫血患者护理精要

一、缺铁性贫血患者的护理

缺铁性贫血（iron deficiency ancmia，IDA）是体内贮存铁（包括骨髓、肝、脾及其他组织内）缺乏，不能满足正常红细胞生成的需要而发生的贫血，属于小细胞低色素性贫血。铁是机体必需的微量元素，除了参加血红蛋白的合成外，还参加体内的一些生物化学过程。故在缺铁是除了贫血外，还有一些非贫血的症状。缺铁性贫血是机体铁缺乏症的最终表现，也是各类贫血中最常见的一种，以婴幼儿和育龄妇女的发病率较高。全球有 6~7 亿人患有缺铁性贫血。在多数发展中国家，约 2/3 的儿童和育龄妇女缺铁，其中 1/3 患缺铁性贫血。在发达国家，亦有约 20% 的育龄妇女及 40% 的孕妇患缺铁性贫血，儿童的发病率高达 50%，而成年男性为 10%。

【临床表现】

本病多呈慢性经过，其临床表现是由贫血、组织缺铁以及发生缺铁的基础疾病所组成。

（一）缺铁原发病的表现如消化性溃疡、慢性胃炎、溃疡性结肠炎、功能性子宫出血、黏膜下子宫肌瘤等疾病相应的临床表现。

（二）一般贫血共有的表现早期没有症状或症状很轻，常见的症状有面色苍白、乏力、易倦、头晕、头痛、心悸、气促、耳鸣等。

（三）缺铁性贫血的特殊表现

1.组织缺铁表现如皮肤干燥、角化、萎缩、无光泽，毛发干枯易脱落，指（趾）甲扁平、不光整、脆薄易裂，甚至出现反甲或匙状甲；黏膜损害多表现为口角炎、舌炎、舌乳头萎缩，可有食欲不振，严重者可发生吞咽困难（Plummer—Vinson 综合征）。

2.神经、精神系统异常儿童较为明显，如过度兴奋、易激惹、好动、难以集中注意力、发育迟缓、体力下降等。少数患者可有异食癖，喜吃生米、冰块、泥土、石子等。约 1/3 的患者可发生末梢神经炎或神经痛，严重者可出现智能发育障碍等。

【实验室及其他检查】

（一）血象外周血象是典型的小细胞低色素性贫血。网织红细胞正常或略升高。白细胞及血小板多正常，少数患者可出现轻度白细胞、血小板减少。失血所致贫血者，血小板计数可增高。血涂片可见红细胞体积较正常小，形态不一，中心淡染区扩大。

（二）骨髓象骨髓涂片呈现红细胞系增生活跃，以中、晚幼红细胞为主，细胞体积偏小、染色质颗粒致密、胞浆少，成熟红细胞中心淡染区扩大。粒细胞和巨核细胞常为正常。骨髓涂片铁染色示骨髓细胞外铁消失，亦可有细胞内铁减少，铁粒幼细胞极少或消失。

（三）生化检查血清铁及转铁蛋白饱和度测定。血清铁降低，血清总铁结合力增高，转铁蛋白饱和度下降（<15%）；血清铁蛋白作为早期诊断贮存铁缺乏的一个常用指标，准确性高，敏感性强。缺铁时血清铁蛋白降低，但易受多种因素的影响，如炎症、肿瘤或肝病等。此外，红细胞游离原卟啉会增高。近年来，转铁蛋白受体（1ER）作为一项新的铁代谢参数，是反映缺铁性红细胞生成的指标，具有较强的敏感性与特异性，可用于缺铁性贫血与慢性病性贫血的鉴别。

（四）其他如粪便常规（包括隐血试验与寄生虫卵检查）、尿常规、肝肾功能、出凝血检查、纤维胃镜或肠镜检查、妇科 B 超等。

【护理措施】

（一）饮食护理

1.纠正不良的饮食习惯食物是机体内铁的重要来源。不良的饮食习惯，如偏食或挑食，是导致铁摄入量不足的主要原因。无规律、无节制、刺激性过强的饮食容易造成胃肠黏膜的损害，也不利于食物铁的吸收。因此，应指导患者保持均衡饮食，避免偏食或挑食；养成良好的饮食习惯，定时、定量，必要时可少量多餐；尽可能避免进食刺激性过强食物。

2.增加含铁丰富食物的摄取，鼓励患者多吃含铁丰富且吸收率较高的食物（如动物肉类、肝脏、血、蛋黄、海带与黑木耳等）或铁强化食物。

3.促进食物铁的吸收不合理的饮食结构或搭配往往不利于铁的吸收，如食物中蔬菜类过多而肉、蛋类不足，富含铁的食物与牛奶、浓茶、咖啡同服等。许多蔬菜富含铁剂，但多为高铁（Fe2+），吸收率低；牛奶会改变胃内的酸性环境，浓茶与咖啡中的鞣酸可与食物铁结合而妨碍食物中铁的吸收。因此为增加食物铁的吸收，在提倡均衡饮食的同时，还应指导患者多吃富含维生素 C 的食物，也可加服维生素C；尽可能避免同时进食或饮用可减少食物铁吸收的食物或饮料。

（二）铁剂治疗护理

1.口服铁剂护理发药时应向患者说明服用口服铁剂的目的，并给予必要的指导

（1）告知患者口服铁剂的常见不良反应恶心、呕吐、胃部不适和排黑便等胃肠道反应，严重者可致患者难以耐受而被迫停药。因此，为预防或减轻胃肠道反应，可建议患者饭后或餐中服用，反应过于强烈者宜减少剂量或从小剂量开始。

（2）应避免铁剂与牛奶、茶、咖啡同服，为促进铁的吸收，还应避免同时服用抗酸药（碳酸钙和硫酸镁）以及 H2 受体拮抗剂，可服用维生素 C、乳酸或稀盐酸等酸性药物或食物。口服液体铁剂时须使用吸管，避免牙染黑。

（3）服铁剂期间，粪便会变成黑色，此为铁与肠内硫化氢作用而生成黑色的硫化铁所致，应作好解释，以消除患者的顾虑。

（4）强调要按剂量、按疗程服药，定期复查相关实验室检查，以保证有效治疗、补足贮存铁，避免药物过量而引起中毒或相关病变的发生。

2.注射铁剂的护理注射用铁剂的不良反应主要有：注射局部肿痛、硬结形成，皮肤发黑和过敏反应。后者常表现为脸色潮红、头痛、肌肉关节痛和荨麻疹，严重者可出现过敏性休克。为减少或避免局部疼痛与硬结形成，注射铁剂应采用深部肌内注射法，并经常更换注射部位。首次用药须用 0.5mL 的试验剂量进行深部肌内注射，同时备好肾上腺素，作好急救的准备。若 1h 后无过敏反应，即可按医嘱给予常规剂量治疗。为了避免药液溢出而引起皮肤染色，可采取以下措施：①不在皮肤暴露部位注射；②抽取药液后，更换注射针头；③采用 "z" 形注射法或留空气注射法。

（三）原发病的治疗与护理原发病的治疗是有效根治缺铁性贫血的前提和基础，因此要积极治疗原发病。

（四）病情观察为了解患者治疗的依从性、治疗效果及药物的不良反应，要关注患者的自觉症状，特别是原发病及贫血的症状和体征、饮食疗法与药物应用的状况、红细胞计数及血红蛋白浓度、网织红细胞、铁代谢的有关实验指标的变化等。

【健康教育】

（一）疾病知识教育如缺铁性贫血的病因、临床表现、对机体的危害性、相关实验室检查的目的、意义、治疗及护理的配合与要求等，提高患者及其家属对疾病的认识、治疗及护理的依从性，积极而主动地参与疾病的治疗与康复。

（二）缺铁性贫血的预防

1.饮食指导提倡均衡饮食，荤素结合，以保证足够热量、蛋白质、维生素及相关营养素（尤其铁）的摄入。为增加食物铁的吸收，可同时服用弱酸类食物或药物，但应尽量避免与抑制铁吸收的食物、饮料或药物同服。家庭烹饪建议使用铁制器皿，从中也可得到一定量的无机铁。

2.高危人群食物铁或口服铁剂的预防性补充如婴幼儿要及时添加辅食，包括蛋黄、肝泥、肉末和菜泥等；生长发育期的青少年要注意补充含铁丰富的食物，避免挑食或偏食；月经期、妊娠期与哺乳期的女性，应增加食物铁的补充，必要时可考虑预防性补充铁剂，特别是妊娠期的妇女，每天可口服元素铁 10~20mg,

3.相关疾病的预防和治疗不仅是缺铁性贫血治疗的关键，也是预防缺铁性贫血的重点。特别是慢性胃炎、消化性溃疡、肠道寄生虫感染、长期腹泻、痔疮出血或月经量过多的患者。

（三）自我监测病情监测内容主要包括自觉症状（包括原发病的症状、贫血的一般症状及缺铁性贫血的特殊表现等)、静息状态下呼吸与心跳的频率变化、能否平卧、有无水肿及尿量变化等。一旦出现自觉症状加重,静息状态下呼吸、心跳频率加快、不能平卧、下肢水肿或尿量减少,多提示病情加重、重症贫血或并发贫血性心脏病,应及时就医。

二、再生障碍性贫血患者的护理

再生障碍性贫血(aplastic ancmia 简称再障),是由多种原因导致造血干细胞的数量减少和(或)功能异常而引起的一类贫血。外周血液中红细胞、中性粒细胞、血小板均明显减少。临床主要表现为进行性贫血、感染和出血。在我国 1986~1988 年再障发病率为 0.74/10 万人口,其中重型再障为 0.14/10 万人口,以青壮年居多,男性略高于女性。

【临床表现】

主要临床表现为进行性贫血、出血、感染,肝、脾、淋巴结多无肿大。依据 I 临床表现的严重程度和发病缓急将再障分为急性型和慢性型。

(一)急性再障(重型再障 I 型) 较少见。起病急、发展快,早期主要表现为出血与感染。随着病程的延长出现进行性贫血,伴有明显的乏力、头晕、心悸等。除严重的皮肤、黏膜出血外,内脏出血也相当常见,如消化道出血(呕血或血便)、持续阴道出血或月经量明显增多等,多数病例有眼底出血,甚至可发生颅内出血,常为患者死亡的主要原因之一。皮肤、黏膜反复感染,常波及内脏,以肺炎、败血症常见,治疗困难,感染不易控制。若不经治疗,患者多在 6~12 个月内死亡。

(二)慢性再障较多见。起病缓慢,病程长,多以贫血为主要表现,感染、出血较轻,经恰当治疗病情可缓解或治愈,预后相对较好。少数病例病情恶化,表现同急性再障,预后极差。

【护理措施】

(一)心理护理首先要与患者及其家属建立信任关系,了解患者的想法,鼓励患者讲出关心的问题。向患者及家属讲解有关用药知识,说明雄激素类药物是治疗慢性再障较有效的药物,但需要 2~3 个月才见效;介绍有关不良反应,如面部痤疮、毛发增多、声音变粗、女性闭经、乳房缩小、性欲增加等,说明病情缓解后逐渐减药,不良反应会消失。帮助患者认识不良心理状态对身体康复不利,在病情允许的情况下,鼓励患者学会自我护理,适当进行户外活动,增加适应外界的能力。同时鼓励患者要与亲人、病友多交谈,争取社会支持系统的帮助,减少孤独感,增强康复的信心,积极配合治疗。

(二)用药护理丙酸睾酮为油剂,不易吸收,常可形成硬块,甚至发生无菌性坏死。故需深部缓慢分层肌内注射,并注意轮换注射部位,经常检查局部有无硬结,发现硬结及时理疗,以促进吸收和防止感染。嘱患者经常用温热水洗脸,不要用手抓痤疮,以预防感染。司坦唑、达那唑对肝脏有损害,治疗过程中应定期检查肝功能。ATC 和 ALC 治疗可出现超敏反应、出血加重和血清病（如猩红热样皮疹、发热、关节痛）等不良反应，用药期间应注意保护性隔离，预防出血和感染，密切观察患者有无药物的不良反应出现。定期监测血红蛋白、白细胞总数及网织红细胞计数，通常药物治疗 1 个月左右网织红细胞开始上升，接着血红蛋白升高，经 3 个月后红细胞开始上升，而血小板上升需要较长时间。

【健康教育】

（一）向患者及其家属说明该病治疗周期长，获效后也要坚持较长时期的维持巩固。故良好的生活护理极为重要，为患者创造一个清洁卫生、愉悦氛围的环境，有利于疾病的恢复。

（二）指导患者学会自我照顾，如注意个人卫生和饮食卫生，切忌在外购买不净熟食，瓜果宜洗净削皮后食用，饮食要清淡、营养；学会调理情绪，保持心情舒畅；适当参加户外活动，如散步、打太极拳，注意劳逸结合；注意保暖，避免受凉；按时服药；避免外伤，以及防治出血的简单方法等。

（三）介绍本病的常见原因，说明药物需在医生指导下使用，平日不可随便用药，特别是对造血系统有害的药物，如氯霉素、硝胺、保泰松、安乃近、阿司匹林等。坚持按医嘱治疗再障，定期门诊复查血象，以便了解病情变化。

（四）因职业关系长期接触毒物，如放射性物质、农药、苯及其衍生物的人员，应让他们对工作环境的危害有所认识，以便提高自我保护意识及能力，作好防护工作，严格遵守操作规程，加强营养，定期检查血象。

三、溶血性贫血患者的护理 溶血性贫血（hcmolytic ancmia，HA）是指红细胞寿命缩短、破坏加速而骨髓造血代偿功能不足时所发生的一组贫血。临床表现主要有：贫血、黄疸、脾大、网织红增高及骨髓中红系造血细胞代偿性增生。骨髓相当于正常造血能力 6~8 倍的代偿潜力。当红细胞破坏增加而骨髓造血功能足以代偿时，可以不出现贫血，称为溶血性疾病。我国溶血性贫血的发病率占贫血的 10%~15%，个别类型的溶血性贫血具有较强的民族或区域性分布的特点。

【临床表现】

溶血性贫血的临床表现主要与溶血过程持续的时间和溶血的严重程度有关。

（一）急性溶血起病急骤，突发寒战，随后出现高热、腰背与四肢酸痛、头痛、呕吐、酱油样尿（血红蛋白尿）和黄疸等。这是由于短期内大量血管内溶血，其分解代谢产物对机体的毒性作用所致。严重者还可发生周围循环衰竭、急性肾衰竭。见于异型输血时。

（二）慢性溶血起病缓慢，症状较轻，以贫血、黄疸、脾大为特征。由于长期高胆红素血症，可并发胆石症和肝功能损害。

溶血性黄疸主要与血中游离胆红素浓度增高有关，皮肤多呈柠檬黄色，不伴皮肤瘙痒。有无黄疸及其严重程度取决于溶血的速度与严重度，以及肝脏摄取、转换游离胆红素的能力。

【实验室检查】

（一）一般实验室检查可确定是否为溶血。

1.血象红细胞计数和血红蛋白浓度有不同程度的下降；网织红细胞比例明显增加，甚至可见有核红细胞。

2.尿液检查急性溶血的尿液颜色加深，可呈浓茶样或酱油样色；尿胆原呈强阳性而尿胆素呈阴性，这是溶血性黄疸的特殊表现，与体内单纯游离胆红素水平增高有关；血管内溶血的隐血试验可为阳性，甚至强阳性，但无镜下或肉眼血尿。

3.血清胆红素测定总胆红素水平增高，游离胆红素含量增高，结合胆红素/总胆红素<20%。

4.骨髓象骨髓增生活跃或极度活跃，以红系增生为主，可见大量幼稚红细胞，以中幼和晚幼细胞为主，形态多正常。

（二）其他检测

1.血浆血红蛋白检测正常血浆游离血红蛋白为 1~10mg/L，当大量溶血时，主要是急性血管内溶血，可高达 1000mg/L 以上。

2.血清结合珠蛋白降低血管内溶血时，结合珠蛋白与游离血红蛋白结合，使血清中结合珠蛋白降低。

3.含铁血黄素尿阳性多见于慢性血管内溶血。若为急性血管内溶血，需经几天后含铁血黄素尿测定才阳性，并可持续一段时间。

4.红细胞寿命测定红细胞寿命缩短是诊断溶血最可靠的指标。可用于一般检查未能确定的早期轻症患者、溶血严重程度的估计、溶血原因的鉴别等。正常值为 25~32 天，溶血性贫血患者常<15 天。

5.血红蛋白尿一般血浆中游离血红蛋白量超过 1300mg/L 时，可出现血红蛋白尿。

【护理措施】

（一）饮食护理避免进食一切可能加重溶血的食物或药物，鼓励患者多喝水、勤排尿，促进溶血后所产生的毒性物质排泄，同时也有助于减轻药物引起的不良反应，如环磷酰胺引起的出血性膀胱炎。

（二）用药护理遵医嘱正确用药，并注意药物不良反应的观察与预防，如应用糖皮质激素应注意预防感染；应用环孢素应定期检查肝、肾功能等。

（三）输液和输血的护理遵医嘱静脉输液，以稀释血液中因溶血而产生的毒物，增加尿量，促使毒物迅速排出体外。若需输血，血液取回后应立即输注，不宜久置或加温输入，因血液温度超过 37℃时会造成红细胞变形、破坏而致溶血。输血前，应认真核对配血单床号、姓名、血型、Rh 因子、血量及血液成分；输血时，必须严格执行操作规程；严密观察病情，及时发现各种不良反应，并协助医生处理。

（四）病情监测密切观察患者的生命体征、神志、自觉症状的变化，注意贫血、黄疸有无加重，尿量、尿色有无改变，记录 24h 出入量。及时了解实验室检查的结果，如血红蛋白浓度、网织红细胞计数、血清胆红素浓度等。一旦出现少尿甚至无尿，要及时通知医生，并做好相应的救治准备与配合。

【健康教育】

（一）疾病知识教育结合患者的具体情况，简介疾病的有关知识，如病因、主要表现、治疗与预防的方法等。告知患者及其家属，许多溶血性贫血病因未明或发病机制不清，尚无根治的方法，故预防发病很重要，使患者增强预防意识，减少或避免加重溶血的发作。

（二）预防溶血的发作或加重如已明确为化学毒物或药物引起的溶血，应避免再次接触或服用。加强输血管理，预防异型输血后溶血。阵发性睡眠性血红蛋白尿患者忌食酸性食物和药物，如维生素 C、阿司匹林、苯巴比妥、磺胺等，还应避免精神紧张、感染、过劳、妊娠、输血及外科手术等诱发因素。葡萄糖-6-磷酸脱氢酶缺乏者禁食蚕豆及其制品和氧化性药物，如奎宁、磺胺、呋喃类、氯霉素、维生素 K 等。对伴有脾功能亢进和白细胞减少者，应注意个人卫生，预防各种感染。

（三）生活指导适宜的体育锻炼有助于增强体质和抗病能力，但活动量以不感觉疲劳过度，保证充足的休息和睡眠。溶血发作期间应减少活动或卧床休息；注意保暖，避免受凉；多饮水、勤排尿；进食高蛋白、高维生素食物。

（四）自我监测病情主要是贫血、溶血及其相关症状或体征和药物不良反应的自我监测等，包括头晕、头痛、心悸、气促等症状、生命体征（特别是体温与脉搏），皮肤黏膜有无苍白与黄染，有无尿量减少和浓茶样或酱油样尿等。上述症状或体征的出现或加重，均提示有溶血发作或加重的可能，要留取尿液标本送检，及时向医生护士汇报或到医院就诊。

（五）疾病预防指导对相关疾病的高发区或好发人群或有相关遗传性疾病家族史者，如在我国葡萄糖-6-磷酸脱氢酶缺乏症多见于广西、海南、云南傣族和广东的客家人；地中海贫血则以华南与西南地区较为多见，男女双方婚前均应常规进行相关筛查性检查；建议有遗传性溶血性贫血或发病倾向的患者在婚前、婚后应进行与遗传学相关的婚育咨询，以避免或减少死胎及溶血性疾病患儿的出生。对蚕豆病高发区应广泛进行卫生宣传，做好指导预防工作。

第二节　血友病患者护理精要

【概述】

血友病（hcmophilia）是一组遗传性凝血功能障碍的出血性疾病，包括：①血友病 A：即因子Ⅷ（又称遗传性抗血友病球蛋白，AHG）缺乏症；②血友病 B：即因子Ⅸ（又称血浆凝血活酶成分，PTC）缺乏症；③遗传性 FXI（又称血浆凝血活酶前质，PTA）缺乏症。这一组疾病并不罕见，其发病率为 5~10/10 万，以血友病 A 较为常见。其共同特点为终身轻微损伤后有长时间出血的倾向。

【临床表现】

（一）出血是血友患者最主要的临床表现，其中以血友病 A 最为严重，血友病

B 次之，遗传性 FXI 缺乏症最轻。其特点为自发性或轻微创伤后出血不止。手术伤口的延迟出血，可危及患者的生命。出血部位以皮下软组织及肌肉出血最常见，关节腔内出血（主要是负重关节）次之，内脏出血较少见，一旦出现后果严重，颅内出血是患者死亡的主要原因。肌肉及关节腔内出血是血友患者的特征。前者以下肢、前臂和臀部肌肉出血常见，多伴有局部血肿形成；后者反复出现，可因关节腔内积血吸收不完全而机化或刺激滑膜增生，最终导致关节纤维化，表现为关节强直、僵硬、畸形而致残。

（二）血肿压迫的表现血肿形成造成周围组织受压，可出现局部肿痛、麻木、肌肉萎缩；颈部、咽喉部软组织出血及血肿形成，压迫或阻塞气道，可引起呼吸困难甚至窒息。

【实验室检查】

血友病甲、乙、丙实验室检查的共同特点是：①凝血时间延长（轻型者正常）；②凝血酶原消耗不良；③白陶土部分凝血活酶时间延长；④凝血活酶生成试验异常。出血时间、凝血酶原时间和血小板计数大致正常。

【护理措施】

（一）预防出血告诉患者不要过度负重或进行剧烈的接触性运动（拳击、足球、篮球）；不要穿硬底鞋或赤脚走路；使用刀、剪、锯等工具时，应小心操作，必要时佩戴防护性手套；尽量避免手术治疗，必须手术时，术前应根据手术规模大小常规补充足够量的凝血因子；尽量避免或减少各种不必要的穿刺或注射，必须时拔针后局部按压 5min 以上，直至出血停止；禁止使用静脉留置套管针，以免针刺点出血；注意口腔卫生，防龋齿；少食带骨刺的食物，以免刺伤口腔或消化道黏膜；遵医嘱用药，避免使用阿司匹林等有抑制凝血机制作用的药物。

（二）局部出血处理的配合按医嘱实施或配合止血处理，紧急情况下配合医师救治病人。对于咽喉部出血或血肿形成者，为避免血肿压迫呼吸道而引起窒息，应协助患者取侧卧位或头偏向一侧，必要时用吸引器将血吸出，并做好气管插管或切开的准备。一旦出现颅内出血，遵医嘱紧急输注凝血因子，配合做好其他抢救工作。

（三）正确输注各种凝血因子制品输全血者必须做好常规的核对工作.避免异型输血；凝血因子取回后，应立即输注。输注冷冻血浆或冷沉淀物者，输注前应将冷冻血浆或冷沉淀物置于 37℃温水（水浴箱）中解冻、融化，并以患者可耐受的速度快速输入。输注过程中密切观察有无输血反应。

（四）用药护理快速静注 DDAVP 可出现心率加快、颜面潮红、血压升高、少尿及头痛等不良反应，密切观察，必要时配合医生对症处理。

（五）病情观察监测患者出血情况的变化，判断疗效，及时发现急重症患者，为有效救治、挽救患者的生命赢得时间。观察内容包括患者的自觉症状、不同部位出血的主要表现等。

（六）评估关节腔出血与病变经常评估关节外形、局部有无压痛、关节活动能力有无异常等，以判断关节病变处于急性出血期、慢性炎症期还是已发生纤维强直。急性期局部可有红、肿、热、痛及功能障碍；慢性炎症期多与关节反复出血或积血吸收不完全，刺激局部产生持续性炎症反应有关，可表现为关节持续性肿胀及功能障碍；病情进一步发展可导致关节纤维强直、畸形以致功能丧失。

（七）关节康复训练针对病变关节进行科学合理的康复训练，是预防血友病患者发生关节失用的重要措施，应向患者及其家属解释康复训练的目的、意义、主要方法、注意事项与配合要求等。急性期为避免出血加重、促进关节腔内出血的吸收，应予局部制动并保持肢体功能位；在肿胀未完全消退、肌肉力量未恢复之前，切勿使患肢负重，适当增加卧床时间，避免过早行走，预防反复的关节腔出血；指导患者进行股四头肌收缩功能训练，以利局部肌力的恢复。在关节腔出血控制后，可帮助患者循序渐进地进行受累关节的被动或主动活动，可给予理疗以促进受累关节功能的康复。

【健康教育】

（一）疾病知识教育　目的在于充分调动患者及其家属的主观能动性，积极主动地配合治疗和康复。首先要向患者及其家属介绍疾病的原因、遗传特点、主要表现、诊断与治疗的主要方法与预防等。说明本病为遗传性疾病，需终身治疗，并应预防出血的发生，为患者提供有关血友病社会团体的信息，鼓励患者及其家属参与相关的社团及咨询活动，通过与医护人员或患者之间的信息交流，相互支持：共同应对这一慢性病给患者带来的困难与烦恼。预防出血的发生有效的预防是避免血友病患者出血或出血病情恶化的重要手段。详见本节有关内容。

（二）自我监测病情包括出血症状与体征的自我监测，如碰撞后出现关节腔出血的表现、外伤后伤口的渗血情况等。一旦发生出血，常规处理效果不好或出现严重出血，均应及时就医。预防出血的发生，有效的预防是避免血友病患者出血或出血病情恶化的重要手段。详见本节有关内容。

（三）出血的应急措施包括常见出血部位的止血方法，详见本节护理措施的有关内容。有条件者可教会患者注射凝血因子的方法，以在紧急情况下应急处理严重出血。告诉患者若需外出或远行，应携带写明血友病的病历卡，以备发生意外时可得到及时的处理。

（四）预防疾病指导重视遗传咨询、婚前检查和产前诊断，是减少血友病发病率的重要措施。对于有家族史的患者，婚前应常规进行血友病的遗传咨询。重视婚前检查，不但可发现血友病患者，更重要的是发现血友病基因的女性携带者。血友病患者及女性携带者不宜婚配，否则应避免生育，以减少本病的遗传。为了减少血友病患儿的诞生，女性携带者均应进行产前诊断，一般可于妊娠第13~16周进行羊水穿刺，确定胎儿性别及基因表型，以明确是否为胎儿血友病，决定是否终止妊娠。

第三节 白血病患者护理精要

一、急性白血病患者的护理

急性白血病（acute leukcmia）是骨髓中异常的原始细胞（白血病细胞）大量增殖并浸润各器官、组织，使正常造血受抑制。主要表现为肝脾和淋巴结肿大、贫血、出血及继发感染等。

【临床表现】

起病急缓不一。急者可以是突然高热或明显出血倾向。缓者常为脸色苍白、疲乏或轻度出血。少数患者因皮肤紫癜、月经过多或拔牙后出血不止而就医才发现。本病主要表现为贫血、出血、发热和感染，以及各器官浸润等症状和体征。

（一）发热 发热为本病常见症状，多数患者以发热为早期表现，可低热，亦可高热达 39%~40% 以上，常伴有畏寒、出汗。白血病本身可以发热，但较高的发热往往提示有继发感染，常见有口腔炎、牙龈炎、咽峡炎以及肺部感染、肛周炎、肛旁脓肿，严重时可致菌血症或败血症。感染的主要原因是由于成熟粒细胞缺乏，其次是人体免疫力降低。患者免疫功能缺陷也可引起病毒感染，如带状疱疹等。

（二）出血 约 40% 的白血病患者以出血为早期表现。出血可发生在全身各部位，皮肤淤点、淤斑、鼻出血、牙龈出血、女患者月经过多、子宫出血常见。急性早幼粒白血病并发 DIC 而出现全身广泛出血。眼底出血可致视力障碍，严重时发生颅内出血，常导致死亡。

（三）贫血 常为首发症状，随病情发展贫血呈进行性发展。

（四）器官和组织浸润的表现

1.肝脾、淋巴结肿大白血病细胞浸润多发生在肝脾，以急淋白血病为多见，表现为轻到中度的肝脾大，表面光滑，偶伴轻度触痛。淋巴结轻到中度肿大，无压痛，尤以急淋白血病多见，纵隔淋巴结肿大常见于 T 细胞急淋白血病。

2.骨骼和关节胸骨下端局部压痛较为常见，提示骨髓腔内白血病细胞过度增生。常有明显骨痛和四肢关节疼痛，尤以儿童多见。

3.皮肤及黏膜浸润 白血病细胞浸润可使牙龈增生、肿胀，皮肤出现皮肤粒细胞肉瘤、弥漫性斑丘疹、皮下结节、多形红斑、结节性红斑等。

4.中枢神经系统白血病可发生在疾病的各个时期，但多数患者的症状出现较晚，常发生在缓解期，以急淋白血病最常见，儿童患者尤甚。其主要表现为头痛、头晕，重者有呕吐、颈项强直，甚至抽搐、昏迷，患者脑脊液压力增高，但不发热。

5.其他部位眼部常见白血病细胞浸润眼眶骨膜，可引起眼球突出、复视或失明。睾丸受浸润时多表现为一侧无痛性肿大，常见于急淋白血病化疗缓解后的男性幼儿或青年。

【护理措施】

（一）饮食护理与休息给予高热量、高蛋白、高维生素饮食，保证足够的营养。食欲差者可少量多餐，嘱家属给患者准备爱吃的水果和饭菜，同时保证每日充足的饮水量。保证充足的睡眠，适当限制活动量，减少体力消耗。

（二）病情观察注意患者有无恶心、呕吐、头痛、心悸等，观察体温、脉搏，口鼻有否出血，肝脾大小及血象、骨髓象变化。记出入量。

（三）预防感染实行保护性隔离，化疗药物的作用不仅是杀伤白血病细胞，正常细胞同样要受到杀伤。因此患者在诱导缓解期间很容易发生感染，此时最好行保护性隔离，若无层流室则置患者于单人病房，保证室内空气新鲜，定时空气和地面消毒，谢绝探视以避免交叉感染。加强口腔、皮肤及肛周护理。若患者生命体征显示有感染征象，应协助医生做血液、咽部、尿液、粪便和伤口分泌物的培养。一旦有感染，遵医嘱用强有力的抗生素，常用头孢类第三代药物，如先锋必（头孢哌酮）、菌必治（头孢曲松）及复达欣（头孢他啶）等。

（四）心理护理

1.评估患者不同时期的心理反应护士应了解白血病患者不同时期的心理反应。未确诊的患者主要表现为由怀疑而引起的焦虑。一旦确诊，多数患者会背上不治之症的沉重包袱，由此产生强烈的恐惧、焦虑、忧伤、悲观失望等负性情绪，甚至企图轻生。随着治疗的进行，患者感觉好转，恐惧感逐渐消失，希望感增加，此时可较坦然地正视自己的疾病，但由于病情时好时坏，经常反复，患者情绪易激动，遇小事易发怒，常感孤独等。根据不同时期的心理反应，进行针对性的护理。

2.帮助患者认识不良的心理状态对身体的康复不利 说明长期情绪低落、焦虑、抑郁等可造成内环境的失衡，并引起食欲下降、失眠、免疫功能低下，反过来加重病情，对康复极为不利。

3.指导患者和家庭成员正确对待疾病护士应倾听患者诉说，了解其苦恼，采取多种形式因势利导，做好科普宣传。建立社会支持网，嘱家属亲友给患者物质和精神的，支持与鼓励，或组织病友之间进行养病经验的交流，向患者介绍已缓解的典型病例，并可请一些长期生存的患者进行现身说法，帮助患者克服恐惧心理。脱发对患者的心理影响很大，常常损伤患者的自尊和自信心，对易引起脱发的药物，化疗前给患者说明，可鼓励患者佩带假发，冬季外出时可戴帽。帮助患者建立良好生活方式，化疗间隙期坚持每天适当活动、散步、打太极拳，饮食起居规律，保证充足的休息、睡眠和营养，根据体力做些有益的事情，使患者感受到生命的价值，提高生存的信心。

（五）注意观察化疗药物的副作用

1.局部血管反应及护理某些化疗药物，如柔红霉素、氮芥、阿霉素、长春新碱等对组织刺激性大，多次注射常会引起静脉周围组织炎症，如注射的血管出现条索状的红斑、触之温度较高、有硬结或压痛，炎症消退后，注射的血管因内膜增生而狭窄，严重的可有血管闭锁。若注射时药液渗漏，会引起局部组织坏死。这不仅严重妨碍化疗药物的顺利输入，也为患者今后的治疗和抢救设置了障碍，故化疗时应注意。

(1) 合理使用静脉血管，选择静脉应注意：先远端静脉后近端静脉，逐步向上移行，四肢静脉应有计划地交替使用，避免使用无弹性的静脉。若药物刺激性强、剂量大时，宜选用大血管注射。强调熟练的静脉穿刺技术，避免穿透血管，注毕轻压血管数分钟，以防药液外渗或发生血肿。

(2) 静脉穿刺后先用生理盐水输注，确定针头在静脉内后方能注入药物，药物输完后再用生理盐水 10~20mL 冲洗后拔针，以减轻药物对局部组织的刺激。

(3) 输注时疑有或发生外渗，立即停止注入，不要拔针，由外渗部位抽取 3~5mL 血液以除去一部分药液，局部滴入生理盐水以稀释药液后拔针，局部冷敷后再用 25%MgSO$_2$ 湿敷或中药"六合丹"外敷，亦可用普鲁卡因局部封闭。发生静脉炎症时处理同药液外渗，伴有全身发热或条索状红线迅速蔓延时，可采用治疗紫外线灯照射，每日 1 次，每次 30min。

2.骨髓抑制的护理大剂量化疗药物的使用可引起严重的骨髓抑制，给患者带来不良后果。多数化疗药抑制骨髓至最低点的时间为 7~14 天，恢复时间为之后的 5~10 天，因此从化疗开始到停止化疗后 2 周内应加强预防感染和出血的措施。化疗中必须定期查血象，每次疗程结束必要时做骨髓穿刺，以便观察疗效及骨髓受抑制情况。无论肌注、口服或静脉给药的药物剂量必须反复核对。护理人员在操作时最好戴清洁的橡皮手套，以免不慎将药液沾染皮肤而影响自身健康。

3.消化道反应的护理许多化疗药物可引起恶心、呕吐、纳差等反应。消化道反应出现的时间和反应程度除与化疗药物的种类有关外，常有较大的个体差异。患者一般第一次用药时反应较重，以后逐渐减轻；用药后 1~3h 出现恶心、呕吐，症状持续数小时到 24h 不等；体质弱者症状出现较早，反应程度较重。消化道反应给患者带来的最大损害是体能的消耗，常在化疗后有明显的消瘦和体重下降，机体抵抗力减低。故化疗期间应给患者提供安静、舒适、通风良好的休息环境，避免不良刺激。饮食要清淡、可口，以半流食物为主，少量多餐，避免产气、辛辣和高脂食物，进食前后休息一段时间。当患者恶心、呕吐时不要让其进食，及时清除呕吐物，保持口腔清洁。必要时，遵医嘱在治疗前 1~2h 给予止吐药物，根据药物的药理作用每 6~8h 给药一次，维持 24h 血药浓度，可有效减轻恶心、呕吐反应。

4.肝肾功能损害的防护巯嘌呤、甲氨蝶呤、左旋门冬酰胺酶对肝功能有损害作用，用药期间应观察患者有无黄疸，并定期监测肝功能。环磷酰胺可引起血尿，输注期间应保证输液量，鼓励患者多饮水，观察小便的量和颜色，一旦发生血尿，应停止使用，同时检查肾功能。

5.其他副作用的护理长春新碱可引起末梢神经炎而出现手足麻木感，停药后可逐渐消失。柔红霉素、阿霉素、三尖杉酯碱类药物可引起心肌及心脏传导损害，用药前、后要监测患者心率、心律及血压，药物要缓慢静滴，速度 40 滴/min，注意观察患者面色和心率，以患者无心悸为宜。某些化疗药物可引起脱发，如环磷酰胺、顺铂等，应加强心理护理。为减轻脱发，可在注射药物前 10min 戴冰帽，至药物注射完毕后 30~40min 脱下，以使头皮血管收缩，减少头皮血流灌注，有效控制药物对毛囊的作用。

6.鞘内注射化疗药物的护理推注药物宜慢，注毕去枕平卧 4~6h，注意观察有无头痛、发热等反应。

【健康教育】

（一）心理指导向患者及其家属说明白血病是骨髓造血系统肿瘤性疾病，虽然难治，但目前治疗进展快、效果好，应树立信心。家属应为白血病患者创造一个安全、安静、舒适和愉悦宽松的环境，使患者保持良好的情绪状态，有利于疾病的康复，说明坚持每月巩固强化治疗可延长急性白血病的缓解期和生存期。

（二）活动与饮食指导缓解期应保持良好的生活方式，生活要有规律，保证充足的休息和睡眠，每天睡眠时间保证 8~10h。适当进行健身活动，如散步、体操、慢跑，游泳、太极拳等，以提高抗病能力，减少复发。饮食应富含营养，清淡、少刺激、避免辛辣的食物。

（三）预防感染和出血的指导注意个人卫生，少去人群拥挤的地方，注意保暖，避免受凉，经常检查口腔、咽部有无感染，学会自测体温，勿用牙签剔牙、用手挖鼻孔，避免创伤等。定期门诊复查血象，发现出血、发热及骨、关节疼痛要及时去医院检查。

（四）用药指导指导患者按医嘱用药，不要使用对骨髓造血系统有损害的药物和含苯的染发剂等。

（五）长期接触放射性核素或苯类化学物质的工作人员，必须严格遵守劳动保护制度。

二、慢性白血病患者的护理

慢性白血病按细胞类型分为慢性粒细胞白血病、慢性淋巴细胞白血病、慢性单核细胞白血病 3 型。我国以慢性粒细胞白血病多见，慢性淋巴细胞白血病较少见，慢性单核细胞白血病罕见。

慢性粒细胞白血病　慢性粒细胞白血病（CmL，简称慢粒）是一种造血干细胞恶性骨髓增殖性疾病。病程发展较缓慢，外周血粒细胞显著增多且不成熟，脾明显肿大，甚至可达巨脾。本病各年龄组均可发病，以中年最多见，男性略多于女性。整个病程可分为三期：慢性期（稳定期），加速期（增殖期）和急性变期。大多数患者因急性变而死亡。

【临床表现】

（一）慢性期起病缓，可持续 1~3 年，早期常无自觉症状，随病情发展可出现乏力、低热、多汗或盗汗、体重减轻等代谢亢进的表现。大多数患者可有胸骨中下段压痛。巨脾为最突出的体征，并可引起左上、中腹明显的坠胀感。初诊时脾大可达脐平面，甚至到盆腔，质硬，表面平滑，无压痛。但如发生脾梗死，则可突发局部剧烈疼痛和明显压痛。半数患者肝中度肿大，浅表淋巴结多无肿大。

（二）加速期起病后 1~4 年间 70%的慢粒患者进入加速期，主要表现为原因不明的高热、虚弱、体重下降，脾迅速肿大，骨、关节痛以及连渐出现贫血、出血。白血病细胞对原来有效的药物发生耐药。

（三）急性变期加速期历时几个月到 1~2 年，即进入急变期，急变期表现与急性白血病类似，多数为急粒变。

【实验室检查】

（一）外周血象白细胞明显增高，常超过 $20 \times 10^9/L$，疾病晚期可高达 $100 \times 10^9/L$ 以上。血片中可见各阶段的中性粒细胞，以中性中幼、晚幼和杆状核粒细胞为主，且数量显著增多。疾病早期血小板多在正常水平，部分患者增多；晚期血小板逐渐减少，并出现贫血。

（二）骨髓象骨髓增生明显或极度活跃。以粒细胞为主，其中中性中幼、晚幼和杆状核细胞明显增多；原粒细胞<10%；嗜酸、嗜碱性粒细胞增多；红系细胞相对减少；巨核细胞正常或增多，晚期减少。

（三）染色体检查 90%以上的慢粒白血病患者血细胞中出现 Ph 染色体。

（四）中性粒细胞碱性磷酸酶（NAP）活性减低或呈阴性反应。治疗有效时 NAP 活性可以恢复，疾病复发时又下降，并发细菌性感染时可略增高。

（五）血液生化血清及尿中尿酸浓度增高，与化疗后大量白细胞破坏有关。此外，血清维生素 B12 浓度及维生素 B2 结合力显著增加。

【护理措施】

（一）疼痛的护理

1.病情观察每天测量患者脾的大小、质地并做好记录。注意脾区有无压痛，观察有无脾栓塞或脾破裂的表现。脾栓塞或脾破裂时，患者突感脾区疼痛，发热、多汗以至休克，脾区拒按，有明显触痛，脾可进行性肿大，脾区可闻及摩擦音，甚至出现血性腹水。

2.缓解疼痛置患者于安静、舒适的环境中，减少活动，尽量卧床休息，并取左侧卧位，以减轻不适感。

3.饮食指导 患者进食宜少量多餐，以减轻腹胀，尽量避免弯腰和碰撞腹部，以避免脾破裂。

（二）预防尿酸性肾病

1.病情观察化疗期间观察患者尿量的变化或记录 24h 出入量；定期进行白细胞计数、血尿酸水平、尿常规和肾功能等检查。一旦出现少尿或无尿时及时报告医生，协助做好急性肾衰竭的救治。

2.保证足够的尿量鼓励患者多饮水，化疗期间每天饮水量 3000mL 以上，遵医嘱 24h 持续静脉补液，保证每小时尿量>150mL，以利于尿酸和化疗药降解产物的稀释和排泄，减少对下尿路的化学刺激。

3.用药护理遵医嘱预防性服用别嘌醇和碳酸氢钠，以抑制尿酸的生成和碱化尿液，减少尿酸结晶的析出。在化疗给药前后遵医嘱给予利尿剂，以促进尿酸的稀释与排泄。注射化疗药后，最好每半小时排尿 1 次，持续 5h，就寝前排尿 1 次。

（三）饮食护理 由于患者体内白血病细胞数量多，基础代谢率增加，每天所需的热量也相应增加。因此，应给患者提供高热量、高蛋白、高维生素、易消化吸收的饮食。

（四）休息与活动 慢性期病情稳定后，患者可工作和学习，适当锻炼，但不可过劳。生活要有规律，保证充足的休息和睡眠。

【健康教育】

（一）用药指导 慢性期的患者必须主动配合治疗，以延长慢性期，减少急性变的发生。对长期应用 a-干扰素和伊马替尼治疗的患者，应注意药物不良反应，干扰素的常见不良反应为畏寒、发热、疲劳、恶心、头痛、肌肉及骨骼疼痛、骨髓抑制以及肝、肾功能异常等，故应定期查肝、肾功能及血象。伊马替尼最常见的非血液学不良反应有恶心、呕吐、腹泻、肌肉痉挛、水肿、皮疹，但一般症状轻微；血象改变较常见，可出现粒细胞缺乏、血小板减少和贫血，故应定期查血象，严重者需减量或暂时停药。

（二）自我监测 出现贫血加重、发热、腹部剧烈疼痛，尤其是腹部受撞击可疑脾破裂时，应立即到医院检查。

慢性淋巴细胞白血病

慢性淋巴细胞白血病（chronic lymphoblastic leukcmia，CLL，简称慢淋）是由于单克隆性小淋巴细胞存活时间延长、蓄积浸润骨髓、血液、淋巴结和其他器官，最终导致正常造血功能衰竭的低度恶性疾病。这类细胞形态上类似成熟淋巴细胞，实质上是一种免疫学不成熟、功能不全的细胞。慢淋白血病细胞绝大多数为 B 细胞性，T 细胞性较少。在欧美国家较常见，本病在我国及亚洲地区较少见。90%以上的患者在 50 岁以上发病，男性略多于女性。

【临床表现】

起病缓慢，多无自觉症状，淋巴结肿大常为就诊的首要原因，以颈部、腋下、腹股沟淋巴结肿大为主。肿大的淋巴结无压痛、较坚实、可移动。偶有纵隔淋巴结及腹膜后、肠系膜淋巴结肿大而引起相应的症状，50%~70%患者有肝、脾轻至中度肿大。早期可出现疲乏、无力，随后出现食欲减退、消瘦、低热和盗汗等，晚期免疫功能减退，易发生贫血、出血、感染，尤其是呼吸道感染。T 细胞慢淋白血病可出现皮肤增厚、结节以至全身红皮病等。约 8%患者可并发自身免疫性溶血性贫血。

【实验室检查】

（一）血象 外周血象淋巴细胞持续增多，白细胞计数>10×10⁹/L，淋巴细胞占50%以上，晚期可达 90%，以小淋巴细胞为主。晚期血红蛋白、血小板减少，发生溶血时贫血明显加重。

（二）骨髓象骨髓增生明显活跃。红系、粒系及巨核细胞均减少，淋巴细胞比例≥40%，以成熟淋巴细胞为主，可见幼稚淋巴细胞或不典型淋巴细胞，发生溶血时幼红细胞增多。

（三）免疫学检查约半数患者血清蛋白含量减少。淋巴细胞具有单克隆性。绝大多数病例的淋巴细胞为 B 淋巴细胞，20%患者抗人球蛋白试验阳性，晚期 T 细胞功能障碍。

（四）染色体细胞遗传学约 50%~80%患者出现染色体异常。部分患者出现基因突变或缺失。

【健康教育】

（一）休息和饮食指导见"慢性粒细胞白血病"的护理。

（二）用药指导向患者说明遵医嘱坚持治疗的必要性和重要性，长期应用干扰素者注意观察药物的不良反应，见"慢性粒细胞白血病"的健康指导。

（三）自我监测与随访的指导定期复查血象，出现出血、发热或其他感染迹象应及时就诊。预防感染和出血措施见"急性白血病"的护理。

第四节　淋巴瘤患者的护理

淋巴瘤（1ymphoma）是原发于淋巴结或其他淋巴组织的免疫系统的恶性肿瘤。淋巴瘤通常以实体瘤形式生长于淋巴组织丰富的组织器官中，以淋巴结、扁桃体、脾及骨髓等部位最易受累。组织病理学上将淋巴瘤分为霍奇金病（HD）和非霍奇金淋巴瘤（NHL）两大类。I 临床上以无痛性淋巴结肿大为特征，可伴发热、消瘦、盗汗、瘙痒等全身症状，晚期常有肝脾大及各系统受浸润表现，最后可出现恶病质。在我国，以 20~40 岁多见，约占 50%，男性高于女性，城市高于农村。死亡率为 1.5/10 万，居恶性肿瘤死亡的第 11~13 位。

【临床表现】

HD 多见于青年，儿童少见。NHL 可见于各年龄组，随年龄的增长而发病增多，男性较多见。由于病变部位和范围不同，淋巴瘤的临床表现很不一致。原发部位可在淋巴结，也可在结外的淋巴组织，如扁桃体、鼻咽部、胃肠道、骨骼等。结外淋巴组织原发病变多见于 NHL。

（一）淋巴结肿大多以无痛性的颈部或锁骨上淋巴结肿大为首发症状，其次是腋下、腹股沟等处的淋巴结肿大，以 HD 多见。肿大的淋巴结可以活动，也可相互粘连，融合成块，触诊有软骨样的感觉。深部淋巴结，如纵隔、腹膜后、腹腔等淋巴结肿大可引起压迫邻近器官的症状，如纵隔淋巴结肿大可致咳嗽、胸闷、气促、肺不张及上腔静脉压迫综合征等；腹膜后淋巴结肿大可压迫输尿管，引起'肾盂积水等。

（二）全身症状 30%~50%的 HD 患者有不明原因的持续或周期性发热，发热后常有盗汗、疲乏及消瘦。在 NHL，这些症状仅见于晚期或病变弥散者。部分 HD 患者有局部或全身皮肤瘙痒，亦可发生带状疱疹。NHL 较常见皮下结节、浸润性斑块等。

（三）全身各组织器官受累脾大不常见。肝受累可引起肝大和肝区疼痛，少数可发生黄疸。胃肠道和肾损害以 NHL 为多见，出现腹痛、腹泻、肿块、肾肿大、高血压、尿素氮潴留等。还可见肺实质浸润，胸腔积液，脑膜脊髓浸润，骨髓（胸、腰椎常见）损害，骨髓浸润及口、鼻咽部等处受累。

【护理措施】

（一）向患者及家属讲述有关疾病的知识和治疗要点，化疗、放疗的不良反应等。说明近几年由于治疗方法的改进，使淋巴瘤缓解率大大提高，鼓励患者坚持来院放疗、化疗，并与医护人员积极配合，克服治疗中的不良反应。

（二）缓解期或全部疗程结束后，要保证充分休息、睡眠，加强营养，心情舒畅，适当参与室外锻炼，如散步、打太极拳、下象棋、体操、慢跑等，以提高机体免疫力。注意个人卫生和饮食卫生，勤洗澡更衣，防感染发生。冬天注意保暖，防止受凉感冒。

（三）身体不适，如疲乏无力、发热、盗汗、消瘦、咳嗽、气促、腹痛、腹泻、皮肤瘙痒以及口腔溃疡等，或发现肿块应及早就诊。

（四）局部皮肤护理照射区的皮肤在辐射作用下一般都有轻度损伤，对刺激的耐受性非常低，易发生二次皮肤损伤。故应避免局部皮肤受到热和冷的刺激，如不要使用热水袋、冰袋和用烫水洗澡；外出时避免阳光直接照射；不要用刺激性的化学物品，如肥皂、乙醇、油膏、胶布等。放疗期间应穿宽大、质软的纯棉或丝绸内衣，洗浴毛巾要柔软，洗澡时局部皮肤应轻擦，不可用力，减少对放射区皮肤的摩擦。保持局部皮肤的清洁干燥，防止皮肤破损。

（五）放射损伤皮肤的护理局部皮肤有发红、痒感时，应及早涂油膏以保护皮肤。如皮肤为干反应，表现为局部皮肤灼痛，可给予 0.2%薄荷淀粉或氢化可的松软膏外涂；如为湿反应，表现为局部皮肤刺痒、渗液、水疱，可用 2%甲紫、冰片蛋清、氢化可的松软膏外涂，也可用硼酸软膏外敷后加压包扎 1~2 天，渗液吸收后暴露局部；如局部皮肤有溃疡坏死，应全身抗感染治疗，局部外科清创，植皮。第五节 造血干细胞移植患者的护理

造血干细胞移植（hcmatopoietic stcm cell transplantation, HSCT）是指对患者进行全身照射、化疗和免疫抑制预处理后，将正常供体或白体的造血干细胞经血管输注给患者，使之重建正常的造血和免疫功能。

【护理】

（一）异体供者的心理护理 由于担心大量采集骨髓或提取外周造血干细胞时可能带来的痛苦和出现危险，以及其后对身体健康的影响，作为一向身体健康、少有

重大疾病就医和治疗经历的异体供者，当详细了解提取骨髓或外周血造血干细胞的全过程后，常出现紧张、恐惧和矛盾等心理，需及时给予解释和疏导。首先要崇尚捐献造血干细胞以拯救他人生命的人道主义行为，结合既往异体供者的健康实例和成功救治的病例，说明捐献造血干细胞的安全性及其价值意义；不要只是单纯介绍造血干细胞的采集过程，还需针对每个步骤的操作方法、目的、意义、注意事项与配合要求、可能出现的并发症及其预防和处理的方法等给予必要的解释和指导。此外，还可通过介绍医院现有的医疗设备和安全措施、医务人员的素质水平等，以进一步提高异体供者的安全感和信任感，减轻顾虑。

(二)患者入无菌层流室前的护理

1.无菌层流室的准备 无菌层流病房的设置与应用，是有效预防造血干细胞移植术后患者继发感染的重要保障之一。在粒细胞缺乏期间，严重感染主要来自细菌和真菌，将患者安置于100级空气层流洁净室内进行严密的保护性隔离，能有效地减少感染机会。使用前室内一切物品及其空间均需经严格的清洁、消毒和灭菌处理，并要在室内不同空间位置采样进行空气细菌学监测，完全达标后方可允许患者进入。

2.患者的准备

(1)心理准备 接受造血干细胞移植的患者需单独居住于无菌层流室内半个月至1个月，不但与外界隔离，而且多有较严重的治疗反应，患者极易产生各种负性情绪，如焦虑、恐惧、孤独、失望甚至绝望等。因此，需要帮助患者充分作好治疗前的心理准备。了解患者、家属对造血干细胞移植的目的、过程、可能的不良反应的了解程度，是否有充分的思想准备，患者的经济状况如何等；帮助患者提前熟悉环境：让患者提前熟悉医护小组成员，了解无菌层流室的基本环境、规章制度，有条件可在消毒灭菌前带患者进室观看，或对入室后的生活情景进行模拟训练，以解除其恐惧、陌生和神秘感；对自体造血干细胞移植的患者，应详细介绍骨髓或外周血干细胞采集的方法、过程、对身体的影响等方面的知识，消除患者的疑虑。

(2)身体准备 ①相关检查：心、肝、肾功能及人类巨细胞病毒检查；异体移植患者还需做组织配型、ABO血型配型等；②清除潜在感染灶：请口腔科、眼科、耳鼻喉科和外科（肛肠专科）会诊，彻底治疗或清除已有的感染灶，如龋齿、疖肿、痔疮等；胸片排除肺内感染、结核；③灭菌饮食；④肠道及皮肤准备：入室前3天开始服用肠道不易吸收的抗生素；入室前1天剪指（趾）甲、剃毛发、洁脐；入室当天沐浴后用0.05%氯己定药浴30~40min，再给予眼、外耳道、口腔和脐部清洁后，一穿换无菌衣裤后进入层流室，即时针对患者皮肤进行多个部位（尤其是皱褶处）的细菌培养，以作移植前对照。

(三)患者入无菌层流室后的护理

患者经预处理后，全血细胞明显减少，免疫功能也受到抑制，极易发生严重感染、出血，而层流室是通过高效过滤器使空气净化，但无灭菌功能，必须加强全环境的保护及消毒隔离措施，最大限度地减少外源性感染。

1.无菌环境的保持及物品的消毒

（1）对工作人员入室的要求　医护人员入室前应淋浴，穿无菌衣裤、戴帽子、口罩，用快速皮肤消毒剂消毒双手，穿无菌袜套、换无菌拖鞋、穿无菌隔离衣、戴无菌手套后才可进入层流室，每进入1间室更换1次拖鞋。入室一般1次不超过2人，避免不必要的进出，有呼吸道疾病者不能入室，以免增加感染的机会。医务人员入室应依患者病情和感染情况，先进极期无感染患者房间，最后进感染较重的房间，每进1间室必须更换无菌手套、隔离衣、袜套、拖鞋，以免引起交叉感染。

（2）对病室及物品的要求病室内桌面、墙壁、所有物品表面及地面每天用消毒液擦拭2次；患者被套、大单、枕套、衣裤隔天高压消毒；生活用品每天高压消毒。凡需递入层流室的所有物品、器材、药品等要根据物品的性状及耐受性，采用不同的方法进行消毒灭菌，无菌包均用双层包布，需要时打开外层，按无菌方法递入。

2.患者的护理

（1）生活护理各种食物（如饭菜、点心、汤类等）需经微波炉消毒后食用；水果需用0.5%氯己定浸泡15min后削皮方可进食。口腔护理，每天3~4次；进食前后用0.05%氯己定、3%碳酸氢钠交替漱口。用0.05%氯己定或0.05%碘伏擦拭鼻前庭和外耳道，0.5%庆大霉素或卡那霉素、0.1%利福平、无环鸟苷眼药水交替滴眼，每天2~3次。便后用0.05%氯己定擦洗肛周或坐盆；每晚用0.05%氯己定全身擦浴1次，女性患者每天冲洗会阴1次，以保持皮肤清洁。

（2）观察与记录严密观察患者的自觉症状和生命体征，注意口腔黏膜有无变化，皮肤黏膜及脏器有无出血倾向，有无并发症表现，准确记录24h出入量。

（3）成分输血的护理为促进HSCT的造血重建，必要时可根据病情遵医嘱输入全血、浓缩红细胞或血小板。为预防输血相关的GVHD，全血及血制品在输入前必须先经60CO照射，以灭活具有免疫活性的T淋巴细胞。

（4）用药护理　入室后患者继续口服肠道不吸收抗生素，药物需用紫外线消毒后服用（每片每面各照射15~30min）。在应用细胞刺激因子过程中要注意观察有无发热、皮疹、胸痛、全身肌肉、关节酸痛、头痛等表现，如有异常及时报告医生，给予对症处理。

（5）锁骨下静脉导管的应用与护理　每次应用前均应常规检查局部伤口情况，严格执行无菌操作和导管的使用原则，防止导管滑脱与堵塞。导管局部换药每周2~3次。封管用肝素30~100U/mL，血小板降低者禁用肝素，现临床上多采用正压接头，生理盐水封管。

（6）心理护理虽然患者及家属在治疗前已有一定的思想准备，但对治疗过程中可能出现的并发症仍有恐惧心理，常造成失眠、多虑等。另外，由于无菌层流室与外界基本隔绝，空间小，娱乐工具少，患者多有较强的孤独感。根据患者的兴趣和爱好提供经灭菌处理的书籍和音像设备，并利用对讲机让家属与患者适当对话，可以减轻患者的孤独感，提高对治疗的依从性。

（四）造血干细胞输注的护理

1.骨髓输注的护理包括异体骨髓输注和自体骨髓回输。

（1）异体骨髓输注异体骨髓在患者进行预处理后再采集供者的骨髓，采集后如果供受者 ABO 血型相合时，即可输入；如果 ABO 血型不合，要待处理后（如清除骨髓中的红细胞）方可输注。输注前应用抗过敏药物，如非那根 25mg 肌注、地塞米松 3~5mg 静注、速尿 20mg 静注，以利尿、预防肺水肿。输注时用无滤网的输液器由中心静脉导管输入，速度要慢，观察 15~20min 无反应再调整滴速，约 100 滴/分左右，一般要求在 30min 内将 300mL 骨髓输完，但需余少量（约 5mL）骨髓弃去，以防发生脂肪栓塞。同时经另一静脉通道同步输入适量鱼精蛋白，以中和骨髓液内的肝素，或根据骨髓输完后所用肝素总量，准确计算中和肝素所需鱼精蛋白的用量，再予输注，但输注速度不宜过快，以免出现低血压、心动过速和呼吸困难等。在输注骨髓过程中，应密切观察患者的生命体征和各种反应，有无肺水肿征兆等，若出现皮疹、酱油色尿、腰部不适等溶血现象应立即停止输入，并配合医生做好有关的救治工作。

（2）自体骨髓的回输 自体骨髓液在患者进行预处理前采集，采集后加入保护液放入 4℃冰箱内液态保存，一般于 72h 内待预处理结束后，提前取出于室温下放置 0.5~1h，再回输给患者。方法同异体骨髓输注。

2.外周血造血干细胞输注的护理

（1）自体外周血造血干细胞的回输为减少因冷冻剂或细胞破坏所引起的过敏反应，回输前 15~20min 应用抗过敏药，冷冻保存的造血干细胞需在床旁以 38.5~40℃恒温水迅速复温融化。解冻融化后的干细胞应立即用无滤网输液器从静脉导管输入，同时另一路静脉输等量鱼精蛋白以中和肝素。回输过程中为防止 PBSC 中混有红细胞而引起的血红蛋白尿，需同时静滴 5%碳酸氢钠和生理盐水、速尿和甘露醇，以维持足够的尿量，直至血红蛋白尿消失。此外，在患者能够耐受的情况下，应在 15min 内回输 1 袋 PBSC，回输 2 袋 PB-SC 之间需用生理盐水冲管，以清洗输血管道。

（2）异体外周血造血干细胞输注异体外周血造血干细胞移植同异体骨髓移植一样，患者预处理后再采集供者的外周血造血干细胞，采集后可立即输注给受者。但输注前先将造血干细胞 50~100mL 加生理盐水稀释到 200mL。余与自体外周血造血干细胞回输相同。

3.脐带血造血干细胞输注脐带血回输量较少，一般为 100mi 左右，因此要十分注意回输过程中勿出现漏液现象，一般采用手推注或微量泵推注。同时密切注意患者的心率变化，随时调整推注速度。

（五）移植后并发症的观察与护理

1.感染的预防与护理感染是 HSCT 最常见的并发症之一，也是移植成败的关键。感染率高达 60%~80%。感染可发生于任何部位，病原体可包括各种细菌、真菌与病毒。一般情况下，移植早期（移植后第 1 个月），多以单纯疱疹病毒、细菌（包括革兰阴性菌与阳性菌）和真菌感染较为常见；移植中期（移植后 2~3 个月），巨细胞病毒和卡氏肺囊虫为多；移植后期（移植 3 个月后），则要注意带状疱疹、水痘等病毒感染及移植后肝炎等。感染的主要原因有：①移植前预处理中使用大剂量化疗，造成了皮肤、黏膜和器官等正常组织损害，使机体的天然保护屏障破坏；②大剂量化疗和放疗破坏了机体的免疫细胞，此时中性粒细胞可降至零，机体免疫力极度低下；③移植中使用免疫抑制剂降低了移植物抗宿主反应的强度，但也进一步抑制了免疫系统对入侵微生物的识别和杀伤功能；④锁骨下静脉导管留置。

2.出血的预防与护理预处理后血小板极度减少是导致患者出血的主要原因，且移植后血小板的恢复较慢。因此要每天监测血小板计数，观察有无出血倾向。

3.GVHD 的预防与护理 GVHD 是异基因 HSCT 后最严重的并发症，由供者 T 淋巴细胞攻击受者同种异型抗原所致。急性 GVHD 发生在移植后 100 天内，尤其是移植后第 1~2 周，又称超急性 GVHD。主要表现为突发广泛性斑丘疹（最早出现在手掌、足掌、耳后、面部与颈部）、持续性厌食、腹泻（每天数次甚至数十次水样便，严重者可出现血水样便）、黄疸与肝功能异常等。100 天后出现的则为慢性 GVHD，临床表现类似自身免疫性表现，如局限性或全身性硬皮病、皮肌炎、面部皮疹、干燥综合征、关节炎、闭塞性支气管炎、胆管变性和胆汁淤积等。发生 GVHD 后治疗常较困难，死亡率甚高。单独或联合应用免疫抑制剂和清除 T 淋巴细胞是目前预防 GVHD 最常用的两种方法。依 GVHD 发生的严重程度不同，可采取局部用药或大剂量甲泼尼龙冲击治疗。护理配合中要注意：①遵医嘱正确应用各种治疗药物，如环孢素、甲氨蝶呤、肾上腺糖皮质激素等，并要注意各种药物不良反应的观察；②输注各种血液制品时，必须在常规照射等处理后执行；③密切观察病情变化，如自觉症状、生命体征、皮肤黏膜、二便陛质及其排泄情况，及早发现 GVHD 并配合做好各种救治工作；④严格执行无菌操作。

4.化疗药不良反应的预防与护理造血干细胞移植术后约有 50%的受者出现肝损害，其主要并发症有：①肝静脉闭塞病：一般发生在移植后 7~12 天，肝静脉阻塞后血液不能回人血液循环，在血管内淤积并渗出血管壁，到达腹腔形成腹水，患者可出现腹胀、体重增加，肝静脉淤血可出现肝区胀痛、黄疸。因此，移植后 1 周内应注意观察患者有无上述改变，并协助医生进行有关检查，如肝功能和凝血功能的检查。②输血后肝炎和一过性肝损害。

（袁婷 高林 于利花 郑艳伟 王倩）

第六章　泌尿系统疾病患者护理精要

第一节　急性肾小球肾炎患者护理精要

急性肾小球肾炎（AGN）简称急性肾炎，是一组起病急，以血尿、蛋白尿、水肿和高血压为主要表现，可伴有一过性氮质血症的疾病。本病常有前驱感染，多见于链球菌感染后，其他细菌、病毒和寄生虫感染后也可引起。本节主要介绍链球菌感染后急性肾小球肾炎。

【临床表现】

本病好发于儿童，男性多于女性。前驱感染后常有 1~3 周的潜伏期，相当于机体产生初次免疫应答所需的时间。呼吸道感染的潜伏期较皮肤感染短。本病起病较急，病情轻重不一，轻者仅尿常规及血清补体 c3 异常，重者可出现急性肾衰竭。本病大多预后良好，常在数月内临床自愈。典型者呈急性肾炎综合征的表现

（一）血尿几乎所有患者均有肉眼或镜下血尿，约 40% 出现肉眼血尿，常为首发症状和患者就诊的原因。尿液呈洗肉水样，一般于数天内消失，也可持续数周转为镜下血尿。可伴有轻、中度蛋白尿。

（二）水肿 80% 以上患者可出现水肿，多表现为晨起眼睑水肿，面部肿胀感，呈"肾炎面容"，可伴有下肢轻度凹陷性水肿。少数患者出现全身性水肿、胸水、腹水等。

（三）高血压约 80% 患者患病初期水钠潴留时，出现一过性轻、中度高血压，经利尿后血压恢复正常。少数可出现严重高血压，甚至高血压脑病、急性左心衰竭等。

（四）肾功能异常大部分患者起病早期可因肾小球滤过率下降、钠水潴留而尿量减少（400~700mL/d），少数为少尿（<400mL/d）。可出现一过性轻度氮质血症。一般于 1~2 周后尿量增加，肾功能于利尿后数日恢复正常，极少数出现急性肾衰竭。

【护理措施】

（一）饮食护理发病初期一般给予高糖、低盐饮食。急性期应严格限制盐的摄入，以减轻水肿和心脏负担，对于严重水肿、高血压或心力衰竭者，更应严格控制。一般每日进盐应低于 3g，对于特别严重病例应完全禁盐。当病情好转，血压下降，水肿消退，尿蛋白减少后，即可由低盐饮食逐步转为正常饮食，防止长期低钠

饮食及应用利尿剂引起水、电解质紊乱或其他并发症。

除限制钠盐外，也应限制饮水量和钾的摄入。每日进水量应为不显性失水量（约 500mL）加上 24h 尿量，此进水量包括饮食、饮水、服药、输液等所含水分的总量。进水量的控制应本着宁少勿多的原则。肾功能正常时，给予正常量的蛋白质摄入（1g/kg·d），但当出现氮质血症时，应限制蛋白质的摄入，以优质动物蛋白为主，如牛奶、鸡蛋、鱼等含必需氨基酸的蛋白质，以防止血中 BuN 等含氮代谢产物的潴留增加。另外，饮食应注意热量充足、易于消化和吸收。

（二）休息和运动为患者创造良好的休息环境。急性期患者应绝对卧床休息，以增加肾血流量和尿量，改善肾功能，减少血尿、蛋白尿。对症状比较明显者，嘱其卧床休息 4~6 周，待水肿消退、肉眼血尿消失、血压平稳、尿常规及其他检查基本正常后，方可逐步增加活动量。病情稳定后可做一些轻体力活动，避免劳累和剧烈活动，坚持 1~2 年，待完全康复后才能恢复正常的体力劳动。

（三）心理护理限制儿童的活动可使其产生焦虑、烦躁、抑郁等心理反应，故对儿童及青少年患者，应使其充分理解急性期卧床休息及恢复期限制运动的重要性。在患者卧床休息期间，应尽量多关心、巡视患者，及时询问患者的需要并予以解决。

（四）密切观察血压及体重改变情况，体重的增加更能反映水在体内的潴留，血压的变化能反应血管内血容量的变化，对于指导治疗有重要意义。准确记录 24h 出入量，测血压每日 2 次。

（五）水肿患者注意观察水肿的程度，水肿较严重的患者应避免穿紧身衣服，衣服宜宽大、柔软，卧床休息时抬高下肢，增加静脉回流，以减轻水肿。并经常变换体位，协助患者做好全身皮肤清洁，避免损伤水肿的皮肤。注意观察皮肤有无红肿、破损、化脓等情况发生。尽量避免肌内注射，静脉用药时，防止液体从针口渗漏，注意无菌操作。

【健康教育】
（一）平时注意加强锻炼，增强体质，防止受冻、受湿和过劳。注意个人卫生，防止化脓性皮肤感染。

（二）患感冒、咽炎、扁桃体炎、皮肤感染时，应及时治疗，注意休息和保暖，限制活动量。

（三）在幼儿园、小学等儿童集中的场所，特别要注意预防呼吸道感染，做好隔离工作。

（四）急性肾炎的恢复可能需时 1~2 年。当临床症状消失后，蛋白尿、血尿等可能仍然存在，因此应加强定期随访。

第二节　肾病综合征患者的护理

肾病综合征是（nephritic syndrome，Ns）由多种肾脏疾病引起的具有以下共同临床表现的一组综合征：①大量蛋白尿（尿蛋白定量>3.5g/d）；②低蛋白血症（血浆白蛋白<30g/L）；③水肿；④高脂血症。

【临床表现】

原发性肾病综合征有前驱感染者起病较急，部分可隐匿起病，典型临床表现如下：

（一）大量蛋白尿和低蛋白血症 当肾小球滤过膜的屏障作用，尤其是电荷屏障受损时，滤过膜对血浆蛋白（以白蛋白为主）的通透性增高，当原尿中蛋白含量超过。肾小管的重吸收能力时，导致大量蛋白尿，这是低蛋白血症的主要原因。另外，肝代偿合成血浆蛋白不足、胃黏膜水肿引起蛋白质摄入减少等因素也加重了低蛋白血症。

（二）水肿低蛋白血症造成血浆胶体渗透压下降是患者出现水肿的主要原因。水肿往往是肾病综合征患者最明显的体征。严重水肿的患者还可出现胸腔、腹腔、心包腔积液。

（三）高脂血症低白蛋白血症刺激肝脏合成脂蛋白代偿性增加，加之脂蛋白分解减少，使得血中胆固醇、甘油三酯含量升高，低及极低密度脂蛋白的浓度也增高。

（四）并发症

1.感染是常见的并发症，与大量蛋白尿和低蛋白血症、免疫功能紊乱及激素治疗有关。患者可出现全身各系统的感染，常见的如呼吸道、泌尿道、皮肤及腹腔感染等。感染是肾病综合征复发和疗效不佳的主要原因之一。

2.血栓、栓塞多数肾病综合征患者的血液呈高凝状态，加之高脂血症、血液黏稠度增加、利尿剂的应用等因素易导致血管内血栓形成和栓塞，以肾静脉血栓最为多见（发生率为10%~40%，其中大部分病例无临床症状）。此外，还可出现下肢深静脉血栓、肺血管血栓、栓塞、脑血管血栓、冠状血管血栓。

3.急性肾衰竭少数患者可出现肾实质性急性肾衰竭，多见于50岁以上的患者，无明显诱因出现少尿、无尿，经扩容、利尿无效，其机制可能是肾间质高度水肿压迫肾小管及大量蛋白管型阻塞肾小管，导致肾小管腔内高压，肾小球滤过率骤然减少所致。

4.其他长期高脂血症易引起动脉硬化、冠心病等心血管并发症，增加血液黏稠度，也促进了肾小球系膜细胞增生及肾小球硬化。长期大量蛋白尿可导致严重的负氮平衡和蛋白质营养不良，引起肌肉萎缩，儿童生长发育障碍。

【护理措施】

（一）饮食护理合理的饮食构成应能改善患者的营养状况和减轻肾脏的负担，应特别注意蛋白质的合理摄入。肾病综合征患者的食物中各营养成分的构成一般为：

1.蛋白质提倡正常量的优质蛋白（富含必需氨基酸的动物蛋白）摄入，即 1g/(kg·d)。但当肾功能不全时，应根据肌酐清除率调整蛋白质的摄入量。

2.供给的热量要充足，不少于 126~147kJ（30~35kcal）/(kg·d)。

3.为减轻高脂血症，应少进富含饱和脂肪酸的食物如动物油脂，而多吃富含多聚不饱和脂肪酸的食物如植物油及鱼油，以及富含可溶性纤维的食物如燕麦、豆类等。　4.水肿时低盐饮食，勿食腌制食品。　5.注意各种维生素及微量元素（如铁、钙）的补充。

（二）休息与活动全身严重水肿，合并胸水、腹水，出现呼吸困难者应绝对卧床休息，取半坐卧位，因卧床可增加肾血流量，使尿量增加。为防止肢体血栓形成，应保持肢体的适度活动。当病情缓解后，可逐渐增加活动量，以利于减少并发症的发生。对于有高血压的患者，应限制活动量。老年患者改变体位时不可过快，防止体位性低血压。

（三）水肿的护理参见急性。肾小球肾炎水肿的护理。

（四）用药护理

1.激素和细胞毒药物应用环孢素的患者，服药期间应注意监测血药浓度，观察有无副作用的出现，如肝肾毒性、高血压、高尿酸血症、高血钾、多毛及牙龈增生等。

2.利尿药物观察利尿药的治疗效果及有无出现副作用，如低钾、低钠、低氯血症性碱中毒等。使用大剂量呋塞米时，应注意观察有无恶心、直立性眩晕、口干、心悸等。注意初始利尿不能过猛，以免血容量不足，诱发血栓形成和损伤肾功能。少尿患者慎用渗透性利尿剂。另外，输注血浆制品不可过多过频，因长时间的肾小球高滤过及肾小管高回吸收，有可能造成肾小球及肾小管上皮细胞的损伤，从而损害肾功能，也影响激素的疗效，对伴有心脏病的患者亦要慎用此法利尿。

3.中药如雷公藤制剂，应注意其对血液系统、胃肠道、生殖系统等的副作用。

4.抗凝药如肝素、双嘧达莫等，若出现皮肤黏膜、口腔、胃肠道等的出血倾向时，应及时减药并给予对症处理，必要时停药。

（五）心理护理由于本病病程长，易反复发作，患者可能会出现各种不良的情绪反应，如焦虑、悲观、失望等。护士应了解患者及家属的心理反应，同情、安慰患者，耐心回答患者的问题，并及时解决。经常巡视病房，与患者进行有效的沟通，增加患者的信任感。

（六）积极预防感染

1.保持病区环境清洁、舒适，定期作好病室的空气消毒，用消毒药水拖地板、湿擦桌椅等。病室内保持合适的温、湿度，定时开放门窗进行通风换气，尽量减少病区的探访人次，对有上呼吸道感染者应限制探访。同时指导患者少去公共场所等人多聚集的地方。遇寒冷季节，嘱患者少外出，注意保暖。做好生活护理，指导和协助患者进行全身皮肤、口腔黏膜的清洁。保持水肿皮肤清洁、干燥，避免损伤。

2.观察感染征象监测生命体征，注意体温有无升高。观察患者有无出现皮肤感染、咳嗽、咳痰、肺部湿啰音、尿路刺激征、腹膜刺激征等。

3.指导患者预防感染告知患者及家属积极预防感染的重要性，让患者认识到加强营养、注意休息、保持个人卫生、防止外界环境中病原微生物的侵入等是预防感染的根本措施。减少感染可避免加重病情，减少疾病复发，有利于促进疾病的康复。

4.感染护理　出现感染情况时，按医嘱正确采集患者的血、尿、痰、腹水等标本送检。根据药敏试验使用有效的抗生素，观察用药后感染有无得到控制。

【健康教育】

（一）应注意休息，避免受凉、感冒，避免劳累和剧烈体育运动。

（二）应乐观开朗，保持对疾病治疗的信心。

（三）适度活动，避免产生肢体血栓等并发症。

（四）有水肿时注意限盐。同时注意每日勿摄入过多蛋白质。

（五）学会每天用浓缩晨尿自测尿蛋白，此为疾病活动的可靠指标。

（六）遵医嘱用药，勿自行减量或停用激素，了解激素及细胞毒药物的常见副作用。

（七）定期门诊随访，密切监测肾功能的变化。

第三节　急性肾功能衰竭患者护理精要

【概述】

急性肾功能衰竭（acute renal failure，ARF）是指由于各种病因引起肾功能在短时间内（数小时或数天）急剧下降而出现的临床综合征。主要表现为血肌酐（cr）和尿素氮（BuN）升高，水、电解质和酸碱平衡失调及全身各系统并发症。本综合征有广义和狭义之分，广义的急性肾衰竭可分为肾前性、肾性和肾后性 3 类。狭义的急性肾衰竭是指急性肾小管坏死（acute tubular necrosis，ATN）。本节主要以 ATN 为代表进行叙述。

【临床表现】

通常临床表现因致病的基本病因、病情轻重及病期而有所不同。急性肾小管坏死是肾性急性肾衰竭最常见的类型。患者可出现血肌酐（Cr）或尿素氮（BuN）在严重疾病过程中突然明显上升、尿量明显减少或其他有关肾功能急性减退的症状，如神经、心血管或肺部相应症状。典型急性肾衰竭病例分为少尿期、多尿期、恢复期三个时期，但在临床许多病例中三个时期不一定均出现。

（一）少尿期一般持续 5~7 天，有时可达 10~14 天甚至可持续 4~6 周，主要症状如下：

1.尿量明显减少每日尿量少于 400mL 称为少尿，少于 100mL 称为无尿。肾小球滤过率保持在低水平，许多患者可出现少尿（<400mL/d）或无尿（<100mL/d）。但有些患者可没有少尿，尿量在 400mL/d 以上，称非少尿型急性肾衰竭，其病情大多相对较轻，预后较好。然而不论尿量是否减少，随着肾功能减退，临床上均可出现一系列尿毒症表现。

2.急性肾衰竭的系统症状　根据病情、脏器损害程度及合并水、电解质、酸碱平衡紊乱严重程度而异。由于肾功能损害突然出现，机体对内环境稳定失调未能及时代偿，因此尿毒症症状较慢性肾功能衰竭更为明显。

（1）消化系统症状为最早出现的系统症状，可有食欲减退、恶心、呕吐、腹胀、腹泻等，严重者可发生消化道出血。

（2）呼吸系统症状除肺部感染的症状外，因容量负荷过度，可出现呼吸困难、咳嗽、憋气、胸痛等症状。部分病例可发生急性呼吸窘迫综合征，预后差。

（3）循环系统症状多因少尿和未控制饮水，以致体液过多而出现高血压、心力衰竭和肺水肿表现，患者可出现气促、端坐呼吸、肺部湿啰音等，尤其年老体弱者。因毒素滞留、电解质紊乱、贫血及酸中毒，可引起各种心律失常及心肌病变。

（4）神经系统症状可出现意识障碍、躁动、谵妄、抽搐、昏迷等尿毒症脑病症状。

（5）血液系统症状严重肾功能衰竭可有出血倾向，可表现为弥散性血管内凝血。

（6）其他常伴有感染，感染是急性。肾衰竭的主要死亡原因之一。此外，在急性肾衰竭同时或在疾病发展过程中还可合并多脏器功能衰竭。

3.水、电解质和酸碱平衡失调　其中高钾血症、代谢性酸中毒最为常见。

（1）代谢性酸中毒：由于肾小球滤过功能降低，使酸性代谢产物排出减少，同时又因急性肾衰竭常合并高分解代谢状态，使酸性产物明显增多。表现为恶心、呕吐、疲乏、嗜睡和呼吸深大。

（2）高钾血症：少尿期钾排泄减少使血钾升高；若并发感染、热量摄入不足及组织大量破坏均可使钾从细胞内释放到细胞外液，引起高钾血症；此外，酸中毒也可引起血钾升高。高钾血症是少尿期的主要死因。患者可出现恶心、呕吐、四肢麻木、烦躁、胸闷等症状，并可发生心率减慢、心律不齐，甚至室颤、心脏骤停。

（3）低钠血症：主要是由于水潴留引起稀释性低钠血症。

（4）其他：可有低钙、高磷、低氯血症等，但远不如慢性肾衰竭时明显。

（二）多尿期指尿量从少尿逐渐增加以至超过正常量的时期，此期一般持续 1~3 周。肾小管上皮细胞功能已有某种程度恢复，但近端肾小管上皮细胞对水钠重吸收尚未完全正常，因此滤过液从尿中大量丢失；再加上肾小球滤过功能已有一定程度好转，少尿期在体内积聚的代谢产物，在通过肾单位时产生渗透性利尿，尿量可以增多，每日可达 3000~5000mL，甚至更多。尿比重偏低。

（三）恢复期　肾小球滤过率逐渐恢复至正常或接近正常范围。尿量正常或较正常偏多，大多数患者可有体力改善。与肾小球滤过率相比，肾小管上皮细胞功能（溶质和水的重吸收）的恢复相对延迟，常需数月后才能恢复。部分病例肾小管浓缩功能不全可持续 1 年以上，若肾功能持久不恢复，提示肾脏遗留有永久性损害。

【实验室及其他检查】

（一）尿液检查尿液外观多混浊，尿蛋白多为+~++，以中、小分子蛋白质为主，可见上皮细胞管型、颗粒管型、少许红细胞和白细胞等。棕色尿液离心后可见多数肾小管上皮细胞时，对诊断急性肾小管坏死有重要帮助。注意尿液指标检查必须在输液、使用利尿剂和高渗药物或其他肾血管扩张剂之前进行，否则结果不可靠。

（二）血液检查　可有轻、中度贫血，血肌酐平均每天增加$\geq 44.2\mu mol/L$，高分解代谢者上升速度更快，平均每天增加≥176.8μmol/L。血清钾浓度常>5.5mmol/L。血气分析示血 pH 值常低于 7.35，碳酸氢根离子浓度低于 20mmol/L。可有低钠、低钙、高磷血症。

（三）影像学检查尿路超声显像对排除尿路梗阻和慢性肾功能不全很有帮助。必要时 CT 等检查可显示是否存在与压力相关的扩张。如疑由梗阻所致，可做逆行性肾盂造影或静脉肾盂造影。X 线或放射性核素检查对检查血管有无阻塞有帮助，但要明确诊断仍需行肾血管造影。

（四）肾穿刺 肾活组织检查是重要的检查手段。在排除了肾前性及肾后性因素后，没有明确致病原因（肾缺血或肾毒素）的肾性急性肾衰竭都有肾活组织检查指征。

【护理措施】

（一）饮食护理对于能进食的患者，给予高生物效价的优质蛋白饮食，蛋白质的摄入量应限制在 0.8/(kg·d)，并适量补充必需氨基酸。对有高分解代谢或营养不良以及接受透析的患者，其蛋白质摄入量可适当放宽。给予高碳水化合物和高脂肪饮食，以供给足够的热量，保持机体正氮平衡。急性肾衰竭患者每天所需热量为 147kJ/kg（35kcal/kg）。尽可能减少钠、钾、氯的摄入量。对于有恶心、呕吐的患者，可遵医嘱用止吐剂以减轻症状，待其舒适时再给予清淡饮食，并做好口腔护理，增进食欲。不能经口进食者可用鼻饲或静脉补充营养物质。监测反映机体营养状况的指标是否改善，如血浆白蛋白等。

（二）休息与体位应绝对卧床休息以减轻肾脏负担，抬高水肿的下肢，昏迷者按昏迷患者护理常规进行护理。

（三）维持与监测水平衡坚持"量出而入"的原则。严格记录 24h 出入液量，同时将出入量的记录方法、内容告诉患者，以便得到患者的充分配合。

1.严密观察患者有无体液过多的表现：①有无水肿；②每天的体重有无增加，若 1 天增加 0.5kg 以上，提示补液过多；③血清钠浓度是否正常，若偏低且无失盐，提示体液潴留；④正常中心静脉压为 6~10cmH$_2$O（0.59~0.98kPa），若高于 12cmH$_2$O（1.17kPa），提示体液过多；⑤胸部 x 片血管影有无异常，肺充血征象提示体液潴留；⑥若无感染征象，出现心率快、呼吸加速和血压增高，应怀疑体液过多。

2.监测并及时处理电解质、酸碱平衡失调①监测血清电解质的变化，如发现异常及时通知医生处理；②密切观察有无高钾血症的征象，如脉律不齐、肌无力、心电图改变等。血钾高者应限制钾的摄入或忌用富含钾的食物，如紫菜、菠菜、苋菜、薯类、山药、坚果、香蕉、香菇、榨菜等。预防高钾血症的措施还包括积极预防和控制感染、及时纠正代谢性酸中毒、禁止输入库存血等；③限制钠盐摄入；④密切观察有无低钙血症的征象，如手指麻木、易激惹、腱反射亢进、抽搐等。如发生低钙血症，可摄入含钙量较高的食物如牛奶，并可遵医嘱使用活性维生素 D 及钙剂等。

【健康教育】

（一）预防疾病指导慎用氨基糖苷类等肾毒性抗生素。尽量避免需用大剂量造影剂的 X 线检查，尤其是老年人及肾血流灌注不良者（如脱水、失血、休克）。

（二）加强劳动防护，避免接触重金属、工业毒物等。误服或误食毒物时，应立即进行洗胃或导泻，并采用有效解毒剂。

（三）对患者的指导恢复期患者应加强营养，增强体质，适当锻炼；注意个人清洁卫生，注意保暖，防止受凉；避免妊娠、手术、外伤等。

（四）强调监测肾功能、尿量的重要性，叮嘱患者定期随访，并教会其测量和记录尿量的方法。

第四节　慢性肾功能衰竭患者的护理

慢性肾功能衰竭（chronic renal failure，CRF）见于各种慢性肾脏疾病的晚期，为各种原发和继发性慢性肾脏疾病持续发展的共同转归。由于肾功能缓慢进行性减退，最终出现以代谢产物潴留、水、电解质紊乱、酸碱平衡失调和全身各系统症状为主要表现的临床综合征。据统计，每 1 万人口中，每年约有 1 人发生慢性肾衰竭。

肾脏有强大的贮备能力，当肾小球滤过率（GFR）降至正常的 35%~50% 时，患者尚能不出现症状，血肌酐正常。随着病情的进展，根据肾小球滤过功能降低的程度，将慢性肾衰竭分为三个阶段：①慢性肾衰竭早期：即 GFR 降至 20%~35% 时，肾难以代偿，出现氮质血症，血肌酐已升高，但无临床症状；②慢性肾衰竭期：此期肾单位进一步破坏，GFR 低至正常的 10%~20%，血肌酐显著升高（为 450~707μmol/L），患者贫血较明显，夜尿增多及水电解质失调，并可有轻度胃肠道、心血管和中枢神经系统症状；③慢性肾衰竭晚期：又称尿毒症期，此期 GFR<10mL/min，血肌酐>707μmoL/L，I 临床出现显著的各系统症状和血生化异常。

【临床表现】

慢性肾衰竭的病变十分复杂，可累及人体各个脏器，出现各种代谢紊乱，从而构成尿毒症的临床表现。

（一）系统症状

1.胃肠道表现食欲不振是常见的最早期表现。另外，患者多有恶心呕吐、腹胀、腹泻、舌和口腔黏膜溃疡，患者口气常有尿味。

2.心血管系统表现

（1）高血压大部分患者存在不同程度的高血压。高血压主要是由于水钠潴留引起的，也与肾素活性增高有关。高血压可引起左心室扩大、心力衰竭、动脉硬化以及加重肾损害，少数发生恶性高血压。

（2）心力衰竭是常见死亡原因之一。其原因大多与水钠潴留及高血压有关，部分患者亦与尿毒症性心肌病有关。尿毒症心肌病的病因可能与代谢废物的潴留和贫血等有关。

（3）尿毒症性心包炎　主要见于透析不充分者（透析相关性心包炎），临床表现与一般心包炎相同，但心包积液多为血性，可能与毛细血管破裂有关。严重者有心包填塞征。

（4）动脉粥样硬化本病患者常有高甘油三酯血症及轻度胆固醇升高，动脉粥样硬化发展迅速，是主要的死亡原因之一。

3.血液系统表现

（1）贫血　尿毒症患者常有贫血，为正常色素性正细胞性贫血。

（2）出血倾向常表现为皮下出血、鼻出血、月经过多等。出血倾向与外周血小板破坏增多、出血时间延长、血小板聚集和黏稠附能力下降等有关。

（3）白细胞异常本病患者中性粒细胞趋化、吞噬和杀菌的能力减弱，因而容易发生感染。部分患者白细胞减少。

4.呼吸系统表现可出现尿毒症性支气管炎、肺炎、胸膜炎等，酸中毒时呼吸深而长。

5.神经、肌肉系统表现早期常有疲乏、失眠、注意力不集中等精神症状，后期可出现性格改变、抑郁、记忆力下降、谵妄、幻觉、昏迷等。晚期患者常有周围神经病变，患者可出现肢体麻木、深腱反射消失、肌无力等。

6.皮肤症状常见皮肤瘙痒。患者面色较深而萎黄，轻度浮肿，呈"尿毒症"面容，与贫血、尿素霜的沉积等有关。

7.肾性骨营养不良症可出现纤维性骨炎、尿毒症骨软化症、骨质疏松症和骨硬化症，骨病有症状者少见。早期诊断主要靠骨活组织检查。

8.内分泌失调本病患者的血浆活性维生素D3、红细胞生成激素（EPO）降低。常有性功能障碍，女性可出现闭经、不孕等。

9.易于并发感染　感染为主要死因之一。以肺部和尿路感染常见，血透患者易发生动静脉瘘感染、肝炎病毒感染等。

10.其他可有体温过低、碳水化合物代谢异常、高尿酸血症、脂代谢异常等。

（二）水、电解质和酸碱平衡失调如高钠或低钠血症、水肿或脱水、高钾或低钾血症、低钙血症、高磷血症、代谢性酸中毒等。

【护理措施】

（一）饮食护理应限制蛋白质的摄入量，以降低血BuN，减轻尿毒症症状，还有利于降低血磷和减轻酸中毒。长期低蛋白饮食的患者，给予足量的碳水化合物和脂肪，以减少体内蛋白质的分解。

1.蛋白质的供给应根据患者的GFR来调整蛋白质的摄入量。当GFR<50mb，min时，应开始限制蛋白质的摄入，且要求饮食中60%以上的蛋白质是富含必需氨基酸的蛋白（即高生物价优质蛋白），如鸡蛋、牛奶、瘦肉等。当GFR<5mL/min时，每日摄入蛋白质约为20g（0.38/kg），此时患者需应用必需氨基酸疗法；当GFR在5~10mL/min时，每日摄入的蛋白约为25g（0.4g/kg）；GFR在10~20mL/min者约为35g（0.6g/kg）；GFR>20mE/rain者约40g（0.7g/kg）。尽量少摄入植物蛋白，如花生、豆类及其制品，因其含非必需氨基酸多。米、面中所含的植物蛋白也要设法去除，如可部分采用麦淀粉作主食。

静脉输入必需氨基酸应注意输液速度。输液过程中若有恶心、呕吐应给予止吐剂，同时减慢输液速度。切勿在氨基酸内加入其他药物，以免引起不良反应。

2.热量的供给　供给患者充足的热量，以减少体内蛋白质的消耗。每日供应热量 125.6KJ/kg（30kcal/kg），主要由碳水化合物和脂肪供给。为摄入足够的热量，可食用植物油和食糖，如觉饥饿，可食芋头、马铃薯、苹果、马蹄粉等。也应注意供给富含维生素 C、B 族维生素和叶酸的食物。对已开始透析的患者，应改为透析时的饮食疗法

3.钠的摄入除有水肿、高血压和少尿者要限制食盐外，一般不加以严格限制。因为在 GFR<10mL/min 前，通常能排出多余的钠，而在缺乏时，却不能相应减少钠的排出。

4.钾的摄入只要尿量>1000mL/d，一般不需限制饮食中的钾。患者有高钾血症时，应限制含钾量高的食物摄入，如白菜、萝卜、梨、桃、葡萄、西瓜等。

5.高钙、低磷饮食如有低钙血症摄入含钙量较高的食物如牛奶，遵医嘱使用活性维生素 D 及钙剂等。每日磷的摄入量<600mg。

6.饮水有尿少、水肿、心力衰竭者，严格控制人液量（入液量一般为 400~700mL+前一日的尿量），已进行透析的患者，同样应强调量出而人的原则。为减轻患者的烦渴现象。可用含冰块代替饮水。限制钠盐的摄入。尿量>1000mL/d 而无水肿者，不宜限制水的摄入。

7.改善患者食欲采取有效措施改善患者的食欲，如适当增加活动量，尽量使食物色、香、味俱全，有良好的感官性状，进食前最好能休息片刻，提供整洁、舒适的进食环境，少量多餐。慢性肾衰竭患者胃肠道症状较明显，口中常有尿味，应加强口腔护理，以增进食欲。

（二）保证充足的休息慢性肾衰竭患者应卧床休息，避免过度劳累。对病情较重、心力衰竭者，应绝对卧床休息。提供安静的休息环境，病室定期通风并作空气消毒，协助患者做好各项生活护理。皮肤瘙痒时可遵医嘱用止痒剂，避免用力搔抓。

（三）注意监测血清电解质的变化，如血钾、钠、钙、磷，发现异常及时通知医生处理。密切观察高钾血症的征象，如脉搏不规则、肌无力、心电图改变等。患者有高钾血症时，除限制含钾量高的食物的摄入外，还应积极预防感染、及时纠正代谢性酸中毒、禁止输入库存血等。观察低钙血症的症状，如手指麻木、易激惹、腱反射亢进、抽搐等。如有低钙血症，可摄入含钙量较高的食物如牛奶，遵医嘱使用活性维生素 D 及钙剂等。

（四）定期监测血。BUN、血肌酐、血清白蛋白、血红蛋白等的变化。

（五）病情观察定时测量生命体征，注意有无胸痛、呼吸困难、头晕等病情变化。每日定时测量体重，准确记录出入量，包括服药时的饮水量。如短期内体重迅速增加、出现水肿或水肿加重、血压升高、意识改变、心率加快、肺底湿啰音、颈静脉怒张等，及时通知医师处理。

（六）用药护理积极纠正患者的贫血，如遵医嘱用促红细胞生成激素，观察用药后反应，如头痛、高血压、癫痫发作等，定期查血红蛋白和血细胞比容等。遵医嘱用降压药、强心药等。使用利尿剂和血管扩张剂者，注意观察利尿效果。

【健康教育】

（一）强调合理饮食对本病的重要性，严格遵从饮食治疗的原则，尤其是蛋白质的合理摄入和水钠限制。

（二）根据病情和活动耐力，进行适当的活动，以增强机体的抵抗力。避免劳累和重体力活动。

（三）定期复查肾功能、血清电解质等，准确记录每日的尿量、血压、体重。

（四）遵医嘱用药，避免使用肾毒性较大的药物，如氨基糖苷类抗生素等。

（五）注意个人卫生，皮肤痒时切勿用力搔抓，以免破损引起感染。注意会阴部的清洁，观察有无尿路刺激征的出现。

（六）注意保暖，避免受凉，以免引起上呼吸道感染。

（七）慢性肾衰竭患者应注意保护和有计划地使用血管，尽量保留前臂、肘等部位的大静脉，以备用于血透治疗。已行透析治疗的患者，血液透析者应注意保护好动静脉瘘管，腹膜透析者保护好腹膜透析管道。

（八）积极治疗原发病，去除加重肾衰竭的诱因。

（孙鑫）

第七章 内分泌代谢性疾病患者护理精要

第一节 腺垂体功能减退症患者护理精要

【概述】

腺垂体功能减退症是由于腺垂体激素分泌减少或缺乏所致的复合症群，可以是单种激素减少如生长激素（GH）、催乳素（PRL）缺乏或多种激素如促性腺激素（Gn）、促甲状腺激素（TSH）、促肾上腺皮质激素（ACTH）同时缺乏。腺垂体功能减退症可原发于垂体病变，或继发于下丘脑病变，表现为甲状腺、肾上腺、性腺等功能减退和（或）蝶鞍区占位性病变。临床表现变化较大，容易造成诊断延误，但补充所缺乏的激素治疗后症状可迅速缓解。

【临床表现】

据估计，约50%以上腺垂体组织破坏后才有症状，75%破坏时有明显临床表现，破坏达95%可有严重垂体功能减退。最早表现为促性腺激素、生长激素和催乳素缺乏；促甲状腺激素缺乏次之；然后可伴有ACTH缺乏。希恩综合征者多表现为全垂体功能减退，但无占位性病变表现。垂体功能减退主要表现为各靶腺（性腺、甲状腺、肾上腺）功能减退。

（一）性腺功能减退常最早出现。女性多有产后大出血、休克、昏迷病史，表现为产后无乳、乳房萎缩、月经不再来潮、性欲减退、不育、性交痛等；检查有阴道分泌物减少，外阴、子宫和阴道萎缩，毛发脱落，尤以阴毛、腋毛为甚。成年男子性欲减退、勃起功能障碍，检查睾丸松软缩小，胡须、腋毛和阴毛稀少，无男性气质，皮脂分泌减少，骨质疏松。

（二）甲状腺功能减退患者怕冷、嗜睡、思维迟钝、精神淡漠，皮肤干燥变粗、苍白、少汗、弹性差。严重者可呈黏液性水肿、食欲减退、便秘、抑郁、精神失常、心率缓慢等。

（三）肾上腺皮质功能减退患者常有明显疲乏、软弱无力、食欲不振、恶心、呕吐、体重减轻，血压偏低。因黑色素细胞刺激素减少可有皮肤色素减退，面色苍白，乳晕色素浅淡，有别于慢性肾上腺功能减退症。对胰岛素敏感者可有血糖降低，生长激素缺乏可加重低血糖发作。

（四）垂体功能减退性危象（简称垂体危象） 在全垂体功能减退症基础上，各种应激如感染、败血症、腹泻、呕吐、失水、饥饿、寒冷、急性心肌梗死、脑卒中、手术、外伤、麻醉及使用镇静剂、催眠药、降糖药等均可诱发垂体危象。临床表现为：①高热型（体温>40℃）；②低温型（体温<30℃）；③低血糖型；④低血压、循环虚脱型；⑤水中毒型；⑥混合型。各种类型可伴有相应的症状，突出表现为循环系统、消化系统和神经精神方面的症状，如高热、循环衰竭、休克、恶心、呕吐、头痛、神志不清、谵妄、抽搐、昏迷等严重垂危状态。

另外，生长激素不足成人一般无特殊症状，儿童可引起侏儒症。垂体内或其附近肿瘤压迫症群除有垂体功能减退外，还伴有占位性病变的体征如视野缺损、眼外肌麻痹、视力减退、头痛、嗜睡、多饮多尿、多食等下丘脑综合征。

【实验室及其他检查】

（一）性腺功能测定女性有血雌二醇水平降低，没有排卵及基础体温改变，阴道涂片未见雌激素作用的周期性变化，男性见血睾酮水平降低或正常低值，精子数量减少、形态改变、活动度差、精液量少。

（二）肾上腺皮质功能测定 24h 尿 17-羟皮质类固醇及游离皮质醇排量减少，血浆皮质醇浓度降低，但节律正常，葡萄糖耐量试验示血糖呈低平曲线改变。

（三）甲状腺功能测定血清总 T4、游离 T4 均降低，总 T3 和游离 T3 正常或降低。

（四）腺垂体激素测定 FSH、LH、TSH、ACTH、PRL 及 GH 血浆水平低于正常低限。

（五）其他检查可用 X 线、CT、MRI 了解病变部位、大小、性质及其对邻近组织的侵犯程度。

【护理措施】

（一）饮食护理指导患者进食高热量、高蛋白、高维生素，易消化的饮食，少量多餐，以增强机体抵抗力。

（二）垂体危象的护理

1.避免诱因　避免感染、失水、饥饿、寒冷、外伤、手术、不恰当用药等诱因。

2.病情监测　密切观察患者的意识状态、生命体征的变化，注意有无低血糖、低血压、低体温等情况。评估患者神经系统体征以及瞳孔大小、对光反射的变化。

3.紧急处理配合一旦发生垂体危象，立即报告医师并协助抢救。主要措施有：①迅速建立静脉通路，补充适当的水分，保证激素类药及时准确使用；②保持呼吸道通畅，给予氧气吸入；③低温者应保暖，高热型患者给予降温处理；④做好口腔护理、皮肤护理，保持排尿通畅，防止尿路感染。

【健康教育】

（一）避免诱因指导患者保持情绪稳定，注意生活规律，避免过度劳累。冬天注意保暖，更换体位时动作应缓慢，以免发生晕厥。平时注意皮肤的清洁，预防外伤，少到公共场所或人多之处，以防发生感染。

（二）用药指导教会患者认识所服药物的名称、剂量、用法及不良反应，如肾上腺糖皮质激素过量易致欣快感、失眠；服甲状腺激素应注意心率、心律、体温、体重变化等。指导患者认识到随意停药的危险性，必须严格遵医嘱按时按量服用药物，不得随意增减药物剂量。

（三）观察与随访指导患者识别垂体危象的征兆，若有感染、发热、外伤、腹泻、呕吐、头痛等情况发生时，应立即就医。外出时随身携带识别卡，以防意外发生。

第二节　甲状腺疾病患者护理精要

一、甲状腺功能亢进症

【概述】

甲状腺功能亢进症（hyperthyroidism）简称甲亢，是指由多种病因导致甲状腺功能增强，从而分泌甲状腺激素（TH）过多引起的临床综合征。其特征有甲状腺肿大、突眼征、基础代谢明显增加和自主神经系统功能失常。各种病因所致的甲亢中，以 Graves 病最多见。Graves 病（简称 GD）又称毒性弥漫性甲状腺肿或 Base—dow 病，是一种伴 TH 分泌增多的器官特异性自身免疫病。临床表现除甲状腺肿大和高代谢综合征外，尚有突眼以及较少见的胫前黏液性水肿或指端粗厚等。

【临床表现】

多数起病缓慢，少数在感染或精神创伤等应激后急性起病。典型表现有 TH 分泌过多所致高代谢症群、甲状腺肿及眼征。老年和小儿患者表现多不典型。

（一）甲状腺毒症表现

1.高代谢综合征由于 TH 分泌增多导致交感神经兴奋性增高和新陈代谢加速，患者常有疲乏无力、怕热多汗、多食善饥、消瘦等，危象时可有高热。TH 促进肠道糖吸收，加速糖的氧化利用和肝糖原分解，使患者发生糖耐量减低或使糖尿病加重；TH 促进脂肪合成、分解与氧化，加速胆固醇合成、转化及排泄，使血中总胆固醇降低；蛋白质分解增强致负氮平衡，体重下降，尿肌酸排出增多。

2.精神神经系统神经过敏、多言好动、焦躁易怒、紧张不安、失眠、记忆力减退、注意力不集中、有时有幻觉甚至精神分裂症表现。可有手、眼睑和舌震颤，腱反射亢进。偶尔表现为淡漠、寡言。

3.心血管系统表现为心悸、气短、胸闷、严重者可发生甲亢性心脏病。常见体征有心率加快；心尖部闻及第一心音亢进、Ⅰ~Ⅱ级收缩期杂音；心率失常，以心房颤动最为常见；心脏增大；收缩压增高，舒张压降低致脉压差增大，可出现周围血管征。

4.消化系统食欲亢进、多食消瘦。老年患者可有食欲减退、畏食。因 TH 可促使胃肠蠕动增快，消化吸收不良而排便次数增多。重者可有肝大及肝功能异常，偶有黄疸。

5.肌肉与骨骼系统周期性瘫痪，多见于青年男性，常在剧烈运动、高碳水化合物饮食、注射胰岛素等情况下诱发，主要是累及下肢，伴有低血钾。部分患者有甲亢性肌病、肌无力及肌萎缩，也可伴发重症肌无力。甲亢可影响骨骼脱钙而发生骨质疏松，还可发生指端粗厚，外形似杵状指。

6.生殖系统女性常有月经减少或闭经。男性有勃起功能障碍，偶有乳房发育。

7.造血系统外周血白细胞计数偏低，分类淋巴细胞比例增加，单核细胞数增多。血小板寿命较短，可伴发血小板减少性紫癜。

（二）甲状腺肿多数患者有不同程度的甲状腺肿大，常为弥漫性、对称性肿大，质软、无压痛，久病者质地较韧。肿大程度与甲亢病情轻重无明显关系。甲状腺上下极可触及震颤，闻及血管杂音，为本病重要的体征。

（三）眼征约有 25%~50%患者伴有眼征，其中突眼为重要而特异的体征之一。按病因可分为单纯性突眼和浸润性突眼两类。单纯性突眼与甲状腺毒症所致的交感神经兴奋性增高以及 TH 的 B 肾上腺能样作用致眼外肌、提上睑肌张力增高有关。单纯性突眼常见的眼征有：①轻度突眼：突眼度不超过 18mm；②Stell-wag 征：瞬目减少，眼神炯炯发亮；③上眼睑挛缩，睑裂增宽；④von Graefe 征：双眼向下看时，由于上眼睑不能随眼球下落，出现白色巩膜；⑤Joffroy 征：眼球向上看时，前额皮肤不能皱起；⑥Mobius 征：两眼看近物时，眼球辐辏不良。

浸润性突眼约占 5%，与眶后组织的自身免疫性炎症有关。除上述眼征外，常有眼睑肿胀肥厚，结膜充血水肿；眼球显著突出，突眼度超过 18mm，且左右眼突眼度可不相等（相差>3mm），眼球活动受限。患者自诉视力下降、异物感、畏光、复视、斜视、眼部胀痛、刺痛、流泪。严重者眼球固定，眼睑闭合不全，角膜外露易导致溃疡发生及全眼球炎，甚至失明。

【护理措施】

（一）饮食护理为满足机体代谢亢进的需要，给予高热量、高蛋白、高维生素及富含矿物质的饮食。主食应足量，可以增加奶类、蛋类、瘦肉类等优质蛋白，以纠正体内的负氮平衡，两餐之间增加点心。每日饮水 2000~3000mL 以补充出汗、腹泻、呼吸加快等所丢失的水分。有心脏疾患者应避免大量饮水，以防水肿和心力衰竭。禁止摄入刺激性的食物及饮料，如浓茶、咖啡等，以免引起患者精神兴奋。勿进食增加肠蠕动及易导致腹泻的食物，如高纤维食物。

（二）保持环境安静，避免嘈杂。因患者基础代谢亢进，怕热，应安排通风良好的环境，保持室温凉爽而恒定，使患者得到充分的休息。病情轻者可下床活动，以不感到疲劳为度。病情重、心力衰竭或合并严重感染者应卧床休息。协助患者完成日常的生活自理，如洗漱、进餐、如厕等，减少其活动度，增加休息时间，缓解疲乏。对大量出汗的患者，应随时更换浸湿的衣服及床单，防止受凉。

（三）用药护理有效治疗可使体重增加。每日测量体重，评估患者体重的变化。护士应指导患者正确用药，不可自行减量或停药，密切观察药物副作用，及时处理。使用抗甲状腺药物的常见副作用有：①粒细胞减少，严重者可致粒细胞缺乏症。粒细胞减少多发生在用药后 2~3 个月内，如外周血白细胞低于 3×10^9/L 或中性粒细胞低于 1.5×10^9/L，应考虑停药，并给予促进白细胞增生药。如伴发热、咽痛、皮疹等症状时，须立即停药；②药疹较常见，可用抗组胺药控制，不必停药；如皮疹加重，应立即停药，以免发生剥脱性皮炎；③若发生中毒性肝炎、肝坏死、精神病、胆汁淤滞综合征、狼疮样综合征、味觉丧失等，应立即停药抢救。

（四）眼部护理采取保护措施，预防眼睛受到刺激和伤害。

1.配戴有色眼镜，以防光线刺激，灰尘和异物的侵害；复视者戴单侧眼罩。

2.经常以眼药水湿润眼睛，避免过度干燥；睡前涂抗生素眼膏，用无菌生理盐水纱布覆盖双眼。

3.睡觉或休息时，抬高头部，使眶内液回流减少，减轻球后水肿。

4.指导患者当眼睛有异物感、刺痛或流泪时，勿用手直接揉眼睛。

5.观察球后水肿消长情况。定期眼科角膜检查以防角膜溃疡造成失明。

（五）病情观察注意神志、体温、呼吸、脉搏、血压变化。观察患者精神状态和手指震颤情况，注意有无焦虑、烦躁、心悸等甲亢加重的表现，必要时使用镇静剂。若原有甲亢症状加重，并出现严重乏力、烦躁、发热（体温>390℃）、多汗、心悸、心率>140 次/分、伴食欲减退、恶心、呕吐、腹泻、脱水等应警惕甲状腺危象发生，立即报告医师并协助处理。

1.避免诱因指导患者自我心理调整，避免感染、严重精神刺激、创伤等诱发因素。

2.紧急处理

（1）绝对卧床休息，呼吸困难时取半卧位，立即给氧。

（2）及时准确按医嘱使用 PTu 和碘剂。注意碘剂过敏反应，如出现口腔黏膜发炎、腹泻、恶心、呕吐、鼻出血等症状，应立即停药。

（3）密切观察生命体征和病情变化，准确记录 24h 出入量。

3.对症护理体温过高者给予冰敷或酒精擦浴以降低体温；躁动不安者使用床栏保护患者安全；昏迷者加强皮肤、口腔护理，定时翻身，防止压疮、肺炎的发生。

（六）心理护理

1.鼓励患者表达出内心的感受，理解和同情患者，避免其情绪不安。

2.解释病情时，尽量简单明了，注意态度平静而耐心。向患者家属和同室病友解释患者紧张易怒的行为是暂时性的，会因有效治疗而改善。

3.限制探视时间，提醒家属勿提供兴奋、刺激的消息，以减少患者激动、易怒的精神症状。

4.设计简单的团体活动，鼓励患者参与，以免社交障碍产生焦虑。

5.指导和帮助患者正确处理生活突发事件。

【健康教育】

（一）嘱患者保持身心愉快，避免过度劳累和精神刺激。

（二）教导患者有关甲亢的疾病知识和眼睛的保护方法，使患者学会自我护理。指导患者上衣领宜宽松，避免压迫肿大的甲状腺，严禁用手挤压甲状腺以免甲状腺激素分泌过多，加重病情。

（三）指导患者坚持长期服药，并按时按量服用，不可随意减量和停药。服用抗甲状腺药物者每周查血象一次，每隔 1~2 个月做甲状腺功能测定，每日清晨起床前自测脉搏，定期测量体重。脉搏减慢、体重增加是治疗有效的标志。若出现高热、恶心、呕吐、腹泻、突眼加重等，应警惕甲状腺危象的可能，及时就诊。

（四）妊娠期甲亢患者，指导其避免对自己及胎儿造成影响的因素。宜用抗甲状腺药物控制甲亢，禁用 131I 治疗，慎用普萘洛尔。产后如需继续服药，则不宜哺乳。甲状腺功能减退症

甲状腺功能减退症（hypothyroidism，简称甲减），是由多种原因引起的 TH 合成、分泌或生物效应不足所致的一组内分泌疾病。按起病年龄分为三型，起病于胎儿或新生儿者，称呆小病（cretinism）；起病于儿童者，称幼年型甲减；起病于成年者，称成年型甲减。病情严重时各型均可引起的全身性低代谢综合征，表现为黏液性水肿（myxedcma）。本病多见于中年女性，男女之比约为 1:5~10，普通人群患病率为 0.8%~1.0%。本节主要介绍成年型甲减。

【病因与发病机制】

（一）原发性甲状腺功能减退症 占成人甲减的 90%~95% 以上，是甲状腺本身疾病所引起。主要病因有：①炎症：由于自身免疫反应或病毒感染所致。最常见的是自身免疫性甲状腺炎；②放疗：放射性 131I 治疗等；③缺碘或碘过多：缺碘多见于地方性甲状腺肿地区，由于碘的缺乏导致 TH 合成减少。碘过量可引起具有潜在性甲状腺疾病者发生一过性甲减，也可诱发和加重自身免疫性甲状腺炎；④抗甲状腺药物：如锂盐、硫脲类等可抑制 TH 合成。

（二）继发性甲状腺功能减退症由于垂体或下丘脑疾病导致 TSH 不足而继发甲状腺功能减退症。常见原因有肿瘤、手术、放疗或产后垂体缺血性坏死等。

（三）TH 抵抗综合征由于 TH 在外周组织发挥作用缺陷而引起的一种甲状腺功能减退症，称为 TH 抵抗综合征。

【临床表现】

本病除手术切除或放疗损毁腺体者外，多数起病隐袭，发展缓慢，有时长达 10 余年后始有典型表现。

（一）一般表现易疲劳、怕冷、体重增加、记忆力减退、智力低下、反应迟钝、嗜睡、精神抑郁等。体检可见表情淡漠，面色苍白，皮肤干燥发凉、粗糙脱屑，颜面、眼睑和手部皮肤浮肿，声音嘶哑，毛发稀疏、眉毛外 1/3 脱落。重症者呈痴呆、幻觉、木僵、昏睡或惊厥。由于高胡萝卜素血症，手足皮肤呈姜黄色。

（二）心血管系统心肌黏液性水肿导致心肌收缩力减弱、心动过缓、心排血量下降。由于心肌间质水肿、非特异性心肌纤维肿胀、左心室扩张和心包积液导致心脏增大。久病者由于血胆固醇增高，易并发冠心病。但因心肌耗氧量减少，发生心绞痛与心力衰竭者少见。

（三）消化系统患者有食欲不振、腹胀、便秘等，严重者可出现麻痹性肠梗阻或黏液水肿性巨结肠。由于胃酸缺乏或维生素 B12 吸收不良，可导致缺铁性贫血或恶性贫血。

（四）内分泌生殖系统表现为性欲减退，女性患者常有月经过多或闭经。部分患者由于血清催乳素（PRL）水平增高，发生溢乳。男性患者可出现勃起功能障碍。

（五）肌肉与关节肌肉软弱乏力，可有暂时性肌强直、痉挛、疼痛等，偶见重症肌无力。嚼肌、胸锁乳突肌、股四头肌及手部肌肉可出现进行性肌萎缩。部分患者可伴有关节病变，偶有关节腔积液。

（六）黏液性水肿昏迷见于病情严重者，常在冬季寒冷时发病。其诱发因素有寒冷、感染、手术、严重躯体疾病、中断 TH 替代治疗和使用麻醉、镇静剂等。临床表现为嗜睡，低体温（体温<35℃），呼吸减慢，心动过缓，血压下降，四肢肌肉松弛，反射减弱或消失，甚至昏迷、休克，心肾功能不全而危及患者生命。

【实验室及其他检查】

（一）一般检查血常规及生化检查多为轻、中度正常细胞性正常色素性贫血，血胆固醇、甘油三酯常增高。

（二）甲状腺功能检查血清 TSH 增高为原发性甲减的最早表现，血清 TSH 升高而 T3、T4 正常，可能为亚临床型甲减；血 TT4（或 FT4）降低早于 TT3（或 FT3）；血清 TT3（或 FT3）严重病例中可降低。甲状腺摄 131I 率降低。

（三）病变部位检查　TRH 兴奋试验主要用于原发性甲减、垂体性甲减和下丘脑性甲减的鉴别。静注 TRH 后，血清 TSH 无升高反应者提示垂体性甲减；升高反应延迟者为下丘脑性甲减；血清 TSH 在增高的基值上进一步增高，提示原发性甲减。影像学检查有助于异位甲状腺、下丘脑—垂体病变等的确定。

【健康教育】

（一）病因预防告知患者发病原因及注意事项，如地方性缺碘者可采用碘化盐，药物引起者应调整剂量或停药，注意个人卫生，冬季注意保暖，减少出入公共场所，以预防感染和创伤。慎用催眠、镇静、止痛、麻醉等药物。

（二）配合治疗对需终身替代治疗者，向其解释终身坚持服药的重要性和必要性。不可随意停药或变更剂量，否则可能导致心血管疾病，如心肌缺血、梗死或充血性心力衰竭。指导患者自我监测甲状腺激素服用过量的症状，如出现多食消瘦、心率>100 次/分、心律失常、体重减轻、发热、大汗、情绪激动等情况时，及时报告医师。替代治疗效果最佳的指标为血 TSH 恒定在正常范围内，长期替代者宜每 6~12 个月检测 1 次。对有心脏病、高血压、肾炎的患者，应特别注意剂量的调整，不可随意减量和增量。同时服用利尿剂时，需记录 24h 出入量。

（三）自我监测给患者讲解黏液性水肿昏迷发生的原因及表现，使患者学会自我观察。若出现低血压、心动过缓、体温<35℃等，应及时就医。

第三节　糖尿病患者护理精要

【概述】

糖尿病（diabetes mellitus）是一种常见的内分泌代谢疾病，是由多种病因引起胰岛素分泌或作用的缺陷，或者两者同时存在而引起的以慢性高血糖为特征的代谢紊乱。除碳水化合物外，尚有蛋白质、脂肪代谢紊乱和继发性水、电解质代谢紊乱。久病可引起多系统损害，导致眼、肾、神经、心脏、血管等组织的慢性进行性病变，引起功能缺陷及衰竭。重症或应激时可发生酮症酸中毒、高渗性昏迷等急性代谢紊乱。

糖尿病的患者数正随着人口老化、生活方式的改变和生活水平的提高，以及诊疗技术的提高而迅速增加。我国 1996 年按 wHO 标准对全国 11 省市 20~75 岁 42751 人进行流行病学调查，结果发现糖尿病患病率为 3.21%，糖耐量减低（IGT'）患病率为 4.76%。wHOl997 年报告，全世界约有 1.35 亿糖尿病患者，预测到 2025 年将上升到 3 亿。糖尿病已成为严重威胁人类健康的世界性公共卫生问题。

【临床表现】

（一）代谢紊乱综合征①多尿、烦渴、多饮；②善饥多食；③消瘦、疲乏无力、体重减轻。以上症状常被称为"三多一少"，即多尿、多饮、多食和体重减轻；④皮肤瘙痒，如并发真菌感染，瘙痒更加严重。⑤其他症状：有四肢酸痛、麻木、腰痛、性欲减退、阳痿不育、月经失调、便秘等。也有一部分患者并无明显"三多一少"症状，仅因体检或检查其他疾病，或妊娠检查时偶然发现高血糖。

（二）糖尿病急性并发症

1.糖尿病酮症酸中毒（DKA）　多数患者在发生意识障碍前有糖尿病加重表现。早期表现为疲乏软弱、四肢无力、极度口渴、多饮多尿。当出现酸中毒时，则表现为食欲减退、恶心、呕吐，常伴头痛、嗜睡、烦躁、呼吸深快有烂苹果味（丙酮味）。病情进一步发展出现严重失水、尿量减少、皮肤干燥、弹性差、眼球下陷、脉细速、血压下降。晚期各种反射迟钝，甚至消失，昏迷。也有少数患者出现腹痛等急腹症的表现。部分糖尿病患者以 DKA 为首发表现。

2.高渗性非酮症糖尿病昏迷（简称高渗性昏迷）　是糖尿病急性代谢紊乱的另一种临床类型i多见于 50~70 岁的老人，男女发病率相似。约 2/3 患者于发病前无糖尿病病史或仅为轻症。起病时先有多尿、多饮，但多食不明显，或反而食欲减退，失水随病程进展逐渐加重，出现神经精神症状，表现为嗜睡、幻觉、定向障碍、偏盲、偏瘫等，最后陷入昏迷。实验室检查：尿糖强阳性，早期尿量明显增多，晚期尿少或尿闭。血糖常高至 33.3mmol/，L 以上。

3.感染糖尿病患者常发生疖、痈等皮肤化脓性感染，可反复发生，有时可引起败血症或脓毒血症。足癣、甲癣、体癣等皮肤真菌感染也较常见，女性患者常合并真菌性阴道炎。肺结核发病率高，进展快，易形成空洞。肾盂肾炎和膀胱炎为泌尿系统最常见感染，尤其多见于女性，常反复发作，多转为慢性肾盂肾炎。肾乳头坏死是严重的并发症，不多见，典型表现为高热、肾绞痛、血尿、尿中排出坏死的肾乳头组织，病死率颇高。

（三）糖尿病慢性并发症

糖尿病的慢性并发症可遍及全身器官，这些并发症可单独出现，也可以不同组合同时或先后出现。

1.心血管病变糖尿病患者易伴发动脉粥样硬化。肢体外周动脉粥样硬化常以下肢动脉病变为主，表现为下肢疼痛、感觉异常和间歇跛行，严重供血不足可致肢体坏疽。糖尿病对心脏的影响包括：糖尿病心脏微血管病变、大血管病变、心肌病变和心脏自主神经功能紊乱，统称为糖尿病心脏病。

2.肾脏病变糖尿病肾病指毛细血管间肾小球硬化症，是糖尿病主要的微血管病变之一，多见于糖尿病病史超过10年者，是1型糖尿病患者的主要死亡原因。

3.神经病变糖尿病神经病变可累及中枢神经及周围神经，尤以后者为常见，通常为对称性，下肢较上肢严重。临床表现为先出现肢端感觉异常，如袜子或手套状分布，伴麻木、烧灼、针刺感或如踏棉垫感，有时伴痛觉过敏。随后有肢体疼痛，呈隐痛、刺痛，夜间及寒冷季节加重。后期累及运动神经，可有肌力减弱以至肌萎缩和瘫痪。肌肉萎缩多见于手、足小肌肉和大腿肌。自主神经损害也较常见，并可较早出现，影响胃肠、心血管、泌尿系统和性器官功能，临床表现为瞳孔改变、排汗异常、体位性低血压、心动过速、腹泻或便秘以及尿潴留、尿失禁、阳痿等。

4.眼部病变糖尿病性视网膜病变也是糖尿病微血管病变的重要表现，多发生于病程超过10年者，是糖尿病患者失明的主要原因之一。

5.糖尿病足糖尿病患者因末梢神经病变，下肢动脉供血不足以及细菌感染等各种因素，引起足部疼痛、皮肤深溃疡、肢端坏疽等病变，统称为糖尿病足。

【护理措施】

（一）饮食护理合适的饮食有利于减轻体重，控制高血糖和防止低血糖，改善脂代谢紊乱和高血压。因此护士应向患者介绍饮食治疗的目的、意义及具体措施并督促落实，以取得最佳效果。具体方法如下

1.总热量根据患者性别、年龄和身高查表，或用简易公式算出理想体重：[理想体重（kg）=身高（cm）－105]，然后根据理想体重计算每日所需总热量。成年人休息状态下每日每千克理想体重给予热量105~125.5kJ（25~30kcal），轻体力劳动125.5~146kJ（30~35kcal），中度体力劳动146~167kJ（35~40kcal），重体力劳动167kJ（40kcal）以上。儿童、孕妇、乳母、营养不良和消瘦、伴有消耗性疾病者应酌情增加，肥胖者酌情减少，使体重逐渐恢复至理想体重的±5%。

2.碳水化合物、蛋白质和脂肪的分配碳水化合物约占饮食总热量的50%~60%，提倡用粗制米、面和一定量的杂粮。蛋白质含量一般不超过总热量的15%，成人每日每千克理想体重0.8~1.2g；儿童、孕妇、乳母、营养不良或伴有消耗性疾病者宜

增至 1.5~2.0g；伴有糖尿病肾病而肾功能正常者应限制至 0.8g；血尿素氮升高者，应限制在 0.68g，其中至少有 1/3 来自动物蛋白质。脂肪约占总热量 30%。

3.每餐热量合理分配按食品成分将上述热量分配换算为食物重量，并制订成食谱。根据患者生活习惯、病情和配合药物治疗的需要进行安排。可按每日三餐分配为 1/5、2/5、2/5 或 1/3、1/3、1/3；也可按 4 餐分为 1/7、2/7、2/7、2/7。

4.糖尿病患者饮食注意事项

（1）严格定时进食。对于使用胰岛素或口服降糖药物的患者尤应注意。

（2）控制饮食的关键在于控制总热量。当患者因饮食控制而出现易饥的感觉时，可增加蔬菜、豆制品等副食。在蔬菜中碳水化合物含量小于 5% 的有南瓜、青蒜、小白菜、油菜、菠菜、西红柿、冬瓜、黄瓜、芹菜、大白菜、茄子、卷心菜、茭白、韭菜、丝瓜等。在保持总热量不变的原则下，凡增加一种食物时应同时减去另一种食物，以保证饮食平衡。体重过重者，忌吃油炸、油煎食物。炒菜宜用植物油，且要少食动物内脏、蟹黄、虾子、鱼子等含胆固醇高的食物。限制饮酒，每天食盐<6g，以免促进和加重心、肾血管并发症的产生。

（3）严格限制各种甜食，包括各种食糖、糖果、甜点心、饼干、冷饮、水果及各种含糖饮料等。患者需甜食时，可用食用糖精、木糖醇或其他代糖品。若偶然发生低血糖时，可立即饮用易于吸收的果汁、糖水或吃少量糖果予以缓解。经常出现低血糖者，应报告医师，调整饮食或药物。

（4）患者进行体育锻炼时不宜空腹，应补充少量食物，防止低血糖。

（5）保持大便通畅、多食含纤维素高的食物，包括豆类、蔬菜、粗谷物、含糖分低的水果等，每日饮食中食用纤维含量>40g 为宜。因食物中纤维素含量高可加速食物通过肠道，从而延迟和减少糖类食物在肠道的吸收，使餐后血糖下降，同时增加肠蠕动，有利于大便通畅；纤维素体积大，进食后使人有饱食感，有利于减肥。

（6）每周定期测量体重一次，衣服重量要相同，且用同一磅秤。如果体重改变>2kg，应报告医师。

（二）休息与运动

1.糖尿病患者除并发酮症酸中毒、活动性肺结核、严重心血管病等并发症外，不必过多休息，尤其对 2 型肥胖患者应鼓励运动和适当体力劳动。但须避免过度疲劳和精神紧张的体育比赛，以免兴奋交感神经及胰岛 A 细胞等，导致血糖升高。

2.适当的运动有利于减轻体重，提高胰岛素敏感性，改善血糖和脂代谢紊乱，还可减轻患者的压力和紧张情绪，使人心情舒畅。最好做有氧运动，如步行、慢跑、骑自行车、做广播操、太极拳、球类活动等，其中步行活动安全，容易坚持，可作为首选的锻炼方式。有氧运动可达到重复大肌肉运动，加强心肺功能及降低血糖的目的。合适的活动强度可根据患者具体情况决定，每日一次，用胰岛素或口服降糖药物者最好每日定时活动。肥胖患者可适当增加活动次数。运动的注意事项：

（1）运动前评估糖尿病的控制情况，根据患者具体情况决定运动方式、时间以及所采用的运动量。

（2）运动应尽量避免恶劣天气，天气炎热应保证水的摄入，寒冷天气要注意保暖。随身携带糖果，当出现饥饿感、心慌、出冷汗、头晕及四肢无力或颤抖等低血糖症状时及时食用。身体状况不良时应暂停运动。

（3）由于运动可加重心脏负担，使血浆容量减少，血管收缩，有诱发心绞痛、心肌梗死和心律失常的危险，还可使肾血流减少使糖尿病肾病加重；运动时血压上升，增加玻璃体和视网膜出血的可能性。因此，在运动中若出现胸闷、胸痛、视力模糊等应立即停止并及时处理。

（4）运动时随身携带糖尿病卡，卡上写有本人的姓名、年龄、家庭住址、电话号码和病情，以备急需。

（5）运动后应做好运动日记，以便观察疗效和不良反应。

（三）口服降糖药物护理

1.护士除了解各类降糖药物的作用、剂量、用法外，还应掌握药物的副作用和注意事项，指导患者正确服用，及时纠正不良反应。

（1）磺脲类药物主要副作用是低血糖反应，同时还有程度不同的胃肠道反应、皮肤瘙痒、胆汁淤滞性黄疸、肝功能损害、再生障碍性贫血、溶血性贫血、血小板减少、白细胞减少等。

（2）双胍类药物不良反应有腹部不适、口中金属味、恶心、畏食、腹泻等，偶有过敏反应。因双胍类药物促进无氧糖酵解，产生乳酸，在肝、肾功能不全、休克或心力衰竭者可诱发乳酸性酸中毒。

2.观察患者血糖、尿糖、尿量和体重变化，评价药物疗效。

3.指导患者按时进餐，切勿提前或推后。

（四）胰岛素治疗的护理

1.准确执行医嘱做到制剂种类正确，剂量准确，按时注射。

2.注射时间、部位和方法掌握胰岛素的注射时间，普通胰岛素于饭前半小时皮下注射，低精蛋白锌胰岛素在早餐前 1h 皮下注射。长、短效胰岛素混合使用时，应先抽吸短效胰岛素，再抽吸长效胰岛素，然后混匀，切不可逆行操作，以免将长效胰岛素}昆人短效内，影响其速效性。胰岛素采用皮下注射法，宜选择上臂三角肌、臀大肌、大腿前侧、腹部等部位，注射部位应交替使用以免形成局部硬结和脂肪萎缩，影响药物吸收及疗效。注射胰岛素时应严格无菌操作，防止发生感染。

3.胰岛素不良反应的观察及处理胰岛素不良反应包括：①低血糖反应，是最主要的不良反应，与剂量过大或（和）饮食失调有关。表现有头昏、心悸、多汗、饥饿甚至昏迷；②胰岛素过敏，表现为注射部位瘙痒，继而出现荨麻疹样皮疹。全身性荨麻疹少见，可伴恶心、呕吐、腹泻等胃肠症状，罕见严重过敏反应（如血清病、过敏性休克）；③注射部位皮下脂肪萎缩或增生，停止使用该部位后可缓慢自然恢复；④及时检测血糖，发生低血糖反应者，根据病情进食糖果、含糖饮料或静注 50%葡萄糖液 20~30mL；对过敏反应者，立即更换胰岛素制剂种类，使用抗组胺药、糖皮质激素及脱敏疗法等，严重过敏者需停止或暂时中断胰岛素治疗。

4.使用胰岛素治疗过程中应定期监测尿糖、血糖变化。

（五）预防感染的护理

1.皮肤护理糖尿病患者因皮肤抵抗力低，易发生感染，若发生外伤，伤口常不易愈合。护士应加强患者的皮肤护理

（1）鼓励患者勤洗澡，勤换衣服，保持皮肤清洁，以防皮肤感染。

（2）指导患者选择质地柔软、宽松的内衣，避免穿有松紧带的衣服和使用各种约束带。

（3）如有皮肤感染时，应做伤口细菌培养以选用敏感的抗生素，伤口局部不可任意用药，尤其是刺激性药物。

（4）护理操作时应严格执行无菌技术。

2.呼吸道、口鼻腔的护理①预防上呼吸道感染，避免与肺炎、感冒、肺结核等呼吸道感染者接触；②指导患者保持口腔清洁卫生，做到睡前、早起要刷牙，重症患者应每日给予特殊口腔护理。

3.泌尿道的护理糖尿病患者因尿糖的刺激，会阴部皮肤常有瘙痒，尤其是女患者。每次小便后，要用温水清洗外阴部，洗后擦干，防止和减少瘙痒和湿疹发生。因自主神经功能紊乱造成的尿潴留，可采用膀胱区热敷、按摩和人工诱导排尿等方法排尿，尽量避免导尿以减少感染机会。若需导尿时，应严格执行无菌技术。

4.足部护理

（1）促进肢体的血液循环：①冬天注意足部的保暖，避免长期暴露于寒冷或潮湿环境，尽量不用热水袋保暖，以避免烫伤皮肤而引起感染；②经常按摩足部，按摩方向由足端往上，避免直接按摩静脉曲张患处；③每天进行适度的运动，如散步、起坐等锻炼，以促进血液循环，避免同姿势站立过久。坐位时，不要盘腿坐或两腿交叉坐；④积极戒烟。

（2）选择合适的鞋袜，避免足部受伤患者应选择轻巧柔软、前头宽大的鞋子。若买鞋应在下午购买，站着试鞋，两只脚都试，以保证新鞋宽松合脚。新鞋不可一次穿得太久，第一次只穿半小时，以后逐渐增加穿着时间。袜子以弹性好、透气及散热性好的羊毛、棉毛质地为佳。

（3）保持足部清洁，避免感染勤换鞋袜，每天用中性肥皂和温水清洁足部，水温与体温相近即可，趾间要洗干净，洗净后应以清洁、柔软的毛巾轻轻擦干，若足部皮肤干燥，可用羊毛脂涂擦，但不可常用，以免皮肤过度浸软。修剪指甲避免太短，应与脚趾平齐。局部如有红、肿、热、痛，应立即治疗。

（4）预防外伤指导患者不要赤脚走路，以防刺伤；外出时不可穿拖鞋，以免踢伤；冬天使用电热毯或烤灯时谨防烫伤；对鸡眼、胼胝、脚癣及时治疗。

（六）酮症酸中毒、高渗性昏迷的护理

1.病情监测

（1）在原有糖尿病基础上出现显著疲乏无力、极度口渴、食欲减退、恶心、呕吐、头痛、烦躁、嗜睡、呼吸深快有烂苹果味及意识改变者提示酮症酸中毒；若发病前无糖尿病病史或仅为轻症，因急性胃肠炎、胰腺炎、不合理限制水分、静脉输入葡萄糖液或因口渴大量饮用含糖饮料等诱因，患者出现多尿、多饮、食欲减退症状，进而表现为嗜睡、幻觉、定向障碍、偏盲、偏瘫等，最后陷入昏迷状态，应考

虑为高渗性昏迷。

（2）严密观察和记录患者神志、瞳孔、呼吸、血压、脉搏、心率及 24h 液体出入量等变化。

（3）监测并记录血糖、尿糖、血酮、尿酮水平以及动脉血气分析和电解质变化，注意有无水、电解质及酸碱平衡紊乱。

2.急救护理

（1）立即建立两条静脉通路，准确执行医嘱，确保液体和胰岛素的输入。

（2）患者绝对卧床休息，注意保暖，预防压疮和继发感染。昏迷者按昏迷常规护理。

【健康教育】

心脑血管并发症是目前糖尿病的主要死亡原因，肾、视网膜、神经系统等慢性病变严重影响劳动力。对糖尿病患者及高危人群进行健康指导是降低糖尿病发病率，减少糖尿病急、慢性并发症和致死率的重要措施。

（一）指导患者提高自我监测和自我护理的能力。

1.指导患者掌握定期监测血糖、尿糖的重要性及测定技术，了解糖尿病控制良好的标准。如空腹血糖应<7.0mmol/L，餐后 2h 血糖 10mmol/L。

2.掌握口服降糖药的应用方法和不良反应，注射胰岛素的方法及低血糖反应的判断和应对。

3.了解饮食治疗在控制病情、防治并发症中的重要作用，掌握饮食治疗的具体要求和措施，学会自己烹调，长期坚持。

4.掌握体育锻炼的具体方法及注意事项。

5.生活规律，戒烟酒，注意个人卫生，做好足部护理。

6.让患者了解情绪、精神压力对疾病的影响，指导患者正确处理疾病所致的生活压力。

（二）帮助糖尿病患者家属了解有关糖尿病的知识，关心和帮助患者，对患者给予精神支持和生活照顾。

（三）指导患者定期复诊，一般每 2~3 个月复检 cHB，或每 3 周复检 FA，以了解病情控制情况，及时调整用药剂量。每年定期全身检查，以便尽早防治慢性并发症。

（四）教导患者外出时随身携带识别卡，以便发生紧急情况时及时处理。

第四节　嗜铬细胞瘤患者护理精要

【概述】

嗜铬细胞瘤（oheochromocytoma）起源于肾上腺髓质、交感神经节或其他部位的嗜铬组织，这种瘤组织持续或间断地释放大量儿茶酚胺，引起持续性或阵发性高血压和多个器官功能及代谢紊乱。大多数病例如能及时诊治，可治愈，但严重者病情凶险。近年来随着对本病的认识和诊断技术不断提高，发现病例逐渐增多，以20~50岁最多见，男女发病率无明显差异。

【临床表现】

嗜铬细胞瘤的临床表现主要是由于大量儿茶酚胺作用于肾上腺素能受体所致，以心血管症状为主，兼有其他系统表现。

(一) 心血管系统表现

1.高血压为本病最主要的症状，有阵发性和持续性两种，持续性亦可有阵发性加剧。

(1) 阵发性高血压型为本病的特征性表现，主要是大量的儿茶酚胺间歇地进入血循外所致。平时血压不高，发作时血压骤升，收缩压高达200~300mmHg，舒张压达130~180mmHg，伴剧烈头痛、面色苍白、大汗淋漓、心动过速、心前区及上腹部紧迫感、可有心前区疼痛、、心律失常、焦虑、恐惧感、恶心、呕吐、视力模糊、复视，其中头痛、心悸、多汗三联症对诊断有重要意义。发作特别严重者可并发急性左心衰竭或脑卒中。发作终止后，患者可出现皮肤潮红、全身发热、流涎、瞳孔缩小等迷走神经兴奋表现，并可有尿量增多。发作时间最短者为数秒钟，一般为数分钟，长者可达1~2h，偶可达24h以上。发作频率不一，多者1天数次，少者数月1次。随着病情进展，发作次数逐渐增多，持续时间逐渐增长，一部分患者可发展为持续性高血压伴阵发性加剧。发作诱因可为情绪激动、体位改变、吸烟、饮酒、创伤、排便、屏气、灌肠、腹膜后充气造影、麻醉诱导期、药物（如组胺、胍乙啶、胰升糖素、甲氧氯普胺等）等。有些患者也可无明显诱因。

(2) 持续性高血压型常被误诊为原发性高血压。有以下情况者应考虑嗜铬细胞瘤的可能性：①持续性高血压伴阵发性加剧或由阵发性高血压发展而来；②常用降压药效果不佳，但对 a 受体阻滞剂、钙通道阻滞剂、硝普钠有效；③有交感神经过度兴奋（多汗、心动过速）、高代谢（低热、体重降低）、头痛、焦虑、烦躁、直立性低血压或血压波动大。如上述情况见于儿童或青年人，则更应考虑本病的可能性。发生直立性低血压的原因，可能由于长期过度的儿茶酚胺分泌，使循环血容量不足和维持站立位血压的体位反射的张力下降所致。

部分儿童或少年病情发展迅速，呈恶性高血压过程，表现为：舒张压高于130mmHg，眼底损害严重，短期内出现视神经萎缩，以至失明，可发生氮质血症、心力衰竭、高血压脑病。

2.低血压、休克少数患者可发生低血压、休克或高血压与低血压相交替的表现。发生低血压和休克的原因为：①肿瘤骤然发生出血、坏死，停止释放儿茶酚胺；②大量儿茶酚胺引起严重心律失常或心力衰竭，致心排血量锐减；③由于肿瘤主要分泌肾上腺素，兴奋肾上腺素能 B 受体，使周围血管扩张；④大量儿茶酚胺使血管强烈收缩、组织缺氧、微血管通透性增加，血浆外逸，血容量减少；⑤肿瘤分泌多种扩血管物质，如舒血管肠肽、肾上腺髓质素等。

高血压与低血压、休克交替发生，血压和心率急骤变化的原因可能与肿瘤释放的缩血管物质（去甲肾上腺素、肾上腺素）和舒血管物质（肾上腺髓质素）的比例变化有关。

3.心脏表现大量儿茶酚胺可引起儿茶酚胺性心肌病，伴心律失常，如期前收缩、阵发性心动过速，甚至心室颤动。部分患者可发生心肌退行性变、坏死、炎性改变。心肌的损害可导致心力衰竭或因持续性血压增高而发生心肌肥厚，心脏扩大，心力衰竭。

（二）代谢紊乱

1.基础代谢增高　肾上腺素作用于中枢神经及交感神经系统控制下的代谢过程，使患者耗氧量增加，代谢亢进引起发热、消瘦。但血清甲状腺激素和甲状腺摄 131I 率正常。

2.糖代谢紊乱肝糖原分解加速及胰岛素分泌受抑制而肝糖异生加强，可引起血糖升高，糖耐量减低及糖尿。

3.脂代谢紊乱脂肪分解加速、血游离脂肪酸增高。

4.电解质紊乱少数患者可出现低钾血症和高钙血症。

（三）其他临床表现

1.消化系统儿茶酚胺使肠蠕动及张力减弱，可引起便秘、腹胀、腹痛甚至肠扩张。儿茶酚胺可使胃肠壁内血管发生增殖性和闭塞性动脉内膜炎，造成肠坏死、出血和穿孔，患者出现剧烈腹痛、休克等急腹症表现。胆石症并发率也较高，与儿茶酚胺使胆囊收缩减弱，Oddi 括约肌张力增强，引起胆汁潴留有关。

2.腹部肿块约5%的患者可出现左或右侧中上腹肿块，扪及时要注意可能诱发高血压综合征。嗜铬细胞癌转移至肝脏可引起肝大。

3.泌尿系统病程长及病情重者可发生肾功能减退。膀胱内嗜铬细胞瘤患者排尿时常引起高血压发作，可出现膀胱扩张，无痛性肉眼血尿，膀胱镜检查有助于诊断。

4.血液系统　在大量肾上腺素作用下，血容量减少，血细胞重新分布，外周血中白细胞增多，有时红细胞也可增多。

【实验室及其他检查】

（一）血、尿儿茶酚胺及其代谢产物测定

尿儿茶酚胺及其代谢物香草基杏仁酸及甲氧基肾上腺素和甲氧基去甲肾上腺素的总和皆升高，常在正常高限的两倍以上。阵发性者平时不升高，发作后才升高；血儿茶酚胺升高；对高血压及儿茶酚胺偏高者可采用可乐定试验。即口服可乐定0.3mg后 2~3h，嗜铬细胞瘤患者血儿茶酚胺仍升高。

（二）胰升糖素激发试验对于阵发性发作者，如果一直等不到发作，可考虑作胰升糖素激发试验。

（三）影像学检查 B 超作肾上腺及肾上腺外肿瘤定位检查，直径 1cm 以上者阳性率较高；CT 扫描，90%以上的肿瘤可准确定位；MRI 有助于鉴别嗜铬细胞瘤和肾上腺皮质肿瘤，可用于孕妇；放射性核素标记定位和静脉导管术等。

【护理措施】

（一）休息急性发作时应绝对卧床休息，保持环境安静，避免刺激。室内光线宜偏暗，减少探视。护理人员操作应集中进行以免过多打扰患者。

（二）饮食护理给予高热量、高蛋白质、高维生素、易消化饮食，避免饮含咖啡因的饮料。

（三）病情监测①密切观察血压变化，注意阵发性或持续性高血压、或高血压和低血压交替出现，或阵发性低血压、休克等病情变化，定时测量血压并做好记录，测量时应固定使用同一血压计，嘱患者采用同一体位，并尽可能做到同一人进行测量；②观察有无头痛及头痛的程度、持续时间，是否有其他伴随症状；③观察患者发病是否与诱发因素有关；④记录液体出入量，监测患者水、电解质变化。

（四）用药护理使用a受体阻滞剂者要严密观察血压变化及药物不良反应。如酚苄明不良反应为直立性低血压、鼻黏膜充血、心动过速等。哌唑嗪有直立性低血压、低钠倾向等。做到及时发现、及时处理。头痛剧烈者按医嘱给予镇静剂。

（五）心理护理 因本病发作突然，症状严重，患者常有恐惧感，渴望早诊早治。护士要主动关心患者，向其介绍有关疾病知识、治疗方法及注意事项。患者发作时，护士要守护在患者身边，使其具有安全感，消除恐惧心理和紧张情绪。

（六）高血压危象的护理

1.病情监测评估患者有无剧烈头痛、面色苍白、大汗淋漓、恶心、呕吐、视力模糊、复视等高血压危象表现，是否出现心力衰竭、肾衰竭和高血压脑病的症状和体征。

2.急救配合与护理主要措施有：①卧床休息，吸氧，抬高床头以减轻脑水肿，加用床档以防患者因躁动而坠床；②按医嘱给予快速降压药物如酚妥拉明等；③持续心电、血压监测，每15分钟记录1次测量结果；④因情绪激动、焦虑不安可加剧血压的升高，应专人护理，及时安抚患者，告之头痛及其他不适症状可随药物的起效而得到控制，使患者安静；⑤若有心律失常、心力衰竭、高血压脑病、脑卒中和肺部感染者，协助医生处理并给予相应的护理。

【健康教育】

（一）保持身心愉快指导患者充分休息，生活有规律，避免劳累，保持情绪稳定、心情舒畅。

（二）术后的配合治疗告知患者当双侧肾上腺切除后，需终身应用激素替代治疗，并说明药物的作用、服药时间、剂量、过量或不足的征象、常见的不良反应。指导患者定期返院复诊，以便及时调整药物剂量。

（三）携带疾病识别卡 嘱患者随身携带识别卡，以便发生紧急情况时能得到及时处理。

第五节　痛风患者的护理

痛风（gout）是一组异质性疾病，遗传性和（或）获得性引起的尿酸排泄减少和（或）嘌呤代谢障碍。临床特点为：高尿酸血症（hypeiuriccmia）、反复发作的痛风性关节炎、痛风石、间质性肾炎，严重者呈关节畸形及功能障碍，常伴有尿酸性尿路结石。本病根据其病因可分为原发性和继发性两大类。其中以原发性痛风占绝大多数。

【临床表现】

多见于中老年男性、绝经期后妇女，5%~25%患者有痛风家族史。发病前常有漫长的高尿酸血症病史。

（一）急性关节炎为痛风的首发症状，是尿酸盐结晶、沉积引起的炎症反应。表现为突然发作的单个，偶尔双侧或多关节红、肿、热、痛、功能障碍，可有关节腔积液，伴发热、白细胞增多等全身反应。常在夜间发作，因疼痛而惊醒，最易受累部位是跖关节，依次为踝、膝、腕、指、肘等关节。初次发作常呈自限性，一般经1~2天或数周自然缓解，缓解时局部偶可出现特有的脱屑和瘙痒表现。缓解期可数月、数年乃至终身。一般疼痛明显，少数症状轻微。

急性关节炎多于春秋发病，酗酒、过度疲劳、关节受伤、关节疲劳、手术、感染、寒冷、摄入高蛋白和高嘌呤食物等为常见的发病诱因。

（二）痛风石及慢性关节炎痛风石是痛风的一种特征性损害，是尿酸盐沉积所致。痛风石可存在于任何关节、肌腱和关节周围软组织，导致骨、软骨的破坏及周围组织的纤维化和变性。常多关节受累，且多见于关节远端，受累关节可表现为以骨质缺损为中心的关节肿胀，僵硬及畸形，无一定形状且不对称。痛风石以关节内及关节附近与耳轮常见。呈黄白色大小不一的隆起，小如芝麻，大如鸡蛋，初起质软，随着纤维增多逐渐变硬如石。严重时痛风石处皮肤发亮、菲薄、容易经皮破溃排出白色尿酸盐结晶，瘘管不易愈合。

（三）痛风性肾病是痛风特征性的病理变化之一。尿酸盐结晶沉积引起慢性间质性肾炎，进一步累及肾小球血管床，可出现蛋白尿、夜尿增多、血尿和等渗尿，进而发生高血压、氮质血症等肾功能不全表现。最终可因肾衰竭或并发心血管病而死亡。

（四）高尿酸血症与代谢综合征高尿酸血症常伴有肥胖、原发性高血压、高脂血症、2型糖尿病、高凝血症、高胰岛素血症为特征的代谢综合征。

【实验室及其他检查】

（一）血尿酸测定血尿酸一般男性>420μmol/L（7.0mg/dl），女性>350μmol/L（6.0mg/dl）则可确定为高尿酸血症。限制嘌呤饮食5天后，每天尿酸排出量>

3.57mmol（600mg），提示尿酸生成增多。

（二）滑囊液或痛风石内容物检查急性关节炎期行关节腔穿刺，抽取滑囊液，在旋光显微镜下，可见 A 细胞内有双折光现象的针形尿酸盐结晶。

（三）X 线检查和关节镜等有助于发现骨、关节的相关病变或尿酸性尿路结石影。

【护理措施】

（一）休息与体位急性关节炎期，除关节红、肿、热、痛和功能障碍外，患者常有发热，应绝对卧床休息，抬高患肢，避免受累关节负重。也可在病床上安放支架支托盖被，减少患部受压。待关节痛缓解'72h 后，方可恢复活动。

（二）局部护理手、腕或肘关节受累时，为减轻疼痛，可用夹板固定制动，也可在受累关节给予冰敷或 25%硫酸镁湿敷，消除关节的肿胀和疼痛。痛风石严重时，可能导致局部皮肤溃疡发生，故要注意维持患部清洁，避免发生感染。

（三）饮食护理因痛风患者大多肥胖，热量不宜过高，应限制在 5020~627610/d（1200~1500kcaL/d）。蛋白质控制在 1g/（kg·d），碳水化合物占总热量的 50%~60%。避免进食高嘌呤食物，如动物内脏、鱼虾类、蛤蟹、肉类、菠菜、蘑菇、黄豆、扁豆、豌豆、浓茶等。饮食宜清淡、易消化，忌辛辣和刺激性食物。严禁饮酒，并指导患者进食碱性食物，如牛奶、鸡蛋、马铃薯、各类蔬菜、柑橘类水果，使尿液的 pH 在 7.0 或以上，减少尿酸盐结晶的沉积。

（四）病情观察

1.观察关节疼痛的部位、性质、时间，有无午夜因剧痛而惊醒等。

2.观察患者受累关节有无红、肿、热和功能障碍。

3.患者有无过度疲劳、寒冷、潮湿、紧张、饮酒、饱餐、脚扭伤等诱发因素。

4.有无痛风石的体征，了解结石的部位及有无症状。

5.观察患者的体温变化，有无发热等。

6.监测血、尿尿酸的变化。

（五）心理护理患者由于疼痛影响进食和睡眠，疾病反复发作导致关节畸形和肾功能损害，思想负担重，常表现情绪低落、忧虑、孤独，护士应向其宣教痛风的有关知识，讲解饮食与疾病的关系，并给予精神上的安慰和鼓励。

（六）用药护理指导患者正确用药，观察药物疗效，及时处理不良反应。

1.秋水仙碱对于制止炎症、止痛有特效，该药一般口服，但常有胃肠道反应。若患者一开始口服即出现恶心、呕吐、水样腹泻等严重胃肠道反应，可采取静脉用药。但静脉用药可产生严重的不良反应，如肝损害、骨髓抑制、DIc、脱发、肾衰竭、癫痫样发作甚至死亡。应用时需慎重，必须严密观察。一旦出现不良反应，应及时停药。有骨髓抑制、肝肾功能不全、白细胞减少者禁用；孕妇及哺乳期间不可使用，治疗无效者，不可再重复用药。此外，静脉注射秋水仙碱时，切勿外漏，以免造成组织坏死。

2.使用丙磺舒、磺吡酮、苯溴马隆者，可有皮疹、发热、胃肠道反应等不良反应。使用期间，嘱患者多饮水、口服碳酸氢钠等碱性药。注意观察有无活动性消化性溃疡或消化道出血发生。

3.使用别嘌醇者除有皮疹、发热、胃肠道反应外，还有肝损害、骨髓抑制等，在肾功能不全者，宜减半量应用。

4.使用糖皮质激素的患者，应观察其疗效，密切注意有无症状的"反跳"现象，若同时口服秋水仙碱，可防止症状"反跳"。

【健康教育】

（一）知识宣教给患者和家属讲解疾病的有关知识，说明本病是一种终身性疾病，但经积极有效治疗，患者可维持正常生活和工作。嘱其保持心情愉快，避免情绪紧张；生活要有规律；肥胖者应减轻体重；应防止受凉、劳累、感染、外伤等。

（二）饮食指导患者知道严格控制饮食的重要性，避免进食高蛋白和高嘌呤的食物，忌饮酒，每天至少饮水 2000ml，特别是在用排尿酸药时更应多饮水，有助于尿酸随尿液排出。

（三）适度运动与保护关节运动后疼痛超过 1~2h，应暂时停止此项运动，如能用肩部负重者不用手提，能用手臂者不要用手指，不要长时间持续进行重的（体力）工作，注意经常改变姿势，保持受累关节舒适，若有局部红、热和肿胀，尽可能避免其活动。

（四）自我观察病情如平时用手触摸耳轮及手足关节处，检查是否产生痛风石。定期复查血尿酸，门诊随访。

第六节　骨质疏松症患者护理精要

【概述】

骨质疏松症（osteoporosis）是一种以低骨量和骨组织微细结构破坏为特征，导致骨骼脆性增加，易发生骨折的代谢性疾病。本病各年龄期均可发病，但常见于老年人，尤其绝经期后的女性。骨质疏松症是一种临床综合征，其发病率为所有代谢性骨病之最。

骨质疏松症可分为两大类：①原发性：又分为两种亚型，即Ⅰ型（绝经后骨质疏松症）和Ⅱ型（老年性骨质疏松症）。Ⅰ型是由于雌激素缺乏所致，女性的发病率是男性的 6 倍以上，此型主要由破骨细胞介导，多数患者的骨转换率增高，亦称高转换型。Ⅱ型多见于 60 岁以上的老年患者，女性的发病率是男性的 2 倍以上，主要累及的部位是脊柱和髋骨；②继发性：继发于他疾病，如性腺功能减退症、甲亢、1 型糖尿病、库欣综合征、尿毒症、血液病、胃肠道疾病等。长期大剂量使用糖皮质激素也是重要原因之一。

【临床表现】

（一）骨痛和肌无力早期无症状，多数患者在严重的骨痛或骨折后才知道自己患了骨质疏松症。较重者常诉腰背疼痛或全身骨痛。骨痛通常为弥漫性，无固定部位，劳累或活动后可加重，不能负重或负重能力下降。

（二）身高变矮椎体骨折可引起驼背和身高变矮。腰椎压缩性骨折常导致胸廓畸形，可出现胸闷、气短、呼吸困难等，严重畸形还可引起心排出量下降，心血管功能障碍。

（三）骨折当骨量丢失超过 20% 以上时即可出现骨折。患者常因轻微活动或创伤而诱发，弯腰、负重、挤压或跌倒后发生骨折。多见于脊柱、髋部和前臂骨折。其中髋部骨折（股骨颈骨折）最常见，危害也最大，据报道，其病死率可达 10%~20%，致残率 50%。

【实验室及其他检查】

（一）骨量的测定骨矿含量（BMC）和骨密度（BMD）测量是判断低骨量、确定骨质疏松的重要手段，是评价骨丢失率和疗效的重要客观指标。

（二）骨转换的生化测定

1.与骨吸收有关的生化指标空腹尿钙或 24h 尿钙排量是反映骨吸收状态最简易的方法，但受钙摄入量、肾功能等多种因素的影响。尿羟脯氨酸和羟赖氨酸在一定程度上可反映骨的转换吸收状况。

2.与骨形成有关的生化指标包括血清碱性磷酸酶（ALP）、血清Ⅰ型前胶原羧基端前肽和血骨钙素。

【护理措施】

（一）预防跌倒保证住院环境安全，如楼梯有扶手，梯级有防滑边缘，病房和浴室地面干燥，灯光明暗适宜，家具不可经常变换位置，过道避免有障碍物等。加强日常生活护理，将日常所需物如茶杯、开水、呼叫器等尽量放置床边，以利患者取用。指导患者维持良好姿势，且在改变姿势时动作缓慢。必要时可建议患者使用手杖或助行器，以增加其活动时的稳定性。衣服和鞋穿着要合适，大小适中，且有利于活动，加强巡视，对住院患者在洗漱及用餐时间，护士应加强意外的预防。当患者使用利尿剂或镇静剂时，要严密注意其因频繁如厕以及精神恍惚所产生的意外。

（二）饮食护理增加富含钙质和维生素 D 的食物，补充足够维生素 A、维生素 C 及含铁的食物，以利于钙的吸收。适度摄取蛋白质及脂肪。戒烟酒，避免咖啡因的摄入过多。

（三）心理护理骨质疏松症患者由于疼痛及害怕骨折，常不敢运动而影响日常生活，当发生骨折时，需限制活动，不仅患者本身需要角色适应，其家属亦要面对此情境。因此，护士要协助患者及家属适应其角色与责任，尽量减少对患者康复治疗的不利因素。

（四）用药护理

1.服用钙剂时要增加饮水量，以增加尿量，减少泌尿系结石形成的机会，服用时最好在用餐时间外服用，因空腹时服用效果最好。同时服用维生素 D 时，不可和绿叶蔬菜一起服用，以免减少钙的吸收。

2.向患者说明性激素必须在医师的指导下使用，剂量要准确，并要与钙剂、维生素 D 同时使用，效果更好。服用雌激素应定期进行妇科检查和乳腺检查，反复阴道出血应减少用量，甚至停药。使用雄激素应定期监测肝功能。

3.服用二磷酸盐时，护士应指导患者空腹服用，服药期间不加钙剂，停药期间可给钙剂或维生素 D 制剂。用阿伦磷酸盐时应晨起空腹服用，同时饮清水 200~300mL，至少在半小时内不能进食或喝饮料，也不能平卧，应采取立位或坐位，以减轻对食管的刺激，如果出现咽下困难、吞咽痛或胸骨后疼痛，警惕可能发生食管炎、食管溃疡和食管糜烂情况，应立即停止用药。同时，应嘱患者不要咀嚼或吮吸药片，以防发生口咽部溃疡。

4.服用降钙素应注意观察不良反应，如食欲减退、恶心、颜面潮红等。

（五）疼痛的护理

1.休息为减轻疼痛，可使用硬板床，取仰卧位或侧卧位，卧床休息数天到1周，可缓解疼痛。

2.对症护理使用骨科辅助物的患者必要时使用背架、紧身衣等，以限制脊椎的活动度和给予脊椎支持，从而减轻疼痛。对疼痛部位给予湿热敷，可促进血液循环，减轻肌肉痉挛，缓解疼痛。给予局部肌肉按摩，以减少因肌肉僵直所引发的疼痛。也可用超短波、微波或分米波疗法、低频及中频电疗法、磁疗法和激光等达到消炎和止痛效果。

3.用药护理药物的使用包括止痛剂、肌肉松弛剂或抗炎药物，要正确评估疼痛的程度，按医嘱用药。

【健康教育】

（一）疾病预防随着年龄的增长，均有不同程度的骨量丢失，对于骨质疏松症的预防，在达到峰值骨量前就应开始，以争取获得较理想的峰值骨量。合理的生活方式和饮食习惯可以在一定程度上降低骨量丢失的速率和程度，延缓和减轻骨质疏松症的发生及其病情。其中运动、保证充足的钙剂摄入较为可行有效。成年后的预防主要是尽量延缓骨量丢失的速度和程度，对绝经后骨质疏松早期补充雌激素或雄、孕激素合剂。

（二）合理膳食应有充足的富钙食物摄入，如乳制品、海产品等。蛋白质、维生素的摄入也应保证。避免酗酒、长期高蛋白、高盐饮食。

（三）适当运动说明机械负荷可以提高骨转换率，刺激成骨细胞的活性，有利于骨质疏松的防治。老年人规律的户外活动还有助于锻炼全身肌肉和关节运动的协调性和平衡性，对预防跌倒、减少骨折的发生很有好处。指导患者进行步行、游泳、慢跑、骑自行车等运动，但应避免进行剧烈的、有危险的运动。运动要循序渐进，持之以恒。

（四）用药指导嘱患者按时服用各种药物，学会自我监测药物不良反应。应用激素治疗的患者应定期检查，以早期发现可能出现的不良反应。

（五）预防跌倒加强预防跌倒的宣传教育和保护措施，如家庭、公共场所防滑、防绊、防碰撞措施。

（孙鑫 马士云 褚慧 王芬 郑艳伟）

第八章 甲状腺功能亢进症患者护理精要

【概述】

甲状腺功能亢进症（hyperthroidism 简称甲亢）系指由于各种原因致使甲状腺激素分泌过多引起的临床综合征。

【分类】

按引起甲亢的原因，甲亢可分为原发性、继发性和高功能腺瘤三类。

（一）原发性甲亢是最常见的一种类型。指在甲状腺肿大的同时出现功能亢进症状。患者的年龄多在 20—40 岁。腺体多呈弥漫性肿大，两侧对称，常伴有眼球突出，故又称"突眼性甲状腺肿"，有时伴有胫前黏液性水肿。

（二）继发性甲亢是较少见的一种类型。指在结节性甲状腺肿的基础上发生甲亢，患者先有结节性甲状腺肿多年，以后才逐渐出现功能亢进症状。多发生于单纯性甲状腺肿的流行地区。年龄多在 40 岁以上。肿大的腺体呈结节状，两侧不对称，容易发生心肌损害。

（三）高功能腺瘤属于比较少见的一种类型。腺体内有单个的自主性高功能结节，结节周围的甲状腺组织呈萎缩改变，放射性碘扫描显示结节的聚碘量增加，呈现"热结节"。

【病因和病理】

原发性甲亢的病因迄今尚未完全清楚。近年来认为原发性甲亢是一种自身免疫陛疾病，其淋巴细胞产生的两类免疫球蛋白，能抑制垂体前叶分泌促甲状腺激素，并与甲状腺滤泡壁细胞膜上的促甲状腺激素受体结合，从而导致甲状腺分泌大量的甲状腺素。至于继发性甲亢和高功能腺瘤的发病原因，也未完全明确。一般认为是甲状腺结节内的滤泡群无抑制地自主分泌甲状腺素，因而抑制了垂体前叶促甲状腺激素的分泌，以致结节周围的甲状腺组织功能被抑制而呈现萎缩状态。

甲亢的病理学改变为甲状腺腺体内血管增多、扩张，淋巴细胞浸润。滤泡壁细胞多呈高柱状并增生，形成伸入滤泡腔内的乳头状突起，滤泡腔内胶体减少。

【临床表现】

（一）甲状腺肿大多无局部压迫症状。由于腺体内血管扩张、血流加速，扪诊有震颤感，听诊时闻及杂音，尤其在甲状腺上动脉进入上极处更为明显。

（二）交感神经功能亢进患者常有多语、性情急躁、容易激动、失眠、双手常有细速颤动，怕热、多汗、皮肤常较温暖。

（三）突眼征典型者双侧眼球突出、眼裂增宽。个别突眼严重者，上下眼睑难以闭合，甚至不能盖住角膜；凝视时瞬目减少，眼向下看时上眼睑不随眼球下闭，两眼内聚能力差等。

（四）心血管功能改变患者多诉心悸、胸部不适；脉快有力，脉率常在 100 次/min 以上，休息和睡眠时仍快；收缩压升高、舒张压降低，故脉压增大。脉率增快及脉压增大常作为判断病情程度和治疗效果的重要标志。若左心逐渐扩张、肥大可有收缩期杂音，严重者出现心律失常、心力衰竭。

（五）基础代谢率增高其增高的程度与临床症状相平行。食欲亢进但消瘦，体重减轻，易疲乏，工作效率降低。部分患者可出现停经、阳痿等内分泌功能紊乱或肠蠕动亢进、腹泻等症状。极个别患者伴有局限性胫前黏液陛水肿，常与严重突眼同时或先后发生。

【辅助检查】

（一）基础代谢率测定用基础代谢检测装置（代谢车）测定比较可靠，也可根据脉压和脉率用公式计算。即：基础代谢率%=（脉率+脉压）-111。±10%为正常，+20%~30%为轻度甲亢，+30%~60%为中度甲亢，+60%，以上为重度甲亢。测定必须在清晨空腹静卧时进行。

（二）甲状腺摄 131I 率测定 正常甲状腺 24h 内摄取的 131I 量为总人量的 30%~40%，如果 2h 内甲状腺摄 131I 量超过 25%，或 24h 内超过 50%，且吸 131I 高峰提前出现，都反映有甲亢、但不反映甲亢的严重程度。

（三）血清 T3、T4 含量测定 甲亢时 T3 值的上升较早且快，可高于正常值的 4 倍左右；T4 上升则较迟缓，仅高于正常值的 2.5 倍，故测定 T3 对甲亢的诊断具有较高的敏感性。诊断困难时，可作促甲状腺激素释放激素（TRH）兴奋试验。即静脉注射 TRH 后，促激素（TSH）不增高（阴性），则更有诊断意义。

【护理评估】

（一）术前评估

1.健康史 了解患者的发病情况，病程长短，有无家族史及是否伴有其他自身免疫性疾病，既往健康状况，有无手术史等。

2.身体状况

（1）饮食习惯有无特殊嗜好，饮食量与食欲有无亢进。

（2）局部甲状腺肿块的大小、形状、质地、活动度。

（3）全身患者有无甲状腺功能亢进的表现及其程度。患病以来的治疗情况及效果。

（4）辅助检查了解患者的基础代谢率、甲状腺 131I 率、血清 T3、T4 的含量、同位素扫描、B 型超声等检查结果，有助于评估病情。

3.心理和社会支持状况

（1）心理状态患者常因无意中发现颈部肿块、病史较短或突然，或因已存在较长时间的颈部肿块突然增大而表现为惶恐、担心肿块的性质和预后，害怕手术，故需了解患者患病以来的心理状态。

（2）认知程度对甲状腺疾病的认识态度、对手术的接受程度、对术后康复知识的掌握程度。

（二）术后评估

1.所采用的麻醉方式、手术种类、术中情况。

2.术后生命体征和切口引流情况，有无甲状腺术后并发症的相应症状和体征。

3.患者获知具体病情、手术情况后产生的心理反应。

4.预后判断，根据甲状腺手术及术后病理结果评估患者预后。

【护理措施】

（一）术前护理充分而完善的术前准备和护理是保证手术顺利进行和预防甲状腺术后并发症的关键。

1.完善术前各项检查对于甲亢或甲状腺巨大肿块者，除全面的体格检查和必要的化验检查外，还包括：①颈部透视或摄片，了解气管有无受压或移位；②检查心脏有无扩大、杂音或心律不齐等，并作心电图检查；③喉镜检查，确定声带功能；④测定基础代谢率要在完全安静、空腹时进行；⑤检查神经肌肉的应激性是否增高，测定血钙、血磷的含量，了解甲状旁腺的功能状态。

2.甲亢患者的药物准备术前通过药物降低基础代谢率是甲亢患者手术准备的重要环节。通常为：①开始即用碘剂，2~3周后甲亢症状得到基本控制（患者情绪稳定、睡眠好转、体重增加、脉率稳定在每分钟90次以下、脉压恢复正常、基础代谢率+20%，以下），便可进行手术。常用的碘剂是复方碘化钾溶液口服、每日3次，首日为每次3滴，次日每次4滴，依此逐日每次增加l滴直到每次16滴为止，然后维持此剂量；②先用硫脲类药物，待甲亢症状基本控制后停药，再单独服用碘剂1~2周手术；③少数患者服碘剂2周后症状改善不明显，可加服硫脲类药物，待甲亢症状基本控制、停用硫脲类药物后再继续单独服用碘剂1~2周后手术。在此期间要严密观察药物准备的反应与效果。碘剂的作用在于抑制蛋白水解酶，减少甲状腺球蛋白的分解，逐渐抑制甲状腺素的释放，有助避免术后甲状腺危象的发生。但因为碘剂不能抑制甲状腺素的合成，所以一旦停服后，贮存于甲状腺滤泡内的甲状腺球蛋白便会大量分解，将使甲亢症状重新出现甚至加重，因此凡不准备施行手术治疗的甲亢患者均不能服用碘剂。由于硫脲类药物能使甲状腺肿大充血，手术时极易发生出血，增加手术困难和危险；而碘剂能减少甲状腺的血流量，减少腺体充血，使腺体缩小变硬，因此服用硫脲类药物后必须加用碘剂。对于不能耐受碘剂或合并应用硫脲类药物，或对此两类药物无反应的患者，主张与碘剂合用或单用普萘洛尔做术前准备。每6h服药1次，每次20~60mg，一般服用4~7d后脉率即降至正常水平。由于普萘洛尔半衰期小于8h，故最末一次服用须在术前1~2h、术后继续口服4—7d。术前不用阿托品，以免引起心动过速。

3.心理支持多与患者沟通交流，消除患者的顾虑和恐惧心理，避免情绪激动。精神过度紧张或失眠者，适当应用镇静剂或催眠类药物。心率过快者给予普萘洛尔

10mg 口服，3 次/d。安排通风良好、安静的休息环境，指导患者适当卧床、减少活动，以免体力消耗。限制来访人员，避免过多外来刺激，使患者情绪稳定。

4.饮食护理给予高热量、高蛋白质和富含维生素的食物，并给予足够的液体摄入以补充出汗等丢失的水分。少量多餐，加强营养支持，保证术前营养状态良好。禁用对中枢神经系统有兴奋作用的浓茶、咖啡等刺激性饮料，戒烟、戒酒。

5.其他术前教会患者头低肩高体位，可用软枕每日练习数次，使机体适应术时颈过伸的体位。指导患者深呼吸，学会有效咳嗽的方法，有助于术后保持呼吸道通畅。突眼者注意保护眼睛，睡前用抗生素眼膏敷眼，可戴黑眼罩或以油纱布遮盖，以避免角膜过度暴露后干燥受损，发生溃疡。术日晨准备麻醉床时，床旁备引流装置、无菌手套、拆线包及气管切开包。

（二）术后护理

1.体位与引流患者回病室后取平卧位。手术野常规放置橡皮片或引流管引流24~48h，便于观察切口内的出血情况和及时引流切口内的积血，预防术后气管受压。待患者血压平稳或全麻清醒后取半坐卧位，以利呼吸和引流。

2.加强术后病情观察监测呼吸、脉搏、体温、血压的变化，若脉率过快，遵医嘱肌内注射苯巴比妥钠或冬眠合剂 II 号。观察伤口渗血情况，注意引流液的量和颜色，及时更换浸湿的敷料，估计并记录出血量。鼓励患者发音，注意有无声调降低或声音嘶哑。观察患者进食流质饮食后的反应，如有无呛咳或误咽，以早期判断有无神经损伤。

3.指导患者康复锻炼保持头颈部于舒适位置。在床上变换体位，起身、咳嗽时可用手固定颈部以减少震动。患者切口疼痛明显并影响休息和活动时，可给予哌替啶等药物镇痛。指导患者深呼吸、有效咳嗽，必要时行超声雾化吸入，帮助其及时排出痰液，保持呼吸道通畅，预防肺部并发症的发生。

4.饮食与营养术后清醒患者，即可给予少量温或凉水，若无呛咳、误咽等不适，可逐步给予便于吞咽的微温流质饮食，注意过热可使手术部位血管扩张，加重创口渗血。以后逐渐过渡到半流质和软食。甲状腺手术对胃肠道功能影响很小，只是在吞咽时感觉疼痛不适，应鼓励患者少食多餐，加强营养，促进伤口愈合。

5.特殊药物的应用 甲亢患者术后继续服用复方碘化钾溶液，3 次/d，以 16 滴/次开始，以后每日每次减少一滴，直至病情平稳。年轻患者术后常口服甲状腺素，30~60mg/d，连服 6~12 个月，用以抑制促甲状腺激素的分泌和预防复发。

【护理评价】

（一）术后疼痛是否得到控制，有无影响其睡眠与休息。

（二）术前准备是否充分，营养状况有无改善。

（三）患者术后能否有效咳嗽、及时清除呼吸道分泌物，保持呼吸道通畅。

（四）患者情绪是否平稳，能否安静地休息。患者及其家属对甲状腺手术的接受程度和治疗护理配合情况。

（五）术后生命体征是否稳定，有无呼吸困难、出血、甲状腺危象等术后并发症出现，防治措施是否恰当及时，术后恢复是否顺利。

【健康教育】

（一）康复与自我护理指导

1.指导患者自我控制情绪，保持精神愉快、心境平和。

2.讲解甲状腺术后并发症的表现和预防办法。

3.指导术后患者早期下床活动，注意保护头颈部。拆线后教会患者练习颈部活动，以促进功能恢复。同时指导声嘶者进行发音训练。

4.合理安排术后的休息与饮食，鼓励患者尽可能生活自理，促进康复。

（二）用药指导说明甲亢术后继续服药的重要性并督促执行。教会患者正确服用碘剂的方法，如将碘剂滴在饼干、面包等固体食物上，一并服下，以保证剂量准确。

（三）复诊指导嘱出院患者定期到门诊进行复查，以了解甲状腺的功能，若出现心悸、手足震颤、抽搐等情况要及时就诊。

（袁婷　马士云　侯艳　刘娇）

第九章　胸部损伤患者护理精要

第一节　气胸患者护理精要

【概述】

胸膜腔内积气称为气胸（pneumothorax）。在胸部损伤中，气胸的发生率仅次于肋骨骨折居胸部损伤的第二位。发生气胸的原因是因利器或肋骨断端刺破胸膜、肺及支气管后，空气进入胸膜腔所至。一般分为闭合性、开放性和张力性气胸三类。

一、闭合性气胸

闭合性气胸（closed pneumothorax）多为肋骨骨折的并发症，系肋骨断端刺破肺表面，空气漏入胸膜腔所致。空气经肺或胸壁的伤道进入胸膜腔，伤道立即闭合，不再有气体进入胸膜腔，此类气胸抵消胸膜腔内负压，使伤侧肺部分萎陷。

【临床表现和诊断】

（一）症状和体征肺萎陷在 30% 以下者，多无明显症状。大量气胸者，可出现胸闷、胸痛和气促等，气管向健侧移位，伤侧胸部叩诊呈鼓音，听诊呼吸音减弱或消失。

（二）胸部 X 线检查可显示不同程度的肺萎陷和胸膜腔积气，有时可伴有少量积液。

【处理原则】

少量气胸可于 1~2 周内自行吸收，无须治疗。大量气胸需行胸膜腔穿刺抽气以减轻肺萎陷，必要时行胸膜腔闭式引流术，以排除积气促进肺及早膨胀，适当应用抗生素预防感染。

二、开放性气胸

开放性气胸（open pneumothorax）是由刀刃锐器或弹片、火器造成胸部穿透伤，胸膜腔经胸壁伤口与外界大气相通，以至于空气可随呼吸自由出入胸膜腔。

【病理生理】

开放性气胸时，因患侧胸膜腔和大气直接相通，伤侧胸膜腔负压消失，肺被压缩而萎陷；因两侧胸膜腔压力不等使纵隔移位、健侧肺受压。吸气时，健侧胸膜腔负压升高，与伤侧压力差增大，纵隔向健侧进一步移位；呼气时，两侧胸膜腔压力差减小，纵隔移回伤侧，导致纵隔位置随呼吸运动而左右摆动，称为纵隔扑动 (mediastinal flutter)。纵隔扑动影响静脉回流，导致循环功能严重障碍。此外，吸气时健侧肺扩张，吸入的气体不仅来自从气管进入的空气，还来自伤侧肺排出的含氧量低的气体；呼气时健侧的气体不仅排出体外，也排至伤侧的支气管及肺内，含氧量低的气体在两侧肺内重复交换而造成严重缺氧。

【临床表现和诊断】

（一）症状和体征常有气促、发绀、呼吸困难、休克等症状和体征。胸部检查时可见伤侧胸壁的受伤道，呼吸时可听到空气进入胸膜腔伤口的响声。胸部及颈部皮下可触及捻发音，伤侧胸部叩诊呈鼓音，听诊呼吸音减弱或消失，气管、心脏均向健侧移位。

（二）胸部 X 线检查示伤侧肺明显萎缩、气胸、气管和心脏等纵隔明显移位。

【处理原则】

（一）紧急封闭伤口是开放性气胸首选的治疗原则。用无菌敷料如凡士林纱布加棉垫封盖伤口，再用胶布或绷带包扎固定，使开放性气胸变为闭合性气胸。

（二）抽气减压行胸膜腔穿刺，减轻肺受压，暂时解除呼吸困难。

（三）进一步清创、缝合胸壁伤口，并作胸膜腔闭式引流术。

（四）剖胸探查适用于疑有胸腔内脏器损伤或活动性出血者，予以止血、修复损伤或清除异物。

（五）预防及处理并发症吸氧、纠正休克，应用抗生素预防感染等。

三、张力性气胸

张力性气胸 (tension pneumothorax) 又称高压性气胸 (highpressure pneumothorax)，常见于较大肺泡的破裂或较大、较深的肺裂伤或支气管破裂，其裂口与胸膜腔相通，且形成活瓣，致吸气时空气从裂口进入胸膜腔内，呼气时活瓣关闭，空气只能进入不能排出，使胸膜腔内积气不断增多，压力不断升高。胸膜腔内的高压迫使伤侧肺逐渐萎缩，并将纵隔推向健侧，挤压健侧肺，导致呼吸、循环功能严重障碍；有时胸膜腔处于高压下，积气被挤入纵隔并扩散至皮下组织，形成颈部、面部、胸部等处皮下气肿。

【临床表现和诊断】

（一）症状患者主要表现为极度呼吸困难、大汗淋漓、发绀、烦躁不安、昏迷、休克，甚至窒息。

（二）体征可见气管向健侧偏移；伤侧胸部饱胀，肋间隙增宽，呼吸幅度减小，可见明显皮下气肿。叩诊呈鼓音，听诊呼吸音消失。

（三）胸部 X 线检查示胸膜腔大量积气、肺萎缩，气管和心影偏移至健侧。

（四）胸膜腔穿刺有高压气体向外冲出，抽气后症状好转，但很快加重，如此反复有助于诊断。

【处理原则】

（一）立即排气减压在危急状况下可用一粗针头在伤侧第 2 肋间锁骨中点连线处刺入胸膜腔排气，以降低胸膜腔内压力。

（二）胸腔闭式引流术在积气最高部位放置胸腔闭式引流管（通常在第 2 肋间锁骨中线处），连接水封瓶。一般肺裂口多在 3~7d 内闭合，待漏气停止 24h，经 X 线检查证实肺已膨胀后才能拔除引流管。

（三）剖胸探查若胸腔闭式引流管内不断有大量气体溢出、患者呼吸困难未见好转，提示可能有肺及支气管严重损伤，应行剖胸探查并修补裂口。

（四）应用抗生素，预防感染。

第二节　　血胸患者护理精要

【概述】

胸部损伤引起胸膜腔积血称为血胸（hcmothorax）。血胸可与气胸同时存在。

【病因、病理生理】

利器损伤胸部或肋骨断端均可刺破肺、心脏和大血管或胸壁血管引起胸膜腔积血。肺组织裂伤出血，由于循环压力低，一般出血量少而缓慢，可自行停止；若肋间血管、胸廓内血管损伤出血或伤及压力较高的动脉，出血量多，不易自行停止；心脏和大血管受损破裂，出血量多而急，可致有效循环血容量减少而导致循环障碍，甚至在短期内因失血性休克而死亡。

胸膜腔内积血时，随着血液的积聚和压力的增高，迫使肺萎陷，并将纵隔推向健侧，因而严重影响呼吸和循环功能，由于心、肺和膈肌的运动有去纤维蛋白的作用，故胸膜腔内的积血不易凝固。但若短期内大量积血，去纤维蛋白的作用不完善，即可凝固成血块。血块机化后形成纤维组织，束缚肺和胸廓，限制呼吸运动并影响呼吸功能。从伤口或肺破裂处进入的细菌，在积血中很快滋生繁殖，容易并发感染，形成脓胸。

【临床表现和诊断】

伤者受伤后的出血速度、出血量和患者体质的不同，临床表现也不相同。

（一）小量血胸（成人 0.5L 以下）　可无明显症状，胸部 X 线检查仅示肋膈角消失。

（二）中量（0.5~1L）和大量（>1L）出血尤其急性失血患者，可出现脉搏快而弱、四肢冷、血压下降、气促等低血容量性休克的症状。同时可伴有如肋间隙饱满，气管向健侧移位，伤侧胸部叩诊浊音，心界移向 健侧，呼吸音减弱或消失等胸膜腔积液征象。

（三）血胸并发感染有高热、寒战、疲乏、出汗、血白细胞计数升高等表现。

（四）胸部 X 线检查胸膜腔有大片积液阴影，纵隔可向健侧移位。如合并气胸则显示液平面。

（五）胸膜穿刺抽得血液即可确诊。

【处理原则】

（一）非进行性血胸小量积血可自行吸收，不必穿刺抽吸积血。积血量较多者，早期即行胸腔穿刺，抽出积血，需要时置胸腔闭式引流，以促进肺膨胀，改善呼吸功能。

（二）进行性血胸应立即剖胸止血，及时补充血容量，以防治低血容量性休克的发生。

（三）凝固性血胸在出血停止后数日内剖胸清除积血和血块，以防感染或机化。对机化血块可在伤情稳定后尽早行血块和纤维组织剥除术。对已感染的血胸按照脓胸进行处理。

【护理评估】

（一）健康史

1.一般资料年龄、性别、经济状况、社会、文化背景等。

2.受伤史患者受伤的经过、暴力大小、受伤部位与时间，有无昏迷史和恶心呕吐史等。

（二）身体状况

1.生命体征是否平稳，有无呼吸困难、发绀、休克，有无意识障碍，有无肢体活动障碍等。

2.疼痛的部位与性质，骨折的部位与性质，有无开放性伤口，气管位置有无偏移，有无反常呼吸运动等。

3.有无咳嗽、咳痰、咯血、痰量与性质，咯血量与次数等。

4.辅助检查了解胸部 X 线、B 超、血生化等检查结果，以评估血、气胸的来源与程度，气胸的性质，有无胸腔内器官的损伤等。

（三）心理和社会支持状况患者有无焦虑或恐惧，程度如何。患者和家属对损伤及预后的认知程度如何。

【护理措施】

（一）现场急救胸部损伤患者若遇有危及生命的现象时，护士应协同医师采取紧急措施，积极进行 急救。

1.连枷胸用厚敷料加压包扎患处胸壁，以消除反常呼吸。

2.开放性气胸立即用敷料（最好为凡士林纱布）封闭胸壁伤口，变开放性气胸为闭合性气胸，阻止气 体继续进、出胸膜腔。

3.积气量多的闭合性气胸或张力性气胸应立即行穿刺抽气或胸腔闭式引流术。

（二）维持呼吸功能

1.保持呼吸道通畅，预防窒息。鼓励和协助患者有效咳嗽、排痰，及时清除口腔、呼吸道内的血液、痰液 及呕吐物。

2.痰液黏稠不易咳出时，应用祛痰药及超声雾化或氧雾化吸入，以稀释痰液并促使痰液排出。必要时 经鼻导管吸痰。

3.病情稳定者取半坐卧位。每小时协助患者咳嗽，做深呼吸运动，给予氧气吸入。

4.协助患者翻身、拍背，以减少肺不张等肺部并发症的发生。

5.必要时行气管切开，应用呼吸机辅助呼吸。

（三）病情观察

1.严密观察生命体征，注意神志、瞳孔、胸部、腹部和肢体活动等情况，疑有复合伤时应立即报告医师。

2.患者是否有气促、发绀、呼吸困难等症状，注意呼吸频率、节律、幅度及缺氧症状；有无气管移位，皮下气肿等。

3.必要时测定中心静脉压和尿量等，注意观察有无心脏压塞征象。若出现心脏压塞征立即通知医师予以处理。

（四）补充血容量，维持正常心输出量

1.迅速建立静脉输液通路。

2.在监测中心静脉压的前提下，补充液体量，以维持水、电解质及酸碱平衡。

3.剖胸止血术的指征通过补充血容量或抗休克处理，病情无明显好转且出现胸膜腔内活动性出血者，需迅速作好剖胸止血术的准备。胸膜腔内活动性出血的征象为：①脉搏逐渐增快，血压持续下降；②血压虽有短暂回升，又迅速下降；③血红蛋白、红细胞计数、红细胞压积持续降低；④胸腔闭式引流血量≥200mL/h，并持续 2—3h 以上；⑤胸腔穿刺抽血很快凝固或因血凝固抽不出，且胸部 X 线示胸膜腔阴影继续增大者。

（五）减轻疼痛与不适对肋骨骨折患者可采用胸带固定，也可用 1%普鲁卡因作肋间神经封闭。对连枷胸患者可协助医师采用巾钳夹住浮游离段肋骨的中央处，将其悬吊牵引或采用手术进行肋骨内固定。当患者咳嗽或咳痰时，协助或指导患者及家属用双手按压患侧胸壁，以减轻疼痛。遵医嘱应用止痛剂。

（六）预防感染

1.密切观察体温的变化，每 4h 测 1 次体温，若有异常，报告医师后协助处理。

2.配合医师及时清创、缝合、包扎伤口，注意无菌操作。

3.鼓励患者深呼吸，有效咳嗽、排痰以促进肺扩张。

4.保持胸膜腔闭式引流管通畅，及时引流出积血、积气，预防胸腔感染的发生。

5.遵医嘱合理应用抗生素。有开放性伤口者，应注射破伤风抗毒素。

（七）床旁急救对疑有心脏压塞者，应迅速配合医师施行剑突下心包穿刺或心包开窗探查术，以解除急性心脏压塞，并尽快作好剖胸探查术的准备。术前以快速输血为主，其他抗休克措施为辅。若发生心脏骤停，须配合医师行床旁开胸挤压心脏，解除心脏压塞，指压控制出血，并迅速送入手术室继续抢救。

（八）心理护理护士应加强与患者的沟通，做好心理护理及病情介绍，说明各项诊疗、护理操作及手术的必要性和安全性，解释各种症状和不适的原因、持续的时间及预后，关心、体贴患者，帮助患者树立信心、配合治疗。

【护理评价】
（一）患者呼吸功能是否恢复正常，有无气促、发绀、呼吸困难等症状。
（二）患者的生命体征是否平稳，皮肤色泽和肢体温度及尿量是否正常等。
（三）患者疼痛有无减轻或消失，有无疼痛的症状与体征。
（四）患者的体温有无异常升高或低于正常。
（五）患者是否安静，有无紧张不安、失眠、烦躁等症状。

【健康教育】
（一）急救知识
1.急诊手术前指导 当胸部损伤出现大出血、休克、昏迷、极度呼吸困难、急性心力衰竭等危及患者生命的征象时，需急行开胸手术探查抢救。术前应向家属说明，使其做好充分的思想准备，积极配合医护人员，以达到赢得抢救时间、挽救患者生命的目的。
2.变开放性损伤为闭合性损伤在胸腔开放性损伤的紧急情况下，应立即使用无菌或干净的敷料加压包扎，以阻止外界空气通过伤口不断进入胸膜腔内、压迫心肺及胸腔内大血管而危及生命。
3.若刺入心脏的致伤物尚留存在胸壁，不宜急于拔除。患者送入医院时，患者家属应详细向医护人员叙述受伤时的情况，以利伤情判断。
（二）相关检查、治疗、护理知识
1.向患者及家属讲解吸氧、胸腔穿刺、心包穿刺、胸腔闭式引流的意义和注意事项。如这些操作的意义：改善缺氧，明确诊断，排除积血、积气，缓解症状，预防感染。
2.体位指导胸部损伤合并休克、昏迷者应取平卧位；剖胸探查术后6h，若无异常，取半坐卧位，有利于咳嗽、排痰、呼吸、引流和减轻伤口疼痛。
3.指导患者操练腹式深呼吸及有效咳嗽排痰腹式深呼吸方法：患者仰卧，腹部安置3~5kg重砂袋，吸气时保持胸部不动，腹部上升鼓起，呼气时尽量将腹壁下降呈舟状；呼吸动作缓慢、均匀。8~12次/min或更少。
（三）出院指导
1.注意安全，防止意外事故的发生。
2.肋骨骨折患者3个月后复查x片，以了解骨折愈合情况。
3.根据损伤的程度注意合理休息和营养素的摄入。

（马士云 袁婷 商显敏 刘娇）

第十章 肺癌患者护理精要

【概述】

肺癌（lung cancer）多数起源于支气管黏膜上皮，因此也称支气管肺癌（bronCOpulmonary carcinoma）。近50年来，全世界肺癌的发病率明显增高，发病年龄大多在40岁以上，以男性多见，男女之比约（3~5）：1。但近年来，女性肺癌的发病率也在明显增加。

【病因】

肺癌的病因尚不完全明确，现认为与下列因素有关：

（一）长期大量吸烟资料表明，多年每日吸烟达40支以上者，肺鳞癌和小细胞癌的发病率比不吸烟者高4—10倍。

（二）某些化学和放射性物质的致癌作用某些工业部门和矿区职工，肺癌的发病率较高，可能与长期接触石棉、铬、镍、铜、锡、砷、放射性物质等有关。

（三）人体内在因素如免疫状态、代谢活动、遗传因素、肺部慢性感染等，也可能对肺癌的发生产生影响。

（四）近年在肺癌分子生物学方面的研究表明，p53基因、转化生长因子p1基因、mm23—H1，基因表达的变化及基因突变与肺癌的发病有密切的联系。

【临床表现】

与肺癌的部位、大小，是否压迫、侵犯邻近器官以及有无转移等密切相关。

（一）早期特别是周围型肺癌多无症状。癌肿增大后，常出现刺激性咳嗽，痰中带血点、血丝或断续地少量咯血；大量咯血则很少见。少数肺癌患者，由于肿瘤造成较大的气管不同程度的阻塞，可出现胸闷、哮鸣、气促、发热和胸痛等症状。

（二）晚期肺癌压迫、侵犯邻近器官、组织或发生远处转移时，可发生与受累组织相关的征象：①压迫或侵犯膈神经：同侧膈肌麻痹；②压迫或侵犯喉返神经：声带麻痹、声音嘶哑；③压迫上腔静脉：面部、颈部、上肢和上胸部静脉怒张，皮下组织水肿，上肢静脉压升高；④侵犯胸膜：胸膜腔积液，常为血性；大量积液可引起气促；⑤癌肿侵犯胸膜及胸壁：有时可引起持续性剧烈胸痛；⑥侵入纵隔，压迫食管，引起吞咽困难；⑦上叶顶部肺癌，亦称。PanCOast肿瘤：可以侵入纵隔和压迫位于胸廓上口的器官或组织，如第1肋间、锁骨下动静脉、臂丛神经、颈交感神经等而产生剧烈胸肩痛、上肢静脉怒张、上肢水肿、臂痛和运动障碍，同侧上眼睑下垂、瞳孔缩小、眼球内陷、面部无汗等颈交感神经综合征（Hmet征）。少数肺癌组织可自主性产生内分泌物质，患者可出现非转移性的全身症状，如骨关节综合征（杵状指、骨关节痛、骨膜增生等）、Cushing 综合征、重症肌无力，男性乳腺增大、多发性肌肉神经痛等。

【辅助检查】

（一）胸部 X 线检查在肺部可见块状阴影，边缘不清或呈分叶状，周围有毛刺。若有支气管梗阻，可见肺不张；若肿瘤坏死液化可见空洞。

（二）痰细胞学检查肺癌，尤其起源于较大支气管的中央型肺癌，表面脱落的癌细胞随痰咳出，若痰中找到癌细胞即可明确诊断。

（三）支气管镜检查诊断中心型肺癌的阳性率较高，可在支气管腔内直接看到肿瘤大小、部位及范围，并可取或穿刺组织作病理学检查，亦可经支气管取肿瘤表面组织或支气管内分泌物进行细胞学检查。

（四）其他纵隔镜、放射性核素扫描、经胸壁穿刺活组织、转移病灶活组织检查、胸水检查等。

【护理评估】

（一）术前评估

1.健康史以了解患者的发病情况。

（1）一般资料年龄、有无吸烟史、吸烟的时间和数量等。

（2）家族史家族中有无肺部疾患、肺癌或其他肿瘤患者。

（3）既往史有无其他部位肿瘤病史或手术治疗史，有无其他伴随疾病，如糖尿病、冠心病、高血压、慢性支气管炎等。

2.身体状况

（1）主要症状有无发热、咳嗽、咳痰、痰量及性状，有无咯血，咯血的量、次数；疼痛部位、性质，有无放射痛，牵扯痛；有无呼吸困难、发绀、杵状指（趾）。

（2）营养状况有无贫血，低蛋白血症。

（3）辅助检查结果包括 X 线胸片检查、CT 检查、各种内镜检查及有关手术耐受性检查。

3.心理和社会支持状况

（1）患者对疾病的认知程度，对手术有何顾虑，有何思想负担。

（2）亲属对患者的关心程度、支持力度、家庭对手术的经济承受能力。

（二）术后评估

1.术中情况了解手术、麻醉方式与效果、病变组织切除隋况、术中出血情况和术后诊断。

2.生命体征生命体征是否平稳，麻醉是否清醒，末梢循环、呼吸状态如何，有无胸闷、呼吸浅快、发绀及肺部痰鸣音。

3.伤口与各引流管情况伤口是否干燥，有无渗液、渗血，各引流管是否通畅，引流量、性质与颜色等。

4.心理状态与认知程度有无紧张、康复训练和早期活动是否配合、对出院后的继续治疗是否清楚。

【护理措施】

（一）术前护理

1.减轻焦虑

（1）给患者发问的机会，认真耐心地回答患者所提出的任何问题，以减轻其焦虑不安或害怕的程度。

（2）向患者及家属详细说明手术方案及手术后可能出现的问题，各种治疗护理的意义、方法、大致过程、配合要点与注意事项，让患者有充分的心理准备。

（3）给予情绪支持，关心、同情、体贴患者，动员亲属给患者以心理和经济方面的全力支持。

2.纠正营养和水分的不足

（1）创建愉快的进食环境，提供色香味俱全的均衡饮食，注意口腔清洁，以促进食欲。

（2）伴有营养不良的患者，需经肠内或肠外途径补充营养。

3.改善肺泡的通气与换气功能、预防手术后感染

（1）戒烟指导并劝告患者停止抽烟。因为吸烟会刺激肺、气管及支气管，使气管、支气管分泌物增加，妨碍纤毛的活动和清洁功能，以致肺部感染。

（2）对呼吸功能失常的患者，使用 IPPB 治疗。

（3）保持呼吸道通畅若有大量支气管分泌物，应先行体位引流。若痰液黏稠不易咳出，可行超声雾化，必要时经支气管镜吸出分泌物。注意观察痰液的量、颜色、黏稠度及气味；遵医嘱给予支气管扩张剂、祛痰剂等药物，以改善呼吸状况。

（4）注意口腔卫生若有龋齿或上呼吸道感染应先治疗，以免手术后并发肺部感染等并发症。

（5）遵医嘱给予抗生素。

4.术前对患者的健康教育和指导

（1）指导患者练习腹式深呼吸、有效咳嗽和翻身，以促进肺扩张，并利于术后配合。

（2）指导患者练习使用深呼吸训练器，以有效配合术后康复，预防肺部并发症的发生。

（3）指导患者在床上进行下肢尤其是腿部的活动，以避免血栓形成。

（4）指导患者进行术侧手臂及肩部的震动练习，以维持关节全范围运动及正常姿势。

（5）介绍胸腔闭式引流目的、方法、配合与注意事项，使患者主动积极地配合。

（二）术后护理

1.保持呼吸道通畅

（1）鼓励患者深呼吸，有效咳嗽、咳痰，必要时进行吸痰；给予氧气吸入。

（2）观察患者的呼吸频率、幅度、节律及双肺呼吸音。观察患者有无气促、紫

绀等缺氧征象，若有异常及时报告医师进行及时处理。

（3）稀释痰液利于排痰。若患者呼吸道分泌物黏稠，可用糜蛋白酶、地塞米松、氨茶碱、抗生素等药物行超声雾化，达到稀释痰液、消炎、解痉、抗感染的目的。

2.维持生命体征稳定　（1）手术后2~3h内，每15分钟测生命体征一次。脉搏和血压稳定后改为0.5~1.0h测量一次，同时注意有无呼吸窘迫现象的发生，若有异常，立即报告医师进行积极处理。

（2）手术后24~36h，血压常会出现波动，需严密观察。若血压持续下降，应考虑是否为出血、疼痛、组织缺氧或循环血量不足及其他疾病如心脏病等所致。

3.安置患者于合适体位

（1）患者意识未恢复前取平卧位，头偏向一侧，以免呕吐物、分泌物吸入而致窒息或并发吸入性肺炎。

（2）血压稳定后，采用半坐卧位。若为肺叶切除者，可采用平卧或左右侧卧位。

（3）肺叶切除术或楔形切除术者，应避免向术侧卧位，最好选择健侧卧位，以促进患侧肺组织的扩张。

（4）全肺切除术者，应避免过度侧卧，可采取1/4侧卧位，以预防纵隔移位和压迫健侧肺部导致呼吸循环功能障碍。

（5）若有血痰或支气管瘘管，应取患侧卧位并通知医师。避免采用垂头仰卧式卧位，以防因横膈上升而妨碍肺通气。若有休克现象，可抬高下肢或穿弹性袜以促进下肢静脉血液回流。

4.减轻患者疼痛，增进患者舒适感

（1）及时而适当地给予止痛剂。同时观察患者的呼吸频率，是否有呼吸受抑制征象的发生。

（2）安排患者于舒适的体位。若半卧位时可在患者的头、颈下置一枕头，注意不要将枕头置于患者肩下或背部。

（3）根据患者的需要及病情，协助并指导患者翻身，以增加舒适度、预防并发症的发生。

5.维持水电解质的平衡给予充足营养供应

（1）严格掌握输液的量、速度，防止前负荷过重导致肺水肿。全肺切除术后患者应控制钠盐摄入量，一般24h补液量宜控制在2000mL内。认真记录出入量，维持体液平衡。

（2）当患者意识恢复且无恶心现象，拔除气管插管后即可开始饮水。

（3）肠蠕动恢复后，即可进食清淡流质、半流质饮食；若患者进食后无任何不适可改为普食，饮食宜高蛋白、高热量、丰富维生素、易消化，以保证营养，提高机体抵抗力，促进伤口愈合。

6.活动与休息

（1）鼓励患者早下床活动，以预防肺不张，改善呼吸循环功能，增进食欲。术后第1天，生命体征平稳，就要鼓励和协助患者下床或在床旁站立移步；带有引流管者要妥善保护；严密观察患者病情变化，出现头晕、气促、心动过速、心悸和出汗等症状时，立即停止活动。术后第 2 天起，可扶助患者围绕病床在室内行走 3~5min，以后根据患者情况逐渐增加活动量。

（2）促进手臂和肩膀的运动，预防术侧肩关节强直及失用性萎缩。患者麻醉清醒后，护士可协助患者进行臂部、躯干和四肢的轻度活动，1 次/4h；术后第 1 天开始作肩臂的主动运动。全肺切除术后的患者，鼓励取直立的功能位，以恢复正常姿势。

7.伤口护理检查敷料是否干燥、有无渗血、发现异常及时报告医师。

8.维持胸腔引流通畅

（1）按胸腔闭式引流常规进行护理。

（2）密切观察引流液量、色、性状，当引流出多量血液（100~200mL/h）时，应考虑有活动性出血，需立即通知医师。

（3）对全肺切除术后所置的胸腔引流管一般呈钳闭状态，以保证术后患侧胸腔内有一定的渗液，以减轻或纠正明显的纵隔移位。可酌情放出适量的气体或引流液，以维持气管、纵隔于中间位置。每次放液量不宜超过 100mL，速度宜慢，避免快速多量放液引起纵隔突然移位，导致心脏骤停。

（4）拔管：术后 24~72h 患者病情平稳，无气体及液体引流后，可拔除胸腔闭式引流管。

【健康教育】

（一）早期诊断年龄在 40 岁以上者，应定期进行胸部 X 线普查，中年以上久咳不愈出现血痰者，应作进一步的检查以排除诊断。

（二）使患者了解吸烟的危害，鼓励患者戒烟。指导患者注意口腔卫生，若有牙周炎或口腔疾患应及时治疗。

（三）指导患者进行康复训练

（1）练习腹式深呼吸及有效咳嗽，以减轻疼痛，促进肺的扩张，增加肺通气量。

（2）练习使用深呼吸训练器，吹气球等以促使肺膨胀。

（3）进行抬肩、抬臂、手达对侧肩部、举手过头或拉床带活动，可预防术侧肩关节强直，有利血循环，防止血栓形成。

（四）说明安置各种导管或引流管的目的、注意事项及所引起的不适。

【出院前指导】

（一）告知患者出院返家后数周内，仍应进行呼吸运动及有效的咳嗽。保持良好的口腔卫生，避免出入公共场所或与上呼吸道感染者接近，避免居住或工作于布满灰尘、烟雾及化学刺激物品的环境，戒烟。

（二）保持良好的营养状况，每天有充分的休息与活动。若有伤口疼痛、剧烈咳嗽及咳血等症状，或有进行性倦怠情形，应返院追踪治疗。

（三）化疗药物有抑制骨髓造血功能和胃肠道反应，治疗过程中应注意血象的变化，定期返医院复查血细胞和肝功能等。

（王芬 侯艳 刘娇 商显敏）

第十一章　胃癌患者护理精要

【概述】

胃癌（carcinoma 0f stomach）是我国最常见的恶性肿瘤，年死亡率为 25.21/10 万，发病年龄以 40~60 岁多见，男性发病率明显高于女性，男女比例约为 3:1。胃癌起病隐匿，临床表现缺乏特异性，因此，早期诊断较困难。

【临床表现】

（一）症状

1.上腹不适早期胃癌无明显症状。最常见的初发症状是嗳气、返酸、食欲减退等，类似十二指肠溃疡或慢性胃炎等症状。

2.上腹隐痛半数以上患者早期就有上腹隐痛，无明显规律性，一般服药后可暂时缓解。

3.恶心、呕吐、进食哽噎感　胃窦部癌出现幽门部分或完全梗阻时，可表现恶心、餐后饱胀、呕吐，呕吐物多为宿食和胃液；贲门部胃癌和高位小弯癌可有进食梗阻感。

4.呕血和黑便癌肿破馈或侵犯血管时，可有出血，一般仅为粪便隐血试验阳性，出血量较多时可有黑便，少数患者出现呕血。

5.贫血、消瘦　由于进食减少，癌肿导致的异常代谢和全身性消耗，患者出现消瘦、乏力、贫血，最后表现为恶病质。

（二）体征

早期无明显体征，可仅有上腹部深压痛；晚期，可扪及上腹部肿块，多呈结节状、质硬、略有压痛。若出现肝脏等远处转移时，可有肝肿大、腹水、锁骨上淋巴结肿大。发生直肠前凹种植转移时，直肠指诊可摸到肿块。

【辅助检查】

（一）X 线钡餐检查确诊率达 86.2%。X 线气钡双重对比检查可发现较小而表浅的病变结节型胃癌表现为突向腔内的充盈缺损；溃疡型胃癌主要显示胃壁内龛影，黏膜集中、中断、紊乱和局部蠕动波不能通过；浸润型胃癌可见胃壁僵硬、蠕动波消失，呈狭窄的"革袋状胃"。

（二）纤维胃镜检查是诊断早期胃癌的有效方法，可直接观察病变部位，并做活检确定诊断。超声胃镜能观察到胃黏膜以下各层次和胃周围邻近脏器的图像，有助于术前对胃癌作出 I 临床分期。

（三）粪便隐血试验常呈持续阳性

（四）胃液游离酸测定多显示游离酸缺乏或减少。

【护理措施】

（一）术前护理

1.心理护理关心、了解患者，告知有关疾病和手术的知识、术前和术后的配合、解释患者的各种疑问。急性穿孔和大出血时，患者紧张、恐惧，应及时安慰患者，并说明手术的必要性。胃癌患者对癌症及预后有很大顾虑，常有悲观消极情绪，应根据患者的个体情况提供信息，帮助其分析有利条件和因素，增强其对治疗的信心，使患者能积极配合治疗和护理。

2.饮食和营养择期手术患者饮食应少量多餐，给予高蛋白、高热量、富含维生素、易消化、无刺激性的食物。

3.用药护理按时应用减少胃酸分泌、解痉及抗酸的药物，观察药物疗效。

4.急性穿孔患者的护理严密观察患者生命体征、腹痛、腹膜刺激征、肠鸣音变化等。伴有休克者应平卧，改善后改半卧位。禁食、禁饮、胃肠减压，可减少胃肠内容物继续流入腹腔。输液，维持水、电解质平衡，应用抗生素抗感染，预防及治疗休克。作好急症手术准备。

5.合并出血患者的护理判断、观察和记录呕血、便血情况，定时测量脉搏、血压、观察有无口渴、肢冷、尿少等循环血量不足的表现。取平卧位，暂时禁食。情绪紧张者，可给予镇静剂。输液、输血、按时应用止血药物，以治疗休克和纠正贫血。若经止血、输血而出血仍在继续者，应急症手术。出血停止后，可进流质或无渣半流质饮食。

6.合并幽门梗阻患者的护理完全梗阻者手术前禁食。非完全性梗阻者可予无渣半流质、以减少胃内容物潴留。输液、输血，纠正营养不良及低氯、低钾性碱中毒。术前3天，每晚用300~500mL温生理盐水洗胃，以减轻胃壁水肿和炎症，有利于术后吻合口愈合。

7.准备行迷走神经切除术患者的护理手术前测定患者的胃酸、包括夜间12小时分泌量、最大分泌量及胰岛素试验分泌量、以作为选择手术方式的参考、便于手术前后对比、以了解手术效果。

8、其他手术日晨放置胃管，防止麻醉及手术过程呕吐、误吸，便于术中操作，减少手术时腹腔污染。

（二）术后护理

1.病情观察术后3小时内每30分钟测量血压1次，以后改为每小时1次，血压平稳后可延长测量时间，同时观察患者的脉搏、呼吸、神志、肤色、尿量、切口渗液情况。

2.体位术后取平卧位，血压平稳后取低半卧位，可减轻腹部切口张力，减轻疼痛，还有利于呼吸和循环。

3.禁食、胃肠减压可减轻胃肠道张力、促进吻合口的愈合。

（1）妥善固定胃肠减压管，防止松动和脱出；更换固定用胶布时，应确保胃管固定在规定的位置。

（2）保持胃管通畅，使之持续处于负压引流状态，可用少量生理盐水冲洗胃管，防止胃管堵塞。

（3）观察引流液的性质和量术后 24 小时内可由胃管引流出少量血液或咖啡样液体 100~300mL。若有较多鲜血，应警惕有吻合口出血，需及时与医师联系并处理。

（4）注意口腔护理给予超声雾化吸入，每日 2 次，减轻患者咽喉疼痛并使痰液易于咳出。

（5）术后 3~4 天，胃肠引流液量减少，肠蠕动恢复后即可拔除胃管。

4.镇痛术后患者有不同程度的疼痛、适当应用止痛药物。应用患者自控止痛泵者，应注意预防并处理可能发生的并发症，如尿潴留、恶心、呕吐等。

5.补液应用抗生素禁食期间静脉补充液体，提供患者所需的水、电解质和营养素，并应用抗生素预防感染。详细记录 24 小时出入水量，为合理输液提供依据。必要时输血浆或全血，以改善患者的营养状况或贫血，有利于吻合口和切口的愈合。

6.饮食拔除胃管后当日可少量饮水或米汤，第 2 日进半量流质饮食，第 3 日进全量流质，若进食后无腹痛、腹胀等不适，第 4 日可进半流质饮食，以稀饭为好，第 10~14 日可进软食。少食牛奶、豆类等产气食物，忌生、冷、硬和刺激性食物。注意少量多餐，开始时每日 5~6 餐，以后逐渐减少进餐次数并增加每次进餐量，逐步恢复正常饮食。

7.活动鼓励患者术后早期活动。早期活动可促进肠蠕动，预防肠粘连，促进呼吸和血液循环，减少术后并发症。卧床期间，每 2 小时翻身 1 次。除年老体弱或病情较重者，一般术后第 1 日可协助患者坐起并做轻微的床上活动，第 2 日下地，床边活动、第 3 日可在室内活动。活动量应根据患者个体差异而定。

8.术后并发症的观察和护理

（1）胃大部切除术后的并发症

1）术后胃出血术后短期内从胃管引流出大量鲜血，甚至呕血和黑便，尤其是在 24 小时后仍继续出血者，无论血压是否下降，皆可定为术后出血。术后胃出血多可采用非手术疗法，包括禁食、应用止血药物和输新鲜血。若非手术疗法不能达到止血效果或出血量大于 500mL/h 时，应再次行手术止血。

2）十二指肠残端破裂是 Billroth Ⅱ 式胃大部切除术后近期的严重并发症，可因十二指肠溃疡切除困难、溃疡大、瘢痕水肿严重使缝合处愈合不良；或因胃肠吻合口输入段梗阻，使十二指肠腔内压力升高而致残端破裂。一般多发生在术后 3~6d，也有早在术后 1~2d。表现为右上腹突发剧疼和局部明显压痛、腹肌紧张等急性弥漫性腹膜炎症状，酷似十二指肠溃疡穿孔。应立即手术处理，并分别于十二指肠内和腹腔置管，术后予以持续减压引流。同时纠正水、电解质的失衡；给予肠外营养或术中行空肠造瘘，术后予以肠内营养；应用抗生素抗感染；用氧化锌软膏保护引流管周围皮肤。

3）胃肠吻合口破裂或瘘少见，多发生在术后 5~7d。多数因吻合处张力过大、低蛋白血症、组织水肿等致组织愈合不良而发生。早期吻合口破裂可引起明显的腹膜炎症状和体征，后期发生者，因腹腔内局部已形成粘连，可形成局限性脓肿或向外穿破而发生腹外瘘。出现腹膜炎者，须立即行手术处理。若已形成脓肿或外瘘，则除行局部引流外，还应行胃肠减压和积极的支持治疗。一般在数周后吻合口瘘常能自行愈合，若经久不愈，则须再次手术。

4）残胃蠕动无力或称胃排空延迟可能与以下因素有关：①含胆汁的十二指肠液进入胃，干扰残胃的功能；②输出段空肠麻痹，功能紊乱；③与变态反应有关。约发生在术后 7~10d，多为进食流质数日、情况良好的患者，在改进半流质或不易消化的食物后突然发生上腹饱胀、钝痛而呕吐带有食物的胃液和胆汁，甚至呈不完全性高位小肠梗阻表现。处理包括禁食、胃肠减压，肠外营养支持，纠正低蛋白，维持水、电解质和酸碱平衡，应用促胃动力药物：如甲氧氯普胺、多潘立酮（吗丁林）。轻者 3~4d 自愈，严重者可持续 20~30d，一般均能经非手术治疗治愈。

5）术后梗阻根据梗阻部位分为输入段梗阻、吻合口梗阻和输出段梗阻。

输入段梗阻：多见于 Billroth Ⅱ 式胃大部切除术后，可分为两类：①急性完全性输入段梗阻：可因肠系膜牵拉过紧形成索带压迫输入段，或输入段过长，穿入输出段系膜与横结肠系膜之间的隙孔、形成内疝所致，属闭袢性肠梗阻。典型症状是：患者突然发生上腹部剧痛、频繁呕吐，量少，不含胆汁，呕吐后症状不缓解。上腹偏右有压痛，甚至扪及包块。血清淀粉酶升高，有时出现黄疸，可有休克症状。应紧急手术治疗；②慢性不完全性梗阻：多由于输入段太长扭曲，或输入段太短在吻合口处形成锐角，使输入段内胆汁、胰液和十二指肠液排空不畅而滞留。进食后消化液分泌明显增加，积累到一定量时，肠腔内压力增高、刺激肠管而发生强烈的输入段肠蠕动，并一时性克服梗阻，潴留液涌入残胃而致呕吐。临床表现为进食后 15—30min 左右，上腹突然胀痛或绞痛、并喷射状呕吐大量含胆汁液体，呕吐后症状消失，称为"输入段综合征"。若症状在数周或数月内不能缓解，亦需手术治疗。

吻合口梗阻：吻合口过小，吻合口的胃壁或肠壁内翻太多，或者由于毕Ⅱ式胃切除胃空肠吻合术后、输出段逆行套叠堵塞吻合口等引起。患者表现为进食后上腹饱胀，呕吐，呕吐物为食物，不含胆汁。X线检查可见造影剂完全停留在胃内，须再次手术解除梗阻。

输出段梗阻：多因粘连、大网膜水肿或坏死，或炎性肿块压迫等所致。表现为上腹饱胀，呕吐食物和胆汁。若不能自行缓解，应手术解除梗阻。

6）倾倒综合征　早期倾倒综合征：以胃空肠吻合术后或迷走神经切断加胃窦切除术后较常见。多发生在餐后 10~30min 内，因胃容积减少及失去对胃排空的控制，大量高渗食物和液体快速进入十二指肠或空肠、大量细胞外液转移至肠腔，循环血量骤然减少；肠管膨胀、蠕动亢进、排空加速。同时，肠道受刺激后释放多种消化道激素，如 5-羟色胺、缓激肽样多肽、血管活性肽、血管紧张素等，引起一系列血管舒缩功能的紊乱。表现为胃肠道和心血管两大系统症状：胃肠道症状为上腹饱胀不适、恶心呕吐、肠鸣频繁，可有绞痛，继而腹泻；循环系统症状有全身无力、头昏、晕厥、面色潮红或苍白、大汗淋漓、心悸、心动过速等，症状持续 60~

90min 后自行缓解。多数患者经调整饮食后，症状减轻或消失，包括少食多餐，避免过甜、过咸、过浓流质，宜进低碳水化合物、高蛋白饮食，餐时限制饮水。进餐后平卧 10~20min。多数患者在术后半年到 1 年内能逐渐自愈，极少数症状严重而持久的患者，应考虑手术治疗。

晚期倾倒综合征又称低血糖综合征：为高渗食物迅速进入小肠、快速吸收、引起高血糖，后者致使胰岛素大量释放，继而发生反应性低血糖。表现为餐后 2~4 小时，患者出现心慌、无力、眩晕、出汗、手颤、嗜睡，也可导致虚脱。消化道症状不明显，但可有饥饿感。出现症状时稍进饮食，尤其是糖类即可缓解。饮食中减少碳水化合物含量，增加蛋白质比例，少量多餐可防止其发生。

（2）迷走神经切断术后并发症

1）吞咽困难多见于迷走神经干切断术后，因食管下段运动失调或食管炎所致。常出现于术后早期开始进固体食物时，下咽时有胸骨后疼痛。X 线吞钡见食管下段狭窄，贲门痉挛。多于术后 1~4 个月能自行缓解。

2）胃潴留 可发生于各类术后、但高选择性迷走神经切断术后较少见。系迷走神经切断术后胃张力减退，蠕动消失所致。表现为术后 3~4 日，拔除胃管后出现上腹不适、饱胀、呕吐胆汁和食物。X 线钡餐造影见胃扩张、大量潴留、无排空。治疗包括禁食、持续胃肠减压、用温热高渗盐水一日多次洗胃，输血、输液。也可用新斯的明皮下或肌内注射。症状一般于术后 10~14 日逐渐自行消失。

3）胃小弯坏死穿孔见于高选择性迷走神经切断术后，胃小弯无黏膜下血管丛，系潜在易缺血区；胃小弯坏死处穿孔多与手术因素或胃小弯缺血坏死形成溃疡有关。穿孔后突然发生上腹部剧烈疼痛和急性弥漫性腹膜炎症状，须立刻进行手术修补。

4）腹泻多因迷走神经切断术后肠道功能紊乱、胆道和胰腺功能失常，或胃酸低致胃潴留后食物发酵和细菌繁殖所致。注意饮食或口服助消化的药物及收敛剂，多数患者于术后数月症状可逐渐减轻或消失。

【健康教育】

（一）向患者解释并强调疾病的治愈须靠术后长期的配合。

（二）指导患者自我调节情绪，强调保持乐观的重要性和方法。

（三）劝导患者避免工作过于劳累，不熬夜，注意劳逸结合。

（四）告知并强调喝酒吸烟对其疾病的危害性。

（五）与患者讨论并计划其治疗性饮食。胃大部切除术后一年内胃容量受限，宜少量多餐，进食营养丰富的饮食，以后逐步过渡至均衡饮食。饮食宜定时定量，少食腌、熏食品，避免过冷、过烫、过辣及油煎炸食物。

（六）教导药物的服用时间、方式、剂量，说明药物副作用。避免服用对胃黏膜有损害性的药物，如阿司匹林、消炎痛、皮质类固醇等。

（七）讲解手术后期并发症的表现和防治方法。

1.碱性反流性食管炎多发生于术后数月至数年，由于碱性十二指肠液、胆汁反流入胃，破坏了胃黏膜的屏障作用所致。主要 I 临床表现有：①剑突下持续性烧灼痛，进食后加重，制酸剂无效；②呕吐物含胆汁，吐后疼痛不减轻；③体重减轻或贫血。症状轻者用 H：受体拮抗剂、考来烯胺（消胆胺）等治疗，严重者需手术治疗。

2.吻合口溃疡多数发生在术后 2 年内，主要症状为溃疡病症状重现，可有消化道出血；纤维胃镜检查可明确诊断。可行手术治疗。

3.营养性并发症由于胃肠道吸收功能紊乱或障碍所致，常见有营养不良、贫血、腹泻、脂肪泻、骨病等。应注意调节饮食，补充缺乏的营养素，必要时，可用药物预防和治疗。

4.残胃癌指因良陛疾病行胃大部切除术 5 年以上，发生在残胃的原发癌。多发生于术后 20~25 年，与胃内低酸、胆汁反流及肠道细菌逆流人残胃引起慢性萎缩性胃炎有关。患者有胃癌的症状，纤维胃镜可明确诊断，需行手术治疗。

（八）对胃癌患者讲解化疗的必要性，如何防治化疗药物的副作用。定期检查血象、肝功能等，注意预防感染。

（九）定期门诊随访，若有不适及时就诊。

（王芬）

第十二章 肠梗阻患者护理精要

【概述】

肠内容物不能正常运行、顺利通过肠道时，称为肠梗阻（intestinal obstruction），是外科常见的急腹症之一。其病情多变，发展迅速，若处理不及时常危及患者的生命，尤其绞窄性肠梗阻，目前死亡率仍相当高。

【临床表现】

（一）症状

1.腹痛单纯性机械性肠梗阻的特点是阵发性腹部绞痛，系由梗阻上方的肠管强烈蠕动所致。疼痛多位于腹中部，也可偏于梗阻部位。腹痛发作时，患者自觉有"气块"在腹中窜动，并受阻于某一部位，此刻绞痛最为剧烈。当腹痛的间歇期不断缩短并成为剧烈的持续性腹痛时，应考虑绞窄性肠梗阻的可能。麻痹性肠梗阻时，为持续性胀痛。

2.呕吐常为反射性。根据梗阻部位不同，呕吐出现的时间和性质各异。高位肠梗阻时，呕吐出现早且频繁，呕吐物主要为胃液、十二指肠液和胆汁；低位肠梗阻呕吐出现较晚，呕吐物常为带臭味的粪汁样物。若呕吐物为血性或棕褐色液体，常提示肠管血运障碍。麻痹性肠梗阻时的呕吐呈溢出性。

3.腹胀一般出现较晚，其程度与梗阻部位有关。高位肠梗阻由于呕吐频繁，腹胀不明显；低位或麻痹性肠梗阻则腹胀明显，遍及全腹。

4.停止排气排便不完全性肠梗阻可有数次少量排气、排便。完全性肠梗阻患者多停止排气、排便；但在梗阻早期，尤其是高位肠梗阻时，梗阻以下肠腔内残存的气体和粪便仍可排出，故早期有少量排便时，并不能排除肠梗阻。绞窄性肠梗阻时、可排出血性黏液样便。

（二）体征

1.腹部体征

视诊：单纯性机械性肠梗阻常可见腹胀、肠型和异常蠕动波；肠扭转等闭袢性肠梗阻的腹胀多不对称；麻痹性肠梗阻则呈均匀性全腹胀。

触诊：单纯性肠梗阻可有轻度压痛但无腹膜刺激征，绞窄性肠梗阻时可有固定压痛和腹膜刺激征。

叩诊：绞窄性肠梗阻时腹腔有渗液，可有移动性浊音。

听诊：机械性肠梗阻时，可闻及气过水声或金属音、肠鸣音亢进。麻痹性肠梗阻则肠鸣音减弱或消失。

2.全身单纯性肠梗阻早期多无明显全身性改变，晚期可有唇干舌燥、眼窝凹陷、皮肤弹性差、尿少等脱水体征。严重脱水或绞窄性肠梗阻时，可出现脉搏细速、血压下降、面色苍白、四肢发凉等中毒和休克征象。

【辅助检查】

（一）实验室检查肠梗阻后期，因脱水和血液浓缩而使血红蛋白值及红细胞压积升高。绞窄性肠梗阻时，可有明显的白细胞计数及中性粒细胞比例增加、呕吐物及类便检查见大量红细胞或隐血试验阳性。合并电解质酸碱失衡时可有血钠、钾、氯及血气分析值的变化。

（二）X线检查一般在肠梗阻发生 4~6 小时后，立位或侧卧位 X 线平片可见胀气肠袢及数个阶梯状排列的气液平面，但无此征象者不能完全排除肠梗阻的可能。空肠梗阻、胀气可见"鱼肋骨刺"状的环形黏膜纹。绞窄性肠梗阻时，可见孤立、突出、胀大的肠袢，其位置不因时间而改变。

【护理措施】

（一）非手术治疗的护理

1.饮食肠梗阻患者应禁食，若梗阻缓解，如患者排气、排便，腹痛、腹胀消失后可进流质饮食，忌食产气的甜食和牛奶等。

2.胃肠减压 胃肠减压期间应观察和记录引流液的颜色、性状和量，若发现有血性液体，应考虑有绞窄性肠梗阻的可能。

3.体位生命体征稳定可取半卧位，可使膈肌下降，减轻腹胀对呼吸循环系统的影响。

4.缓解腹痛和腹胀若无肠绞窄或肠麻痹，可应用阿托品类抗胆碱药物解除胃肠道平滑肌痉挛，使腹痛得以缓解。但不可随意应用吗啡类止痛剂，以免掩盖病情。此外，还可热敷腹部、针灸双侧足三里穴；如无绞窄性肠梗阻，也可从胃管注入液体石蜡，每次 20~30mL。

5.呕吐的护理呕吐时嘱患者坐起或头侧向一边，以免误吸引起吸入性肺炎或窒息；及时清除口腔内呕吐物，给予漱口，保持口腔清洁，并观察记录呕吐物的颜色、性状和量。

6.输液记录出入液量，观察和记录呕吐量、胃肠减压量和尿量等，结合血清电解质和血气分析结果合理安排输液种类和调节输液量。

7.防治感染和脓毒症正确、按时应用抗生素可有效防治细菌感染，减少毒素产生，同时观察用药效果和副反应。

8.严密观察病情定时测量记录体温、脉搏、呼吸、血压，严密观察腹痛、腹胀、呕吐及腹部体征情况；若患者症状与体征不见好转或反有加重，应考虑有肠绞窄的可能。绞窄性肠梗阻的临床特征：①腹痛发作急骤，起始即为持续性剧烈疼痛，或在阵发性加重期间仍有持续性疼痛。肠鸣音可不亢进。呕吐出现早、剧烈而频繁；②病情发展迅速，早期出现休克，抗休克治疗后症状改善不显著；③有明显腹膜刺激征、体温升高，脉率增快，白细胞计数和中性粒细胞比例增高；④不对称性腹胀，腹部有局部隆起或触及有压痛的肿块；⑤呕吐物、胃肠减压抽出液、肛门排出物为血性，或腹腔穿刺抽出血性液体；⑥经积极非手术治疗后症状体征无明显改善；⑦腹部 X 线检查所见符合绞窄性肠梗阻的特点。此类患者因病情危重、多处于休克状态、需紧急手术治疗。应积极做好术前准备。

（二）术后护理

1.观察病情观察患者的生命体征、腹部症状和体征的变化。观察腹痛、腹胀的改善程度，呕吐及排气、排便情况等。留置胃肠减压和腹腔引流管时，观察和记录引流液的颜色、性状及量。

2.体位血压平稳后给予半卧位。

3.饮食禁饮食，禁食期间给予补液，等肠蠕动恢复并有肛门排气后可开始进少量流质；进食后若无不适，逐步过渡至半流质。

4.胃肠减压和腹腔引流管的护理妥善固定引流管，保持引流通畅，避免受压、扭曲。

5.并发症的观察与护理术后，尤其是绞窄性肠梗阻术后，若出现腹部胀痛、持续发热、白细胞计数增高，腹部切口处红肿，或腹腔引流管周围流出较多带有粪臭味的液体时，应警惕腹腔内或切口感染及肠瘘的可能，应及时报告医师，并协助处理。

6.活动病情允许、鼓励患者早期下床活动，促进肠蠕动恢复，防止肠粘连。

【健康教育】

（一）告知患者注意饮食卫生，不吃不洁的食物，避免暴饮暴食。

（二）嘱患者出院后进易消化食物，少食刺激性食物；避免腹部受凉和饭后剧烈活动；保持大便通畅。

（三）老年便秘者应及时服用缓泻剂，以保持大便通畅。

（四）出院后若有腹痛、腹胀、停止排气排便等不适，及时就诊。

（袁婷 马士云 褚慧 刘娇 商显敏）

第十三章　肝癌患者护理精要

一、原发性肝癌

原发性肝癌（primary carcinoma of liver）是我国常见的恶性肿瘤之一，分别占男、女恶性肿瘤的第三、四位。高发于东南沿海地区。可发生于任何年龄组，以40~49岁男性多见。

早期缺乏特异性表现，多数患者在普查或体检时发现，晚期可有局部和全身症状。

（一）肝区疼痛为最常见的主要症状，半数以上患者以此为首发症状。多为持续性隐痛、刺痛或胀痛，夜间或劳累后加重。疼痛部位常与癌肿部位密切相关，如位于肝右叶顶部的癌肿累及横膈，有右肩背部牵涉痛。

（二）肝脏肿大为中、晚期肝癌的主要临床体征。肝脏呈进行性肿大、质地较硬、表面高低不平、有明显结节或肿块。癌肿位于肝右叶顶部者，肝浊音界上移，有时膈肌固定或活动受限，甚至出现胸水。

（三）消化道症状常表现为食欲减低、腹胀、恶心、呕吐或腹泻等，易被忽视。

（四）全身症状可有不明原因的持续性低热或不规则发热，抗生素治疗无效；早期，患者消瘦、乏力不明显；晚期，体重呈进行性下降，可伴有贫血、黄疸、腹水、出血、浮肿等恶病质的表现。

（五）其他症状可有癌旁综合征的表现，如低血糖、红细胞增多症、高胆固醇血症及高钙血症；如发生肺、骨、脑等肝外转移，还可呈现相应部位的临床症状。

（六）并发症肝癌晚期可出现肝性脑病、上消化道出血、癌肿破裂出血及继发性感染等。

【辅助检查】

肝癌的实验室诊断技术包括定性和定位二种。多项技术的综合应用，有助于发现早期患者甚至可检出无症状或体征的早期小肝癌，使肝癌诊断的正确率达到90%以上。

（一）定性诊断

1.AFP属肝癌血清标志物，可用于普查，有助于发现无症状的早期患者，但可有假阳性，故应作动态观察。AFP呈持续阳性或定量>500ug/L，并排除妊娠、活动性肝病、生殖腺胚胎性肿瘤等疾病，高度怀疑肝细胞癌。

2.血清酶学检查对原发性肝病的诊断缺乏专一性和特异性，只能作为辅助指标，如血清碱性磷酸酶、乳酸脱氢酶同工酶、γ-谷氨酰转肽酶、血清5-核苷酸磷酸二酯酶、α-抗胰蛋白酶、酸性同工铁蛋白等。

（二）定位诊断

1.B 型超声检查能发现直径为 2~3cm 或更小病变，可显示肿瘤的部位、大小、形态及肝静脉或门静脉有无栓塞等，诊断正确率可达 90%，是目前肝癌定位检查中首选的一种方法。

2.放射性核素肝扫描应用 198Au、99mTc、131I 玫瑰红、131mIn 同位素示踪肝扫描，肝癌诊断的阳性符合率为 85%~90%，但不能显示直径小于 3cm 的病变。近年发展的动态显像和放射性核素断层扫描（ECT）可分辨 1~2cm 直径的病变并提高诊断符合率。

3.X 线检查腹部透视或摄片可见肝脏阴影扩大。如肝右叶顶部癌肿，可见右侧横膈抬高。

4.CT 和 MRI 检查能显示肿瘤的位置、大小、数目及与周围脏器和重要血管的关系，有助制定手术方案，可检出直径 1.0cm 左右的小肝癌，诊断符合率达 90% 以上。

5.选择性腹腔动脉或肝动脉造影　肝动脉造影可明确肿瘤的部位、大小、数目和分布范围。对直径<2.0cm 的小肝癌，诊断符合率可达 90%；对血管丰富的癌肿，可分辨直径≥1.0cm 的肿瘤；选择性肝动脉造影或数字减影肝血管造影（DSA），可发现直径仅 0.5 cm 的肿瘤。

6.肝穿刺活组织检查多在 B 超引导下行细针穿刺活检，具有确诊的意义，但有出血、肿瘤破裂和肿瘤沿针道转移的危险。

7.腹腔镜探查经各种检查未能确诊而临床又高度怀疑肝癌者，必要时可行腹腔镜探查以明确诊断。

【护理措施】

（一）术前心理护理肝癌的诊断，无论对患者还是家庭都是重大的打击。护士通过与患者的交流和沟通，了解患者情绪和心理的变化，鼓励其表达出自己的想法和担忧。在患者悲痛时，尊重患者并表达同情和理解，帮助其正视现实，增强应对能力，树立战胜疾病的信心，积极参与和配合治疗；劝导患者不要轻信秘方土方，以免延误诊疗。对晚期患者给予情感上的支持，鼓励家属与患者共同面对疾病，互相扶持，使患者尽可能平静舒适地渡过生命的最后历程。

（二）术后护理

1.术后常规护理

（1）体位为防止术后肝断面出血，一般不鼓励患者早期活动。术后 24 小时内卧床休息，避免剧烈咳嗽。接受半肝以上切除者，间歇给氧 3~4 天。

（2）饮食以富含蛋白、热量、维生素和膳食纤维为原则，鼓励家属按患者饮食习惯，提供其喜爱的色、香、味俱全的食物，以刺激食欲。创造舒适的进餐环境，避免呕吐物及大小便的不良刺激。必要时提供肠内、外营养支持或补充白蛋白等。

（3）引流管护理肝叶和肝脏局部切除术后需放置双腔引流管。引流管应妥善固定，避免受压、扭曲和折叠，保持引流通畅，严格遵守无菌原则，及时更换引流瓶，并准确记录引流液的量、色和性质；若血性引流液呈持续性增加，应警惕腹腔内出血，及时通知医师，必要时完善术前准备行手术探查止血。

（4）疼痛护理肝叶和肝脏局部切除术后疼痛剧烈者，应积极有效地止痛。术后48小时，若病情允许，可取半卧位，以降低切口张力。

2.体液平衡的护理对肝功能不良伴腹水者，积极保肝治疗，严格控制水和钠盐的摄入量，准确记录24小时出入液量，每天观察、记录体重及腹围变化等。

3.肝动脉插管化疗患者的护理

（1）向患者解释肝动脉插管化疗的目的以及注意事项。

（2）做好导管护理①妥善固定和维护导管；②严格遵守无菌原则，每次注药前消毒导管，注药后用无菌纱布包扎，防止细菌沿导管发生逆行性感染；③为防止导管堵塞，注药后用肝素稀释液（25U/mL）2~3mL冲洗导管；④治疗期间患者可出现剧烈腹痛、恶心、呕吐、食欲不振及不同程度的血白细胞数减少。若症状严重，药物减量；血白细胞计数<4×109/L，暂停化疗；若系胃、胆、胰、脾动脉栓塞而出现上消化道出血及胆囊坏死等并发症时，须密切观察生命体征和腹部体征，及时通知医师进行处理。

（3）拔管后，加压压迫穿刺点15分钟且卧床24小时，防止局部形成血肿。

（三）并发症的预防和护理

1.癌肿破裂出血是原发性肝癌常见的并发症，少数出血可自行停止，多数患者需手术止血。对不能手术的晚期患者，可采用补液、输血、应用止血剂、支持治疗等综合性方法处理，但预后较差。故应告诫患者尽量避免致肿瘤破裂的诱因，如剧烈咳嗽、用力排便等致腹内压骤升的动作；加强腹部体征的观察；若原发性肝癌患者突然主诉腹痛、且伴腹膜刺激征，应高度怀疑肿瘤破裂出血，及时通知医师，积极配合抢救。并稳定患者情绪，做好急诊手术的各项准备。

2.上消化道出血是晚期肝癌伴肝硬化者常见的并发症。指导肝硬化伴食管—胃底静脉曲张者保持情绪稳定、生活有规律；饮食以少粗纤维的软食为主，忌浓茶、咖啡、辛辣刺激性食物，以免诱发出血；加强肝功能的监测。及时纠正或控制出凝血功能的异常，必要时遵医嘱输注新鲜血液或凝血因子复合物等。一旦发生上消化道出血，若量少，可采取禁食、休息及应用止血剂等方法；出血量多时，在输血、补充血容量的同时使用双气囊三腔管压迫止血、经内镜或手术止血。

3.肝性脑病常发生于肝功能失代偿或濒临失代偿的原发性肝癌者。对患者加强生命体征和意识状态的观察，若出现性格行为变化、如欣快感、表情淡漠或扑翼样震颤等前驱症状时，及时通知医师。对此类患者的护理：①避免肝性脑病的诱因。如上消化道出血、高蛋白饮食、感染、便秘、应用麻醉剂、镇静催眠药及手术等；②禁用肥皂水灌肠，可用生理盐水或弱酸性溶液（如食醋1~2mL加入生理盐水100mL），使肠道pH值保持为酸陛；③口服新霉素或卡那霉素，以抑制肠道细菌繁殖，有效减少氨的产生；④使用降血氨药物，如谷氨酸钾或谷氨酸钠静脉滴注；⑤给予富含支链氨基酸的制剂或溶液，以纠正支链/芳香族氨基酸比例失调；⑥肝昏迷者限制蛋白质摄入，以减少血氨的来源；⑦便秘者可口服乳果糖，促使肠道内氨的排出。

【健康教育】

（一）休息在病情和体力允许的情况下可适量活动，但切忌过量、过度运动。

（二）营养多食营养丰富、均衡和富含维生素的食物，以清淡、易消化为宜。伴有腹水、水肿者，应严格控制出入液量，限制食盐摄入量。

（三）随访遵医嘱定期随访并接受化疗或放疗。告知患者和家属，一旦有水肿、体重减轻、出血倾向、黄疸或疲倦等症状时，及时就诊。

（四）预防肝性脑病肝功能失代偿者，可适量应用缓泻剂，保持大便通畅，以免因肠腔内氨吸收所致的血氨升高。

（王芬）

第十四章　门静脉高压症患者护理精要

【概述】

正常门静脉压力为 1.27~2.35kPa，当门静脉血流受阻、血液淤滞、压力 > 24cmH$_2$O 时，称为门静脉高压症（portal hypeension）。

【解剖概要】

肝脏是体内唯一享受双重（门静脉和肝动脉）血液供应的器官，以门静脉血供为主，约占肝总血流量的 70%~75%。门静脉主干由肠系膜上静脉和脾静脉汇合而成，在肝门处分为左、右二支分别人左、右半肝，其小分支和肝动脉小分支的血流汇合于肝小叶内的肝窦，然后流人肝小叶的中央静脉，再经肝静脉流入下腔静脉。所以，门静脉系位于两个毛细血管网之间：一端是胃、肠、脾、胰的毛细血管网，另一端是肝小叶内的肝窦（肝的毛细血管网）。门静脉系与腔静脉系之间存在四个交通支

（一）胃底、食管下段交通支门静脉血流经胃冠状静脉、胃短静脉，通过食管胃底静脉与奇静脉、半奇静脉的分支吻合后流入上腔静脉。

（二）直肠下端、肛管交通支门静脉血流经肠系膜下静脉、直肠上静脉与直肠下静脉、肛管静脉吻合，流人下腔静脉。

（三）前腹壁交通支门静脉（左支）的血流经脐旁静脉与腹上深静脉、腹下深静脉吻合，分别流入上、下腔静脉。

（四）腹膜后交通支在腹膜后有许多肠系膜上、下静脉的分支与下腔静脉的分支相互吻合。

四个交通支中，最主要的是胃底、食管下段交通支。这些交通支在正常情况下都很细小，血流量很少。

【临床表现】

（一）脾肿大、脾功能亢进在门静脉高压症的早期即可有脾脏充血、肿大。程度不一，在左肋缘下可扪及。后期可伴有脾功能亢进。

（二）呕血和黑便食管胃底曲张静脉突然破裂发生大出血，是门静脉高压症时最凶险的并发症，一次出血量可达 1000~2000mL。由于肝功能损害引起凝血功能障碍及脾功能亢进导致的血小板计数减少，因此一旦发生出血，难以自止。血液在胃肠内经胃酸及其他消化液的作用，随粪便排出时呈柏油样黑便。大出血、休克和贫血可致肝细胞严重缺氧坏死，极易诱发肝性脑病。据统计，首次大出血患者的死亡率可高达 25%，在第一次大出血后的 1~2 年内，约 50%患者可再次并发大出血。

（三）腹水是肝功能严重受损的表现。常伴有腹胀、食欲减退和下肢浮肿。

（四）其他可伴有肝肿大、黄疸、蜘蛛痣、腹壁静脉曲张、痔等。

【辅助检查】

（一）常规检查脾功能亢进时，全血细胞计数减少，白细胞计数降至 $3×10^9/L$ 以下，血小板计数减至 $(70~80)×10^9/L$ 以下。

（二）肝功能检查常反映为血浆白蛋白水平降低而球蛋白增高，白、球蛋白比例倒置，凝血酶原时间延长。肝炎后肝硬化患者的血清转氨酶和血胆红素增高较血吸虫性肝硬化者明显。

（三）影像学检查

1.B超检查可了解肝脏和脾脏的形态、大小、有无腹水及门静脉扩张。

2.食管钡餐 X 线检查可发现食管和胃底静脉曲张的征象。在食管为钡剂充盈时，曲张的静脉使食管黏膜呈虫蚀状改变；排空时，则表现蚯蚓样或串珠状影。

3.腹腔动脉（静脉相）或肝静脉造影可确定门静脉受阻部位及侧支回流情况。

【护理措施】

（一）心理护理门静脉高压症患者因长期患病对战胜疾病的信心不足，一旦并发急性大出血，会极度焦虑、恐惧。因此在积极治疗的同时，应做好患者的心理护理，减轻患者的焦虑，稳定其情绪。使之能配合各项治疗和护理。

（二）预防上消化道出血

1.休息与活动合理休息与适当活动，避免过于劳累，一旦出现头晕、心慌和出汗等不适，立即卧床休息。

2.饮食禁烟、酒，少喝咖啡和浓茶；避免进食粗糙、干硬、带渣或鱼刺、油炸及辛辣食物；饮食不宜过热，以免损伤食管黏膜而诱发上消化道出血。

3.避免引起腹压升高的因素　如剧烈咳嗽、打喷嚏、便秘、用力排便等，以免引起腹内压升高诱发曲张静脉破裂出血。

（三）减少腹水形成或积聚

1.注意休息，尽量取平卧位，以增加肝、肾血流灌注。若有下肢水肿，可抬高患肢减轻水肿。

2.限制液体和钠的摄入　每日钠摄入量限制在 500~800mg（氯化钠 1.2~2.0g）内，进液量约为 1000mL。少食含钠高的食物，如咸肉、酱菜、酱油、罐头和含钠味精等。

3.测量腹围和体重每天测腹围一次，每周测体重一次。标记腹围测量部位，每次在同一时间、同一体位和同一部位测量。

4.按医嘱使用利尿剂如氨苯蝶啶，同时记录每日出入液量，并观察有无低钾、低钠血症。

（四）改善营养状况，保护肝脏

1.加强营养肝功能尚好者，宜给高蛋白、高热量、高维生素、低脂饮食；肝功能严重受损者，补充支链氨基酸，限制芳香族氨基酸的摄入。

2.纠正贫血、改善凝血功能贫血严重或凝血机能障碍者可输注新鲜血和肌内注射维生素 K，改善凝血功能。血浆白蛋白低下者，可静脉输入人体白蛋白等。

3.保护肝脏遵医嘱给予肌苷、乙酰辅酶 A 等保肝药物，避免使用红霉素、巴比妥类、盐酸氯丙嗪等有损肝脏的药物。

（五）急性出血期的护理

1.一般护理

（1）绝对卧床休息迅速将患者安置到有抢救医疗设备、安静的病室。

（2）心理护理减轻患者焦虑，稳定患者情绪，必要时遵医嘱给予镇静剂，以免情绪紧张而加重出血。

（3）口腔护理及时清理血迹和呕吐物，保持口腔清洁、卫生。

2.恢复血容量迅速建立静脉通路，输血、输液，恢复血容量，保证心、脑、肝、肾等重要器官的血流灌注，避免不可逆性损伤。宜输新鲜血，因其含氨量低、凝血因子多，有利于止血及预防肝性脑病。

3.止血

（1）局部灌洗用冰盐水或冰盐水加血管收缩剂，如肾上腺素作胃内灌洗。因低温可使胃黏膜血管收缩，减少血流量，从而达到止血目的。

（2）药物止血遵医嘱应用止血药，并观察其效果。

4.严密观察病情监测血压、脉搏、每小时尿量及中心静脉压的变化，注意有无水电解质及酸碱平衡失调。

5.放置双囊三腔管并做好护理

（1）准备该管有三腔，一通圆形胃气囊、充气后压迫胃底；一通椭圆形食管气囊，充气后压迫食管下段；一通胃腔，经此腔可行吸引，冲洗和注入止血药。置管前检查三腔管有无老化、漏气，向患者解释放置三腔管的目的、意义和方法，取得患者的配合；先往食管气囊和胃气囊各充气约 150mL 和 200mL，观察充盈后的气囊是否膨胀均匀、弹性良好，再将气囊置于水下，证实无漏气后，即抽空气囊，并分别做好标记备用。

（2）插管方法管壁上涂液体石蜡后、从患者一侧鼻孔轻轻把管插入，边插边嘱患者做吞咽动作，直至插入 50~60cm，用注射器从管内抽到胃液后，向胃气囊注入 150~200mL 空气，用止血钳夹住管口，将管向外提拉，感到不再被拉出并有轻度弹力时，利用滑车装置在管端悬以 0.5kg 重物作牵引压迫。然后抽取胃液观察止血效果，若仍有出血，再向食管气囊注入 100~150mL 空气以压迫食管。置管后，胃管接胃肠减压器或用生理盐水反复灌洗，观察胃内有无新鲜血液吸出。若无鲜血且脉搏、血压渐趋稳定，说明出血已停止。

（3）置管后护理①患者取头侧位，及时清除口腔、鼻咽腔分泌物，防止吸入性肺炎；②用液体石蜡滑润鼻腔，保持黏膜湿润；观察调整牵引绳松紧度，防止鼻黏膜及口部长期受压发生糜烂、坏死；三腔管压迫期间应每 12h 放气 20~30min，使胃黏膜局部血液循环暂时恢复，避免黏膜因长期受压而糜烂、坏死；③观察、记录胃肠减压引流液的量、色泽，判断出血是否停止，这是决定紧急手术与否的关键；④床边备剪刀，若气囊破裂或漏气，气囊可上升阻塞呼吸道，引起呼吸困难甚至窒息，应立即用剪刀将三腔管剪断；⑤拔管：三腔管充气放置时间不宜超过3d，以免食管、胃底黏膜长时间受压而缺血、坏死。气囊压迫48~72h后可考虑拔管。先放松牵引，彻底抽出气囊内气体，继续观察24h，若无出血，让患者吞服液体石蜡30~50mL，缓慢、轻巧地拔出三腔管；若气囊压迫48h后，胃管内仍有新鲜血液抽出，说明压迫止血无效。应做好紧急手术止血的准备。

6.预防肝性脑病为减少肠道细菌量，避免胃肠道残血被分解产生氨，诱发肝性脑病，可服用新霉素或链霉素等肠道不吸收的抗生素、用轻泻剂刺激排泄或生理盐水灌肠。

（六）分流术前准备除以上护理措施外，术前2~3日口服肠道不吸收的抗生素，以减少肠道氨的产生、预防术后肝性脑病；术前1日晚作清洁灌肠，避免术后因肠胀气而致血管吻合口受压；脾一肾分流术前要明确肾功能是否正常。

（七）术后护理 1.病情观察①密切观察患者神志、血压、脉搏变化；②胃肠减压引流和腹腔引流液的性状与量，若引流出新鲜血液量较多，应考虑是否发生内出血。

2.保护肝脏缺氧可加重肝功能损害，因此术后应予吸氧；禁用或少用吗啡、巴比妥类、盐酸氯丙嗪等有损肝脏的药物。

3.卧位与活动分流术后48h内，患者取平卧位或15°低坡卧位，2~3日后改半卧位；避免过多活动，翻身时动作要轻柔；手术后不宜过早下床活动，一般需卧床1周，以防血管吻合口破裂出血。

4.饮食指导患者从流质开始逐步过渡到正常饮食，保证热量供给。分流术后患者应限制蛋白质和肉类摄入，忌食粗糙和过热食物；禁烟、酒。

5.观察和预防并发症

（1）肝性脑病分流术后部分门静脉血未流经肝脏解毒而直接进入体循环，因其血氨含量高，加之术前肝功能已有不同程度受损及手术对肝功能的损害等，术后易诱发肝性脑病。若发现患者有神志淡漠、嗜睡、谵妄，应立即通知医师；遵医嘱测定血氨浓度，对症使用谷氨酸钾、钠，降低血氨水平；限制蛋白质的摄入，减少血氨的产生；忌用肥皂水灌肠，减少血氨的吸收。

（2）静脉血栓形成脾切除后血小板迅速增高，有诱发静脉血栓形成的危险。术后2周内每日或隔日复查一次血小板，若超过$600×10^9/l$，立即通知医师，协助抗凝治疗。应注意患者应用抗凝药物前后的凝血时间变化。脾切除术后禁用维生素K和其他止血药物，以防血栓形成。

【健康教育】

（一）向患者说明休息、饮食与门静脉高压症的发病有密切的关系，避免劳累和较重的体力活动。

（二）禁烟、酒，少喝咖啡、浓茶，避免粗糙、干硬、过热、辛辣食物，以免损伤食管和胃黏膜诱发出血。

（三）注意自我保护，用软牙刷刷牙，避免牙龈出血；防外伤。

（四）按医嘱服用保肝药物，定期复查肝功能。保持心情舒畅，避免情绪波动诱发出血。

（袁婷 周云 孙鑫 马士云 褚慧 王芬 许纯纯 陈水莲）

第十五章 肾移植患者护理精要

现已开展的器官移植包括肾、肝、心、胰、肺、小肠、脾、肾上腺、甲状旁腺、睾丸、卵巢的单一、二个和多器官联合移植等。随着移植技术和效果的逐渐提高，大批移植者能长期存活并恢复正常的生活和工作能力。

肾移植（renal transplantation）在临床各类器官移植中，肾移植的例数及临床效果均居首位。据 1998 年国际第 17 届器官移植会议的不完全统计，肾移植例数已达到 415854 例。首次尸体肾移植 1 年肾有功能存活率达 80% 以上，患者存活率达 90%~95%，亲属供肾较尸体肾移植的效果更好。HLA 完全相同的兄弟姐妹间肾移植 1 年肾有功能存活率达到 95% 以上，患者存活率超过 97%。长期存活者在工作、生活、心理、精神状态等方面均属满意。

肾脏疾病，如慢性肾小球肾炎、慢性肾盂肾炎、多囊肾、糖尿病性肾小球硬化等发展到慢性肾衰竭的终末阶段，经一般治疗无效，而需行透析治疗维持生命时，均成为肾移植的适应证。肾移植手术多采用髂窝内移植，将供肾动脉与髂内动脉吻合，供肾静脉与髂外静脉端侧吻合，供肾输尿管与膀胱做黏膜下隧道吻合。

【护理评估】

（一）术前评估

1.健康史 了解患者肾脏疾病的发生、发展及诊治情况。同时了解有无其他慢性疾病史。

2.身体状况

（1）症状和体征评估患者肾区疼痛的性质、范围、程度及有无压痛等；询问患者有无其他部位的感染灶如咽喉部、尿道等处的潜伏病灶。

（2）全身情况评估患者的生命体征，特别注意血压；患者有无水肿、贫血及营养不良等情况。

（3）辅助检查 了解患者肾移植术前的常规检查及特殊检查结果，如凝血机制、血型、HLA 配型、肝炎病毒相关指标，心、肝、肾及呼吸功能等；注意尿、咽试培养的结果。

3.心理和社会支持状况

（1）心理状态 肾移植患者在手术前可能同时存在如同期慢性病、手术及住院患者的心理特征，包括抑郁、悲观、消极、意志力下降等。应通过术前评估并有针对性地提供有效的心理护理。患者的心理反应一般可归纳为三类：①迫切型：因病情迁延不愈甚至威胁生命，且患者长期忍受疾病折磨，手术势在必行，故对手术期望过高，而对可能出现的不良反应考虑较少；②迟疑型：由于费用较高，而手术效果又难以预料，患者常表现为犹豫不决、情绪不振、烦躁不安和夜不能眠；③恐惧型：因恐惧术后疼痛、担心手术失败和围手术期的安全，患者常有焦虑和恐惧等不良心理反应。

（2）认知程度患者对肾移植相关知识的了解程度及是否愿意接受亲属肾或尸体肾，对手术的期望程度。使患者充分理解并愿意接受肾移植，便于以后积极配合医护人员的治疗和护理。

（3）社会支持系统家属对肾移植的风险、术后并发症的认知程度及心理承受能力；家庭及社会支持系统对肾移植所需的昂贵费用的承受能力。

（二）术后评估

1.移植肾功能肾脏排泄情况和体液代谢变化。

2.康复状况移植术后患者生命体征、消化道功能、营养及全身状况。

3.判断预后根据患者的临床表现、实验室检查结果，评估肾移植的效果及并发症发生情况。

4.心理和认知状况患者及家属对有关肾移植术后健康教育内容的掌握程度和出院前的心理状态。

【护理措施】

（一）术前护理

1.心理护理术前应对接受肾移植患者及家属作耐心的教育，介绍手术方案和将接受的治疗，使患者了解有关肾移植的基本知识，以减少对手术的恐惧和不安，在移植术前保持良好的情绪，对手术后可能出现的不良情况或并发症有充分的思想准备。

2.加强营养根据病情给予低钠、低蛋白饮食，但需保证热量供给。行血液透析者，可根据其血尿素氮水平，补充蛋白质和必需氨基酸。

（二）术后护理

1.严格消毒隔离 肾移植患者术后因大量应用激素和免疫抑制药物，机体免疫力下降，容易发生感染。严格的消毒隔离是最有效的预防措施。

（1）每日用消毒液擦拭病室门、窗、桌椅、一切用物及地板。每日紫外线照射消毒病室 3 次，每次 30 分钟。

（2）禁止非工作人员进入病室，有感染灶的工作人员不宜参与肾移植患者的治疗和护理工作。工作人员进入病室前应换隔离鞋，用消毒液洗手，戴帽子、口罩，穿好隔离衣。接触患者前，必须用消毒液洗手。

（3）患者的衣物、床单等均需经高压灭菌后使用；患者的餐具均需经煮沸消毒后使用；患者的血压计、听诊器、便器等物品不得交叉使用。

（4）严禁家属随意携带物品进入病室，食品必须经护士检查认可后食用。对于非单人病室，必须做好床边隔离，防止交叉感染。若患者发生感染，尽量安排单人病室。

（5）患者不得随意外出，若需进行检查、治疗等外出时，一定要戴好口罩和帽子。

2.常规护理

（1）体位患者取平卧位。肾移植侧下肢髋、膝关节各屈曲 15~25%，禁止突然变化体位，以减少切口疼痛和血管吻合处的张力，利于愈合。待手术切口拆线后可起床适当活动，但活动量应循序渐进地从室内逐渐扩展至室外。

（2）监测生命体征术后 3 天内每 h 监测并记录一次，以后根据病情改为每 4h 监测一次。对血压、体温异常者，应高度重视，仔细寻找原因。

（3）监测尿液颜色、比重、pH 值术后 3—5 天内常有一定程度的血尿。术后 3 天内每 1~2h 测尿比重及 pH 值一次，以后改为每日 1~2 次。正常情况下，尿比重与尿量成反比，与尿中固体成分成正比。（新鲜尿液的 pH 值在 6~7 之间。）

（4）监测体重术后每日测量体重 1 次；若无条件，则在术后 7 天协助患者在床边测量体重。

（5）静脉输液肾移植后患者静脉输液时，原则上不在手术侧的下肢及血液透析的动静脉造瘘的上肢选择穿刺点。

（6）引流管肾移植患者术后通常有静脉输液导管、负压引流管及导尿管等。护理人员要经常检查各种导管是否通畅，防止扭曲、堵塞、脱落等现象。保持引流管的正确位置，经常挤压引流管并保证其处于负压状态。

（7）口腔护理肾移植患者术后服用免疫抑制药物，机体抵抗力较差，易发生口腔溃疡和真菌感染。每日给予口腔护理 2 次，漱口水的选择应根据患者口腔 pH 值而选择适宜的漱口液。pH 过高，易发生细菌感染；pH 过低，易发生真菌感染。

（8）保持大便通畅若患者术后 2~3 天未解大便，应给予少量缓泻剂，防止因大便干结屏气时增高腹压、以致血管吻合处的张力增加，不利于吻合口愈合。

3.饮食合理的饮食和充足的营养素摄入对维持移植肾功能稳定、术后康复都有重要意义。

（1）低盐饮食肾移植术后半年内患者以低盐饮食为主。若无高血压、水肿、少尿等现象，可适当增加食盐量至每日 6—8g；若患者出现腹泻、多尿，则给予正常食盐量的饮食，防止低钠血症的发生。

（2）控制蛋白质摄入量蛋白质的摄入量不宜过高，以免增加。肾脏的负担。若患者无感染和排斥反应，成人 1~1.2g/（kg·d），儿童为 2—3/（kg·d）。

（3）膳食宜清淡忌油腻，不食油煎食物，限制摄入胆固醇含量高的食物，多食维生素含量高的新鲜水果和有利尿功能的食品，如冬瓜、米仁、鲫鱼、黑鱼等，鼓励患者多饮水。

4.多尿的观察和护理约 60%的患者在移植肾的血循环建立后出现多尿现象，每 h 尿量可达 800-1000mL。这种由于患者术前存在不同程度的水、钠潴留和血尿素值增高引起的渗透性利尿、术中使用甘露醇和利尿药物以及供肾因低温保存而影响肾小管重吸收作用等而出现的多尿现象，一般发生于术后 24h 内。若处理不当，将引起电解质紊乱和严重脱水等并发症，甚至危及患者生命。因此，应加强对患者出入水量的管理，维持水、电解质平衡。

输液原则：肾移植术后 24h 内应"量出为人"。按每 h 尿量计，当<200mL 时，

输入量为尿量的全量；当 200~500mL 时，输人量为尿量的 2/3~3/4；当>500mL 时，输入量为尿量的1/2。补液种类为5%葡萄糖和乳酸钠林格氏液各 1/2，两者交替使用。也可按一定顺序排列的"循环补液"法：①10%葡萄糖酸钙溶液 10mL；②5%碳酸氢钠溶液 250mL；③10%葡萄糖溶液 500mL；④5%葡萄糖盐水 500mL；⑤平衡液 2000mL；⑥重复③—⑤；⑦重复①~⑤。另外，输液量每超过 5000mL，需补充 20%人体白蛋白 50mL。同时，还要根据实验室检查结果，及时补充钾离子等。

5.少尿、无尿的观察及护理肾移植后，有些患者由于术前透析过度致脱水、术中渗血较多又未及时补足，术后常表现为少尿甚至无尿。若患者每 h 尿量<30mL，应首先考虑血容量的问题。若在短时间内增加输液量后，尿量随之增加，常表示液体不足，须经调整输液速度、补足血容量后再应用速尿等利尿剂，尿量即可明显增加。若经上述处理后尿量仍不增加，且血压有上升的趋势，应减慢输液速度，甚至停止输液，进一步查找少尿或无尿的原因，如：①肾后性梗阻；②尿外渗；③移植肾动、静脉栓塞；④急性肾小管坏死；⑤急性排斥反应。

6.排斥反应的观察和护理临床最常见的是急性排斥反应，可以发生在术后任何时候，故应加强对肾移植术后患者的观察，以及时发现排斥反应的征兆并处理。

（1）严密监测急性排斥反应的主要临床症状

①发热不明原因的发热是排斥反应的一种表现。体温多在 38~39℃，体温常常会突然增高或为清晨低热，以后逐渐升高。

②尿量减少患者尿量突然减至原来（移植术后）尿量的 1/2 时，应告知医生采取相应措施，若减至原来尿量的 1/3 时，应警惕排斥反应的发生。

③体重增加发生排斥反应时，由于水、钠潴留，体重往往增加。

④血压增高根据患者原有基础血压加以判断。

⑤局部症状移植肾区闷胀感、肾肿胀、变硬、压痛。B超检查显示肾体积增大、皮质与髓质分界清、锥体水肿。

⑥全身症状无明显诱因的头痛、乏力、食欲减退或情绪变化等。

⑦实验室检查加强观察血肌酐、尿素氮有无上升、内生肌酐清除率有无下降等。

（2）治疗与护理一旦发生急性排斥反应需尽早治疗。

①甲基泼尼松龙（MP）静脉冲击治疗是目前治疗急性排斥反应的首选方法。根据排斥反应的症状、体征、血肌酐水平以及细针穿刺抽吸活检（FNAB）等结果进行综合判断并确定 MP 的用量。其中，大剂量为 0.8~1.0g/d，中剂量为 0.5~0.8g/d，小剂量为 0.2~0.4g/d，3~5 天为一个疗程。将 MP 加入 5%葡萄糖液 250mL 静脉滴入，在 30min 内滴完。

②抗淋巴细胞球蛋白（ALG）或抗胸腺细胞球蛋白（ATG）治疗适用于耐激素的急性排斥反应或强烈排斥反应严重威胁移植肾时。ALG 的用量为 20~25mL/d，ATG 的用量为 2~5mg/(kg·d) 静滴，根据排斥反应程度，应用 5~12 天不等，一般仅使用一个疗程。ALG/ATG 再次使用时可引起过敏反应。因而在护理工作中应注意：①先做过敏试验，其过敏试验阴性时方可应用；②使用前静脉推注地塞米松

5mg 以减少不良反应；③将 ALG/ATG 溶于 500mL 生理盐水中，且静脉输液的速度宜慢，应在 4~6h 内输毕；④密切观察和监测不良反应，如体温升高、寒战、过敏反应、粒细胞及血小板减少、呼吸困难和胸、腰、背部疼痛等；⑤对皮肤过敏试验阳性而又必须使用的患者，可在严密观察下行脱敏疗法。其脱敏疗法方法是：第一天 ALG5mL+生理盐水 500mL，静脉滴注，滴速 20 滴/min 之后，ALG15mL+生理盐水 500mL 静脉滴注，滴速 20 滴/min 从第 2 天以后按常规方法进行。

7.并发症的观察和护理肾移植术后患者除可发生排斥反应外，还可发生其他并发症，应密切观察、及时发现并处理，以确保移植肾的功能正常。

（1）感染感染是导致移植患者死亡的主要原因之一，可发生在移植术后的全过程，但以后期为多。长期、大量应用免疫抑制剂后，机体防御能力下降，容易并发细菌感染；应用大量、广谱抗生素后则易发生真菌感染；好发部位为伤口、肺部、尿路、皮肤、口腔等处。

护理工作中应注意：①加强消毒隔离措施；②严密监测感染的征兆，及时发现体温和分泌物的变化，及时进行治疗；③预防肺部感染，协助患者翻身、叩背，适时进行雾化吸入，鼓励患者咳痰，观察痰液的变化。每周作 1~2 次痰、咽拭子培养；④定时做口腔护理，做好口腔护理是预防上呼吸道感染的重要措施。注意观察咽峡、上颌及舌根部有无白膜黏附，发现异常及时涂片寻找真菌，阳性者可应用制霉菌素或克霉唑等处理；若有口腔溃疡，可涂以碘甘油或服用维生素 B2；⑤对呼吸急促的患者应及时进行肺部 X 线检查。

（2）消化道出血多发生在急性排斥反应、应用大剂量激素"冲击"治疗后。为防止消化道应激性溃疡出血，移植术后必须应用保护胃黏膜及抗酸类药物，如氢氧化铝凝胶、胃舒平、甲氰咪胍等。消化道出血时可用云南白药、甲氰咪胍治疗，必要时输血，严重者手术治疗。

（3）尿瘘和尿路梗阻

①尿瘘肾移植术后，患者尿量减少，腹壁伤口有尿液外渗，经静脉注入靛胭脂后引流液呈蓝色，尿瘘的诊断即成立。一旦出现尿瘘，应做负压吸引，保持伤口敷料干燥；留置尿管，保持导尿管通畅。尿瘘一般能自行愈合，否则，应经手术处理。

②尿路梗阻移植肾排尿自正常转为尿闭，应疑有尿路梗阻，要立即查明原因，并经手术解除梗阻。

（4）移植肾血管吻合处血肿肾移植术后，血管吻合处渗血量多时可形成血肿，出现血压下降、心率增快等低血容量症状；局部有压痛；若血肿压迫输尿管时可出现尿闭。尿闭的关键是预防：患者术后平卧 1 周，以减少血管吻合处张力。一旦发生血肿，应作血肿清除及引流。

（5）蛋白尿肾移植术后患者可因肾小管缺血损害而出现不同程度的蛋白尿，故应每天观察和作尿蛋白定量测定。一般在术后 2 周，尿蛋白下降至 100mg 以下。若出现纤维蛋白尿，一般持续 2~3 周后逐渐消失；若为排斥反应引起，可再度出现，此系移植肾毛细血管内纤维蛋白原溶解作用增强所致。

（6）高血压多数尿毒症患者伴有高血压，移植后部分患者血压可降至正常，但由于大量使用类固醇药物，对血压有一定的影响。当移植肾存在下列因素时血压不容易下降：①肾供血不足，尤其是动脉吻合口狭窄；②肾缺血时间过长；③肾功能未立即恢复或功能不佳；④出现排斥反应。必要时可作移植肾穿刺活检或肾动脉造影以明确诊断。

（7）精神方面肾移植术后患者因应用大量抗排斥药物等原因，出现精神类症状。表现有多种如兴奋、情绪波动、烦躁、多疑、敏感、迫害妄想或拒绝治疗。医护人员应耐心做好心理疏导和护理，患者有精神失常表现时应严密观察，加强看护，防止意外。

【健康教育】

指导肾移植患者掌握出院后自我监测及护理的方法，减少感染机会，预防排斥反应，保证移植肾的功能。

（一）自我监测患者通过自我监测体温、脉搏、血压、尿量等指标，正确判断病情，防止延误治疗。

1.体温每日晨起和午睡后测量体温并记录。

2.体重每日准确测量1次，最好在早饭前、大小便后。

3.尿量每日记录日尿量、夜尿量及24h的总尿量，以便判断移植肾的浓缩功能。

4.移植肾的观察要教会患者掌握检查移植肾的方法，包括检查移植肾的大小、软硬度、触痛等。

（二）预防感染①外出时戴口罩，尽量不到公共场所或人多嘈杂的环境；②防止着凉、感冒，气温下降时及时添加衣服；③饭前、便后洗手，饭后漱口，早晚刷牙；④注意饮食卫生，生吃水果要洗净，饭菜要烧热，不吃变质的食物；⑤勤换内衣、内裤，注意外阴清洁，保持被褥清洁干燥。

（三）服用药物 肾移植患者出院后将长期服用药物。根据医嘱，指导患者掌握服用药物的方法、剂量、注意事项及不良反应的观察等。告知患者不能随意增减服用药物的剂量，必须根据医师的意见，进行调整药物剂量。出现不良反应，要及时就诊；有些药物如复方氨基比林、消炎痛、感冒通等，可增加免疫抑制剂的不良反应，不提倡使用。

（四）定期复诊通过复诊，使患者保持与医院的联系，以便医师随时掌握患者情况。一般出院后第1个月每周复查2次，第2个月每周复查1次，第3个月每2周复查1次，至术后半年每月复查1次。若病情有变化，随时就诊。

（五）保护移植肾移植肾一般置于髂窝内，距体表较近，且无脂肪囊保护，故缺乏缓冲能力，在受外力挤压时极易使移植肾挫伤。因此，患者在外出活动、乘车时，要注意选择位置，不靠近座位扶手站立，以防在车辆急转弯或急刹车时铁扶手碰到腹部而挫伤移植肾。

（孙鑫 袁婷 王倩 郑艳伟）

第十六章　肾脏损伤及膀胱损伤患者护理精要

第一节　肾脏损伤患者护理精要

【概述】

肾脏解剖位置较深，受到腰肌、脊柱、肋骨、腹壁及腹腔脏器的保护，加之本身有一定的活动度，故不易受伤。但是因肾实质脆弱，包膜薄，一旦受暴力打击时会发生肾损伤（injury of kidney）。

【临床表现】

（一）休克严重肾裂伤，肾蒂裂伤或合并其他脏器损伤时，常因创伤和失血发生休克，甚至危及生命。

（二）血尿　肾挫伤时血尿轻微，严重肾裂伤则呈大量肉眼血尿。血尿与损伤程度不一致，血块堵塞输尿管、肾盂或输尿管断裂、肾蒂血管断裂、肾动脉血栓形成时，血尿可不明显，甚至无血尿。血尿停止后，可因感染或过早起床活动而出现继发性血尿。

（三）疼痛　肾包膜张力增加、肾周围软组织损伤、出血或尿外渗引起患侧腰腹部疼痛。血块通过输尿管时可发生肾绞痛。血液或尿液渗入腹腔或合并腹内脏器损伤时，出现全腹疼痛和腹膜刺激症状。

（四）腰部腹部肿块　肾周围血肿和尿外渗使局部形成肿块，有明显触痛和肌强直。

（五）发热尿外渗易继发感染并形成肾脏周围脓肿，出现全身中毒症状。

【辅助检查】

1.实验室检查尿常规检查可见多量红细胞。血红蛋白与血细胞比容持续降低表明有活动性出血。周围血白细胞计数增多提示有感染。

2.影像学检查根据病情轻重，有选择地应用以下检查：B 型超声检查可了解肾损害的程度及对侧肾情况。CT 可显示肾皮质裂伤、尿外渗和血肿范围，显示无活力的肾组织，了解肾与周围和腹腔内脏器的关系。

3.排泄性尿路造影使用大剂量造影剂作静脉推注或滴注造影，可评价肾脏损伤的范围、程度和对侧肾脏的功能。

【处理原则】

若无合并其他脏器损伤，多数。肾挫裂伤可经非手术治疗而治愈，仅少数患者需要手术治疗。

（一）紧急处理肾脏损伤伴有休克者，应迅速给予输血、复苏，并确定其有无合并其他脏器的损伤，作好手术探查的准备。

（二）非手术治疗绝对卧床休息，密切观察生命体征、血尿颜色和腰腹部肿块的变化，及时补充血容量和能量，应用广谱抗生素预防感染，使用止痛、镇静和止血药物。

（三）手术治疗严重肾裂伤、肾碎裂、肾蒂损伤及肾开放性损伤，应尽早施行手术。非手术治疗期间发生以下情况，须施行手术治疗：

1.经积极抗休克后生命体征未见改善。

2.血尿逐渐加重，血红蛋白和血细胞比容继续降低。

3.腰、腹部肿块明显增大。

4.有腹腔脏器损伤可能。

手术方式包括肾修补术、肾部分切除术或肾切除术；血或尿外渗引起肾周脓肿时则行肾周引流术。对侧肾阙如或肾功能不全者禁忌做肾切除。

第二节　膀胱损伤患者护理精要

【概述】

膀胱空虚时位于骨盆深处，不易受到外力损伤。但是膀胱充盈时壁薄，伸展至下腹部，在外力作用下可发生膀胱损伤（inury of bladder）。

【临床表现】

（一）休克骨盆骨折合并大出血，膀胱破裂致尿外渗或腹膜炎，常发生休克。

（二）腹痛腹膜内破裂时，满腹压痛、反跳痛及肌紧张，并有移动性浊音。腹膜外破裂时，下腹部疼痛，压痛及肌紧张，直肠指检可触及直肠前壁饱满感。膀胱壁轻度挫伤仅有下腹部疼痛和少量终末血浆。

（三）血尿和排尿困难　膀胱破裂后，尿液流人腹腔或膀胱周围，有尿意，但不能排尿或仅排出少量血尿。

（四）尿瘘膀胱破裂与体表、直肠或阴道相通时，引起伤口漏尿、膀胱直肠瘘或膀胱阴道瘘。

【辅助检查】

（一）导尿试验膀胱破裂时，导尿管虽可顺利插人膀胱，但仅流出少量血尿。经导尿管注人生理盐水 200mL，5min 后抽出，若液体进出量差异很大，提示膀胱破裂。

（二）X 线检查腹部平片可显示骨盆骨折。拍摄自导尿管注人造影剂时、排出造影剂后的膀胱造影片，若造影剂有外漏，则为膀胱破裂。

（二）导尿试验和膀胱造影可确诊膀胱破裂。

【处理原则】

（一）紧急处理对严重损伤、出血导致休克者，积极抗休克治疗，如输血、输液、镇静止痛。膀胱破裂者应尽早应用抗生素预防感染。

（二）非手术治疗膀胱挫伤或早期较小的膀胱破裂，膀胱造影时仅有少量尿液外渗，留置导尿管持续通畅引流尿液 7~10d，破口可自行痊愈。

（三）手术治疗膀胱破裂较重者，须尽早手术清除外渗尿液、修补膀胱裂口、并在腹膜外作耻骨上膀胱造瘘（suprapubic cystostomy），以充分引流膀胱周围的尿液。

第三节 肾脏及膀胱损伤患者各种尿管护理精要

【护理评估】

（一）术前评估

1.受伤史包括受伤的时间、地点、暴力性质、强度和作用部位等。

2.身体状况

（1）受伤局部包括肾、膀胱或尿道损伤的表现、程度和分类，有无合并伤及尿瘘，尿外渗和感染情况。

（2）全身情况评估生命体征和重要脏器的功能，有无休克及休克的程度。

（3）辅助检查包括特殊检查及有关手术耐受性检查的结果。

3.心理和社会支持状况患者对伤情、手术危险性、术后并发症产生的恐惧、焦虑程度，家属的认知程度和患者治疗所需费用的承担能力。

（二）术后评估

1.康复状况 引流管、导尿管是否通畅，引流液的色、质、量情况，是否合并感染；切口愈合情况和局部皮肤损伤、淤斑恢复情况等。

2.泌尿系统状况 肾功能恢复情况、排尿型态等。

3.心理状态和认知状况患者及家属的心理状态，对术后护理配合及有关康复等知识的掌握程度。

4.预后判断评估有无尿瘘、尿道狭窄，男性骨盆骨折后阴茎勃起功能障碍等并发症。

【护理要点】

（一）术前护理

1.密切观察生命体征每隔 1~2h 测量血压、脉搏、呼吸 1 次，并注意患者全身症状。保证休克患者输血、输液的通畅，补充血容量。

2.术前准备有手术指征的患者，在抗休克的同时，需积极做好各项手术前的准备。危重患者尽量少搬动，以免加重损伤和休克。

3.心理护理主动关心、帮助患者和家属了解治愈疾病的方法，解释手术治疗的必要性和重要性，解除思想顾虑，以取得配合。

4.肾脏损伤非手术治疗的护理

（1）休息绝对卧床休息2~4周，即使血尿消失，仍需继续卧床休息，过早、过多离床活动，会导致再度发生出血。

（2）病情观察①每2~4h留尿观察血尿颜色深浅的变化，若颜色逐渐加深，说明出血加重；②准确测量并记录腰部腹部肿块的大小、观察腹膜刺激症状的轻重，以判断渗血、渗尿情况，若肿块逐渐增大，说明有进行性出血或尿外渗；③定时检测血红蛋白和血细胞比容，以了解出血情况及其变化；④定时观察体温和血白细胞计数，以判断有无继发感染。

（3）维持水、电解质和血容量的平衡及时输液，保持足够的尿量，在病情允许的情况下鼓励患者经口摄入；应用止血药物，减少或控制出血，根据病情及时补充血容量，预防休克发生。

（4）对症处理高热患者应行物理或药物降温。腰腹部疼痛明显者，给予止痛、镇静剂，以减轻疼痛、避免躁动加重出血。

（二）术后护理

1.体位麻醉作用消失且血压平稳者，可取半卧位，以利引流和呼吸。肾损伤修补、肾周引流术后患者需卧床休息2~4周，骨盆骨折后需卧床6~8周。

2.饮食肾损伤、膀胱破裂、后尿道损伤术后患者，需禁食2~3d，待肠蠕动恢复后开始进食。前尿道损伤术后6h无麻醉反应者，可正常饮食。

3.预防感染定时观察体温，了解血、尿白细胞计数变化，及时发现感染征象。加强损伤局部的护理，严格无菌操作，早期应用广谱抗生素预防感染。

4.伤口及引流管护理保持手术切口清洁干燥，观察引流物的量、色、性状及气味。下腹壁或会阴部切开引流处敷料渗湿时及时更换，避免污染手术切口。肾周围或盆腔引流管应妥善固定，保持引流通畅，翻身活动时避免引流管被拉出、扭曲、引流袋接口脱落；引流物一般于术后3~4周拔除，若发生感染或尿瘘则延长拔管时间。

5.并发症的护理

（1）尿瘘开放性损伤、骨折片刺伤或尿外渗感染后破溃，可形成尿瘘。保持引流通畅和局部清洁，避免交叉感染和尿液性皮炎。加强营养，适当锻炼，以增强抵抗力，促使瘘口愈合。

（2）尿道狭窄尿道损伤拔除导尿管后排尿不畅，需适时、定期扩张尿道。扩张时应根据尿道情况，选择大小合适的尿道探条，动作轻缓，避免医源性损伤及出血。严格无菌操作，预防感染。

6.心理护理术后给予患者及家属心理上的支持，解释术后恢复过程，术后疼痛、胃肠功能不良、各种引流管的安放为暂时陛的，若积极配合治疗和护理可加快康复等。

【健康教育】

（一）卧床骨盆骨折或严重肾损伤需长期卧床的患者应适时改变体位和翻身，预防褥疮。在床上进行肌肉锻炼，防止四肢肌肉萎缩。

（二）引流管向患者讲解各种引流管的意义和注意事项；对长期带引流管者，要教会其自我护理的方法。

（三）康复指导.

1.肾损伤①大部分肾挫裂伤患者经非手术疗法可痊愈，绝对卧床休息是因为肾组织较脆弱，损伤后4~6周肾挫裂伤才趋于愈合，过早活动易使血管内凝血块脱落，发生继发性出血。恢复后2~3个月内不宜参加体力劳动或竞技运动；②严重损伤致肾脏切除后，患者应注意保护对侧肾脏，尽量不服用对肾脏有损害的药物，如氨基糖苷类抗生素。必要时在医生指导下服药，以免造成健侧肾功能损害。

2.膀胱（及合并尿道）损伤①尿道损伤患者作尿道扩张，开始时1次/周，持续1个月后逐渐延长间隔时间。尿道扩张时患者疼痛，但却是目前防止尿道狭窄、解除排尿困难的有效措施，应向患者讲解积极配合的重要性；②晚期尿道狭窄、膀胱或尿道直肠瘘患者，需等待3~6个月后损伤部位瘢痕软化，再施行成形或修补术；③骨盆骨折患者若出现阴茎勃起功能障碍，多因血管、神经损伤造成，指导患者加强训练心理性勃起及采取辅助性治疗。

（四）各种尿管的护理

该类患者尿路内常用的引流管有：肾造瘘管、耻骨上膀胱造瘘管和尿道内留置导尿管。

1.经手术或经皮穿刺肾造瘘（永久性或暂时性） 适用于肾积水、肾积脓、肾盂和输尿管手术之后。

2.耻骨上膀胱造瘘（永久性或暂时性） 适用于梗阻性或神经性膀胱排空障碍所引起的尿潴留、尿道外伤、泌尿道手术或者不能经尿道插管引流尿液的患者。

3.留置导尿常用于危重、截瘫、尿潴留、盆腔手术等患者以观察和引流尿液；泌尿系统疾病手术后留置导尿管，作为持续引流、冲洗和治疗所用。

（五）护理措施

1.妥善固定固定好各种导尿管和储尿袋，防止管道的牵拉和滑脱。置Foley导尿管进行留置导尿者，需向气囊内注水或者注气10~20mL使之起到固定并防止导尿管脱出尿道口的作用。肾、膀胱造瘘管于术后2周内严防脱落，否则尿液外渗到周围组织间隙可引起感染，甚至导致手术失败。

2.定时观察据病情定时观察尿的颜色、性状、量、气味，分别记录经造瘘管及尿管内排出的尿量、24h总尿量，以判断双侧肾功能情况。

3.保持引流管的通畅引流管长度适中，勿使导管扭曲、受压或堵塞。对急性尿潴留、膀胱高度膨胀的患者，应缓慢解除，一般先放出500mL尿液，其余部分在几小时内逐渐放出，并采用间歇性引流。危重患者或肾功能不良者，采用持续引流。若引流不畅，先用手指挤压引流管，必要时用生理盐水冲洗。肾造瘘管冲洗必须在医师指导下进行操作。 4.防止逆行感染 ①无菌储尿袋应低于尿路引流部位，防止尿液倒流。保持瘘口周围清洁干燥，及时更换渗湿敷料。尿道内留置导尿管者，按照留置导尿管患者的护理常规进行尿道口和会阴部位的消毒，并除去分泌物及血痂。

②定时放出储尿袋中的尿液，每周更换 1 次连接管及储尿袋。

③对于长期留置尿管者应定时更换。肾、膀胱造瘘管，首次换管时间为术后 3~4 周，此后每 2~3 周换管 1 次。导尿管每周一次更换，蕈形尿管每 2 周更换 1 次，拔管后间隔 4h 再安置。

④尽量不拆卸接口处，以减少感染机会，冲洗及换管时严格无菌操作。每周作尿常规和尿细菌培养 1 次，以便及时发现感染。

⑤鼓励患者多饮水，每日 2000~3000mL 以保证足够的尿量，增加内冲洗的作用。

5.根据病情拔管

（1）肾造瘘管需在手术 12d 以后拔除，拔管前先闭管 2~3d，若患者无患侧腰痛、漏尿、发热等不良反应，或经肾造瘘管注入造影剂，证明肾盂尿至膀胱排出通畅，即可拔除肾造瘘管。

（2）膀胱造瘘管应在手术 10d 以后拔除，拔管前应先行闭管试验，待试行排尿通畅 2~3d 后才可拔除。长期留置膀胱造瘘管的患者，可采取适时夹管、间歇引流的方式，以训练膀胱排尿、储尿功能，避免发生膀胱肌无力。

（3）留置导尿管拔除时间根据病种而定，肾损伤病情稳定后即可拔除，恢复自行排尿；膀胱破裂修补术后 8~10d 拔除；前尿道吻合术后 2—3 周、后尿道会师复位术后 3~4 周拔除。

（袁婷 许纯纯 陈水莲）

第十七章　断肢（指）再植患者护理精要

断肢（指）再植是对完全离断或不完全离断的肢（指）体，采用显微外科技术对其进行清创、血管吻合、骨骼固定以及修复肌腱和神经，将肢（指）体重新缝合到原位，使其完全存活并恢复大部分功能。如果外伤造成肢体离断，没有任何组织相连或仅仅有少量组织相连，但在清创时必须切除的，称为完全性断肢（指）；肢体骨折或脱位伴 2/3 软组织离断、主要血管断裂，如果不修复血管远端肢体将发生坏死的，称为不完全性断肢（指）。随着显微外科技术的发展，现在国内已较普遍地开展断肢（指）再植手术。

一、急救处理

（一）现场急救断肢（指）现场急救包括止血、包扎创面、良好地保藏断肢（指）和迅速转送四方面。创面用无菌敷料加压包扎，有大血管出血的，用止血带止血，但要定时放松，以免止血带压迫过久而导致肢体坏死。对尚有部分组织连接的断肢（指），包扎止血后用夹板固定。若现场急救时断肢（指）尚在机器中，切忌强行拉出或将机器倒转，以防加重损伤。应立即停机，拆开机器，小心取出断肢（指）。完全离断的断肢（指），原则上暂不做任何无菌处理，禁忌冲洗、涂药或用溶液浸泡，应采用干燥冷藏的方法保存。如用无菌敷料或清洁布类将断肢（指）包好后放入塑料袋内，再将其放入加盖的容器中，四周加放冰块低温保存。要避免断肢（指）与冰块直接接触而冻伤，同时也要避免融化的冰水浸泡在断肢（指），而造成组织细胞肿胀。不全离断的应按开放骨折的原则处理，创口包扎后用夹板固定。

（二）转运经现场初步处理，应迅速连同离断肢体送至有条件进行再植手术的医院。途中要特别注意患者全身状况。如有可能，应先通知待送医院，可做好准备。

（三）急诊室处理到达医院急诊室后，护士应简单询问伤情，得知为断肢伤，立即通知有关医师，记录到达医院时间并密切注意患者全身状况，待医师到达后了解受伤经过，迅速全面检查。如伤情稳定，应即摄远、近端肢体 x 片，配血和有关化验，连同离断肢体送手术室手术。如伤员因某些原因暂不能手术，应将离断肢经消毒后，保存在 20~40 冰箱内备用。

（四）迅速将患者和断肢（指）送至医院，力争在 6h 内进行再植。转送途中要注意监测患者的生命体征，了解有无其他并发症，防治休克，对昏迷患者要保持呼吸道的通畅。到达医院后，立即检查断肢（指），用无菌纱布包好，放入 40 冰箱中，但不能放入冷冻层内，以免冻坏肢（指）体。若为多指离断，应分别包好，做好标记后放入冰箱保存，按手术进程逐个取出，以缩短热缺血时间。

二、局部的观察与处理

（一）保证肢体血液循环的通畅

1.体位需平卧 3 周，局部制动，据术中情况置放肢体高度，若动脉吻合的质量稍差，肢体应平放；若静脉吻合的质量不佳，可把患肢抬高 15°或高于心脏的水平面，移动肢体时，动作应轻柔，尤为患肢更换敷料及衣服时更加小心。勿侧卧，以防患侧血管受压影响血管的血流速度。勿起坐、包括吃饭及大小便时，因起坐可导致患肢的血管压力的改变而可能危及血供。

2.防止血管痉挛可以以下五个方面进行预防　①避免情绪激动：由于突发事件发生断肢、患者遭到意外的打击，产生情绪激动是可以理解的。所以应作好心理护理，予以安慰。限制探视人员，防止交叉感染；②解痉药的应用：罂粟碱，可解除血管平滑肌的痉挛，用量 30mg 肌内注射，q6h。妥拉苏林，可阻滞肾上腺素对血管的作用，使血管扩张，用量为 25mg，肌内注射 q6h，一般使用 7~10 天左右；③保暖：保持室温在 25℃左右，温度低，可引起血管痉挛；温度高则加速组织耗氧代谢，最好用空调机调节温度。若无条件，又在冬天，术后可用 60 瓦的地灯。距患肢 30~45cm 进行烤照保暖。烤灯一般用 1 周左右。若再植后循环较差者，不宜使用烤灯，以避免增加局部的组织代谢；④止痛药的应用：因为疼痛，可致血管痉挛收缩，必要时可适当使用止痛药解除疼痛；⑤持续导尿：由于卧床，不能起坐，患者又不习惯于床上解小便，易致潴留，而致全身紧张，继之引起血管收缩。

3.抗凝药物的应用　一般使用低分子右旋糖酐，其可降低红细胞的凝集和对血管壁的附着作用，并有增加血容量，降低血液黏稠度的作用。低分子右旋糖酐静滴一周左右往往出现鼻衄的副作用，此时可用凡士林油纱布填塞止血，不宜使用麻黄素这一类的血管收缩药，否则麻黄素一吸收可能导致吻合的血管痉挛而致手术失败。低分子右旋糖酐的用量为 500mL，每日 2 次，输液的第 1 瓶和最后 1 瓶均为低分子右旋糖酐，低分子右旋糖酐往往与复方丹参液合用以促进活血化淤，每天可用 24mL 左右。也可配合口服肠溶阿司匹林、潘生丁等药。

应特别注意的是抗痉挛药一般使用 7~10d 左右，以后每日逐项停用。

（二）断肢（指）再植是综合性的创伤外科手术，应遵循外科基本原则，按一定顺序进行

1.彻底清创，切除所有失活的组织。待肢（指）体血循环恢复后，再次清创，切除血循环不良的肌肉组织。

2.处理骨折，恢复其支架作用。为适应软组织缺损，可适当切除少许骨断端，复位后给予内固定。

3.继骨骼固定后，先缝合肌腱，再吻合血管。

4.吻合血管并恢复断肢血循环。原则上一般先吻合静脉，后吻合动脉。

5.吻合神经和浅层肌腱。

6.闭合创口，断肢再植的伤口应完全闭合，不遗留任何创面。最后用温生理盐水冲洗血迹，再用多层松软辅料包扎，指尖分升，指端外露，便于观察其血液循环。

【护理措施】

（一）术前护理

1.手术准备脱去或剪去创伤部位的衣服，局部清洗。留置导尿管，取标本送检。急查血常规、血型并配血，为手术做准备。通知手术室、麻醉师作好术前准备。

1.心理护理讲解手术的目的和方法，解除患者以及家属的忧虑，鼓励其勇敢面对现实，积极配合，力争手术成功。

3.补液及时、足量地输血、输液，预防休克，并持续至术后。

4.病室环境寒冷对血管刺激较大，可引起血管痉挛。保持室温在23~25℃、湿度50%~70%为宜。要限制探视人员，室内严禁吸烟，给患者提供整洁与舒适的环境。

（二）术后护理

1.全身情况的观察

（1）预防休克患者可因创伤大，出血多，血容量不足而引起低血容量性休克；早期表现为烦躁不安或表情淡漠，皮肤黏膜苍白、湿冷，尿量减少，脉压减小，脉搏快而弱。因此，对术后患者应每15~30min测量一次脉搏和血压；留置导尿管，观察每小时尿量和尿比重；观察神志和皮肤黏膜色泽的改变，以便及早发现休克迹象，从而采取积极有效的措施，如输血、输液，维持收缩压在13.3kPa以上，以防止血管吻合段栓塞而致手术失败。另外，如果肢体创伤严重、高平面断离、缺血时间长或严重感染等可使大量毒素吸收，导致中毒性休克，患者常出现中枢神经系统症状，如神志不清、四肢痉挛、抽搐、口吐白沫、牙关紧闭等。因此除应严密观察有无休克征象外，还要观察有无神志改变和神经系统体征。若发生中毒性休克而危及患者生命时，应作断肢（指）解离手术。

（2）监测肾功能肾功能衰竭是断肢术后极其严重的并发症，可导致患者死亡。引起急性肾功能衰竭的主要原因是肾脏的缺血和中毒，患者早期表现为少尿或无尿、尿比重降低。应严密观察患者神志、有无水肿、心律失常、恶心、呕吐、皮肤瘙痒等尿毒症症状。严密观察尿量，测定尿比重，详细记录出入量。

2.局部观察与护理

（1）皮肤温度 能反映局部血液循环状况。再植肢（指）体的皮肤温度应保持在33~35℃，与健侧相比温差在2℃以内，手术结束时皮温一般较低，通常要在3h内恢复。每次测量皮温时要注意在同一部位，可用圆珠笔标出，以便定位观察；测定的先后次序及测量时间要恒定；测定的压力要稳定。

（2）皮肤色泽正常再植肢（指）体的皮肤色泽应红润，或与健侧的皮肤色泽相一致。注意要排除光线明暗、皮肤色素的影响，在自然光线下观察皮肤色泽比较可靠。如果肤色变苍白，说明动脉痉挛或栓塞；皮肤散在性淤点，大多是静脉部分栓塞或早期栓塞的表现。随着栓塞程度的加重，散在性淤点可相互融合成片并扩展到整个移植组织表面，提示栓塞已近完全；移植肢（指）体的皮肤色泽大片或整片变暗，说明静脉完全性栓塞，随着栓塞时间的延长皮肤色泽逐渐由暗红、紫红到紫黑；当动静脉同时栓塞时，局部皮肤呈灰暗色，最后变为紫黑色，移植肢（指）体可能失活。

（3）肿胀程度再植肢（指）体均有轻微肿胀，但皮纹存在。皮肤肿胀明显时，皮纹消失；极度肿胀时，皮肤表面可出现水疱；当静脉回流受阻或栓塞时，组织肿胀更为明显。但若血管痉挛或吻合口栓塞时，由于动脉血液供应不足，组织表现为干瘪。

（4）毛细血管回流测定是临床鉴别血管栓塞或痉挛的重要指标。正常情况下，指压皮肤后松开手指，1~2秒钟内皮肤毛细血管迅速充盈。血管栓塞时毛细血管回流受阻，皮肤呈现苍白色。

3.体位保持患者体位舒适，抬高患肢（指），使之略高于心脏水平，以利静脉回流，以减轻肢（指）体肿胀。

4.止痛定时给予镇静止痛剂，减轻疼痛，使患者情绪稳定，保持安静。

【护理评价】

（一）患者对手术及预后的态度和认识。

（二）患肢（指）组织灌流是否正常，有无血管痉挛或栓塞现象。

（三）疼痛是否减轻或消失。

（四）伤口有无感染，有无全身中毒症状或并发症。

（五）患者及家属对预防局部感染和患肢（指）功能锻炼知识的掌握程度。

【健康教育】

（一）预防感染在患肢（指）伤口愈合前要保持局部干燥、清洁，敷料浸湿后及时更换。

（二）功能锻炼　术后患肢的功能锻炼要遵循循序渐进、主动锻炼的原则，要按计划进行，不可操之过急。术后3周内为软组织愈合期，康复护理重点是预防和控制感染。可行超短波、红外线理疗，以改善血液循环，减轻肿胀，促进伤口一期愈合。末制动的关节可作轻微的伸屈活动，自术后4~6周开始，为无负荷功能恢复期。康复护理的重点是预防关节僵直、肌肉和肌腱粘连及肌肉萎缩；此期骨折端愈合尚不牢固，应以主动活动为主，练习患肢（指）屈伸、握拳等动作；被动活动时动作要轻柔，并对截断部位妥善保护。术后6~8周，骨折已愈合，康复重点是促进神经功能的恢复，软化瘢痕，减少粘连，加强肢体运动和感觉训练。

（三）复查遵医嘱定期到医院复查。

（周云）

第十八章 创伤性高位截瘫患者护理精要

【预期目标】

（一）患者在呼吸机辅助下能维持正常的呼吸型态。

（二）患者能表现出有效的咳嗽。

（三）患者在他人协助下能变换体位或移动肢体。

（四）患者经有效治疗后体温维持在正常范围。

（五）患者皮肤保持完整，未发生褥疮。

（六）患者生活自理能力逐渐恢复。

【护理措施】

（一）心理护理患者受伤截瘫后，生活自理能力丧失，长年卧床，行动不便，终日需被动生活料理。故其心理矛盾突出、情绪波动，表现为焦虑、紧张烦躁、百般挑剔、不愿正视现实，甚至有轻生之念。护理需加强对患者的心理支持，主动关心患者，满足其生活需求，帮助其明确如何对待脊髓功能损伤，掌握正确的应对和自我护理方法。向患者和家属做好有关治疗、护理和康复的健康宣教；鼓励家属协助患者提高社会适应能力和自我照顾能力，维护自尊，提高生活质量。

（二）生活护理尽量满足患者的各种需求，做到"四到床边"（即饭、药、水、便器）。坚持做好基础、皮肤和口腔护理，使其倍感舒适。依据患者平时的饮食习惯及食欲，提供色、香、味俱全，营养丰富的饮食，以增强机体抵抗力。鼓励患者多食新鲜水果和蔬菜、多饮水以利大便通畅。定期评估肢体感觉、运动及肌张力的变化，保持瘫痪肢体的关节处于功能位，防止关节屈曲、过伸、过展。鼓励患者进行力所能及的自主活动，提高生活自理能力。

（三）预防呼吸道并发症截瘫患者长期仰卧，痰液引流不畅、肺及气管内分泌物不易排出，容易导致坠积性肺炎，尤其颈椎骨折者，肋间肌和腹肌麻痹、肺膨胀不全，更易发生肺炎。患者受伤早期，在适当止痛基础上，鼓励其深呼吸、用力咳嗽，促进肺膨胀和排痰；轻轻叩击胸背部，以利痰液松弛，促进排痰和肺的膨胀。遵医嘱予雾化吸入液中加入抗生素、地塞米松或糜蛋白酶等，以稀释分泌物，使之便于排出。伴肺不张时，可用导管吸出气管或支气管内分泌物，必要时通知医生用气管镜吸痰。其次，多翻身更换体位，有助于引流痰液。高位颈椎损伤伴呼吸困难者，早期行气管切开是减少呼吸道梗阻和防止肺部感染的重要措施。

（四）气管切开的护理对于气管切开的患者，应注意保持气道通畅，做好气管切开的护理。

（五）体温异常的护理颈脊髓损伤时，体温调节中枢丧失正常的调节能力，患者常产生高热（达 40~C 以上）或低温（35℃以下）。应加强护理。

1.高热①动态观察体温的变化；②物理降温，如酒精擦浴、冰袋、冰帽、冰生理盐水灌肠；③必要时遵医嘱药物降温；④保持室内适宜的温、湿度，定时开窗通风，在夏季应使用降温设备；⑤加强口腔护理（每日 2~3 次）：饮食前后漱口；⑥注意保持皮肤清洁、干燥；⑦保证能量的摄入，鼓励多吃水果、多饮水，每日至少摄入液体 2000mL，保持大便通畅；⑧注意患者心理变化，及时疏导，使之保持心情愉快，处于接受治疗护理的最佳状态。

2.低温注意保暖，适当调高室温，必要时采用物理升温，但使用热水袋、电热毯等设施时、应严格控制温度以防烫伤。

（六）预防泌尿系统并发症做好留置尿管的护理。截瘫早期、留置导尿，持续引流尿液，2~3 周后，改为定时开放，每 4~6 小时开放 1 次，以训练膀胱反射或自律性收缩功能、预防泌尿系感染和膀胱萎缩。鼓励患者多饮水，以增加尿量，或必要时每日冲洗膀胱 1~2 次，以冲出膀胱内积存的沉渣。一般每周更换一次导尿管。一旦发生感染，留置的导尿管应持续引流，鼓励患者多饮水或遵医嘱大量输液，增加尿量，起到局部冲洗作用。

（七）预防褥疮截瘫患者因长期卧床、截瘫平面以下的皮肤感觉丧失，容易发生褥疮，尤以骨突处为甚。间歇性解除压迫是有效预防褥疮的关键。护理：每 2~3小时翻身一次，有条件时可使用特制的翻身床、小垫床、电脑分区域充气床垫、波纹气垫等，以减轻局部压迫。保持床单位清洁、整齐、无皱折；保持皮肤干燥并定期按摩；定期翻身，用气圈或棉垫使骨突处悬空，并于翻身时按摩骨突部位。对已经形成的褥疮且面积较大、组织坏死较深时，应按外科原则处理创面。

【健康教育】
（一）加强对高空及井下作业人员的宣教，注意施工安全，规范操作。
（二）创伤现场急救及搬运患者时注意局部保护，妥善固定，防止加重创伤。

（周云 刘娇 商显敏 王颖 高林）

第十九章　骨肿瘤患者护理精要

第一节　骨软骨瘤

【概述】

骨软骨瘤（osteochondroma）又称外生骨疣，是一种常见的良性骨肿瘤。多发生于青少年，多见于长骨的干骺端，如股骨下端，胫骨和肱骨的上端。

【病理】

骨软骨瘤实质上是骨生长方向的异常和长骨骺区再塑型的错误，其结构包括正常骨组织和覆盖在上面的软骨帽。因其自身的骨骺板，所以到生长年龄结束时，骨软骨瘤生长也停止。仅有1%的骨软骨瘤可恶变。

【临床表现和诊断】

（一）症状和体征骨软骨瘤可长期无症状，多因无意中发现骨性肿块而就诊。可因压迫周围血管、神经、肌腱等而产生疼痛。

（二）X线检查显示长管状骨干骺端有蒂状、鹿角状或血丘状骨性突起，其皮质和骨松质与正常骨相连，软骨帽可呈不规则钙化。

【处理原则】

肿瘤属GOTOM。者，一般无需治疗。若肿瘤生长较快，出现压迫症状，应考虑手术切除。切除范围从基底部周围的正常骨组织开始，包括纤维膜或滑囊、软骨帽以及肿瘤一并彻底切除，以免复发。

第二节　骨巨细胞瘤

【概述】

骨巨细胞瘤（gJant cell tumor）为我国常见的骨肿瘤。好发于20~40岁，性别差异不大。好发部位为股骨下端和胫骨上端。

【病理】

骨巨细胞瘤起源于骨髓结缔组织间充质细胞，由间质细胞和多核巨细胞构成，生物学特性介于恶性与良性肿瘤之间。过去根据间质细胞的分化程度、异型性和核分裂相多少分为三级。目前已不主张分级，将其认为是潜在恶性的肿瘤。

【临床表现和诊断】

主要表现为局部疼痛和肿胀、其程度与肿瘤生长的速度有关。若侵及关节软骨可影响关节功能。

X线片显示病灶位于骨前后端，呈偏心性溶骨性破坏，病灶区骨皮质膨胀变薄，呈肥皂泡样改变。

【处理原则】

肿瘤属 G0T0M0 者，以手术治疗为主。采用局部手术刮除加灭活处理，冲洗净后再用松骨质或骨水泥填充，若复发宜作肿瘤段切除、行假体植入术。G1-2T1-2M0 属恶性无转移，可采用广泛或根除切除或截肢术，化疗无效，放射疗法虽有效，但照射后易发生肉瘤变。

第三节　骨肉瘤

【概述】

骨肉瘤（oseosarCOma）是最常见的原发性恶性骨肿瘤，恶性程度高。以 10~20 岁发病者居多，多见于长管状骨干骺端，约 70%发生在股骨下端和胫骨上端。

【病理】

恶性瘤细胞直接形成类骨样组织，因此又称为成骨肉瘤。肺转移的发生率较高，大部分患者死于肺转移。

【临床表现和诊断】

（一）症状主要症状为疼痛。开始呈间歇隐痛，逐渐转为持续性剧痛、夜间疼痛加重而影响睡眠。

（二）体征病变局部肿胀，迅速发展成肿块，表面皮肤温度高，静脉怒张、可出现震颤和血管杂音。

（三）X线检查显示长管状骨干骺端骨质呈浸润性破坏，边界不清、可见排列不整齐、结构紊乱的肿瘤骨。骨膜下的三角状新骨，称 COdman 三角，沿新血管沉积的反应骨和肿瘤骨，呈"日光放射"现象。周围有软组织肿块阴影。

【处理原则】

肿瘤 G2T1-2M0 者，采用综合治疗。一般采用术前大剂量化疗 8 周，然后作瘤段切除后假体植入或异体半关节移植等保肢手术，无保肢条件者行截肢术，术后再继续化疗。随着骨肉瘤综合疗法的发展，治愈率不断提高，5 年生存率已达 50%以上。

【护理措施】

一、预期目标

（一）患者能面对现实，情绪稳定，积极、乐观地配合治疗。

（二）患者自述疼痛减轻或消失。

（三）患者肢体的活功功能得到最大程度的促进。

（四）患者无病理性骨折发生。

（五）患者能复述患肢功能锻炼和化疗的相关知识。

二、护理要点

（一）术前护理

1.心理护理给患者安慰和心理支持，消除其害怕和焦虑，使患者情绪稳定、积极配合治疗，乐观地对待疾病和人生。骨肉瘤患者由于疾病本身以及手术或化疗反应的影响，生活自理能力下降，应加强护理，满足其个人卫生及其他生活需要。

2.协助检查对患者所需做的诊断性检查项目，如穿刺活检或切开活检，耐心解释检查的目的和必要性、检查过程及应注意事项，以减轻患者焦虑，使其能主动配合。

3.手术准备为防止术后伤口感染，术前 3 日每天用肥皂水清洗局部，术前 1 日用肥皂水清洗后剃去手术区域的汗毛，清洗擦干后用碘伏消毒，并以无菌巾包扎。术前 2 周开始指导将接受下肢手术的患者作股四头肌的等长收缩锻炼，为手术后康复打基础。

4.控制疼痛提供患者增进舒适的方法，如选择舒适的体位，指导患者作肌肉松弛活动，安排消遣活动，如看电视、阅读书报等。以转移患者注意。适当给予止痛药物，先给一般止痛药，效果不佳时可加用吗啡类制剂，但必须按医嘱使用，不可滥用。

5.补充营养和水分　由于手术和化疗的打击，患者的营养状况往往处于低水平，表现为皮肤弹性差、脱水、体重减轻等。应给予高热量、高蛋白、高维生素饮食，必要时可采用静脉补充营养。

6.化疗患者的护理

（1）心理支持肿瘤治疗过程持续时间长，对患者全身及局部损害较大。常常造成患者外观改变和情绪的波动，如害怕肢体缺失，害怕依赖和被遗弃，担心肿瘤复发、转移，甚至对死亡产生预感性悲哀。应充分理解患者的心理反应，鼓励患者表达其忧虑和恐惧的心理，并给予安慰和心理支持。多数患者对化疗引起的脱发非常担忧，应对患者说明是暂时的，停药后头发可再生。

（2）观察药物毒性反应　了解化学治疗药物的作用和毒性反应，观察抗癌药物对骨髓功能的损害程度，定时检查患者的血常规：出现血小板减少者，应注意观察有无皮肤淤点、牙龈出血、鼻出血等，必要时输注血小板；白细胞减少时，要防止感染，必要时采取保护性隔离措施。

（3）用药注意事项使用化疗药物时应严格遵守给药途径，根据药物代谢特点可采用动、静脉滴注或推注给药；化疗药物的剂量要准确，根据体重计算每次化疗的用量；化疗药物应现配现用。避免稀释时间过长而降低疗效；同时使用几种药物时，每种药物之间应用等渗溶液隔开。化疗药物对血管的刺激非常大，患者化疗的时间一般都长达半年以上，因此必须保护好血管，选择血管应从肢体的远端至近端；输液时先用等渗溶液，确认针头在血管中再输入化疗药物，防止药物外渗。一旦发生外渗，立即用50%硫酸镁溶液湿敷，防止皮下组织坏死；护士在操作时应注意保护自身，戴口罩、帽子、橡胶手套、着长袖白衣。用过的注射器应放入防泄漏的容器中，隔离处理。

（4）饮食指导对化学治疗引起的消化道反应，如恶心、呕吐、厌食等症状采取相应护理措施。如在应用化疗药物前30分钟左右应用止吐剂，在化疗前24小时及化疗后72小时内进食清淡饮食，避免喝咖啡及食用辛辣和油腻性食品，少食多餐。化疗期间摄入足够的水分，根据饮食习惯选择高蛋白、高维生素、高热量的食物，多食瓜果蔬菜，保证营养。

（二）术后护理

1.病情观察密切观察患者的体温、脉搏、呼吸、血压。观察患肢有无疼痛及程度变化；伤口内引流管是否妥善连接无菌瓶，创口有无渗液、渗血，渗出量及其性质。观察局部灭活后的组织反应、肿胀程度，表面皮肤的血运和温度，有无全身反应。远端肢体是否肿胀，有无感觉、运动异常和毛细血管充盈迟缓，若发生，且系创口处包扎过紧所致，应及时放松，并采取相应护理措施。

2.体位术后抬高患肢，膝部手术后，膝关节屈曲15°、髋关节屈曲90°、髋关节外展中立或内旋，防止发生内收外旋脱位。

3.疼痛护理手术后的切口疼痛可影响患者生命体征的平稳、饮食、睡眠和休息，从而影响伤口愈合，故应重视术后的疼痛控制，积极采取止痛措施。

4.生活护理患者手术后需卧床休息，护士应作好生活护理，勤巡视，协助家属照顾和满足患者的日常需求，如大小便、饮食等。

5.功能锻炼术后48小时开始肌肉的等长收缩，以改善血液循环，增加肌肉力量，防止关节粘连，减少肌肉失用性萎缩。良性肿瘤常进行局部切除或病灶内的切刮植骨或骨水泥填充；此类手术对关节功能影响较小，特别是应用骨水泥填充的患者，无需外固定，伤口愈合后即可下地进行功能锻炼。但对于囊内切除的患者，则需要辅以外固定等待骨愈合，不宜早期下床活动。

6.截肢术后患者的护理

（1）心理支持截肢术后，患者身体外观发生变化，对患者心理造成极大的打击，患者往往产生压抑、悲哀情绪，要理解患者的烦躁、易怒行为，用耐心、爱心和细心对待患者，并鼓励家属多关心患者，给予心理和精神上的支持。指导患者进行仪表修饰，积极参加社会活动，逐渐恢复正常的生活，最终使患者能通过自我调节，正确面对现实。

（2）防止伤口出血注意截肢术后肢体残端的渗血情况，床边常规备止血带，以防残端血管结扎线脱落导致大出血而危及生命。观察创口引流液的量和性质，渗血较多者可用棉垫加弹性绷带加压包扎，若创口出血量大，立即在肢体近侧扎止血带，并告之医生，协助及时处理。

（3）局部观察注意肢体残端有无水肿、发红、水疱、皮肤坏死、并发感染的征象，是否有残肢疼痛和幻肢痛。大腿截肢术后，应防止髋关节屈曲、外展挛缩；小腿截肢术后，要避免膝关节屈曲挛缩。

（4）幻肢痛的护理幻肢痛是患者感到已切除的肢体仍然有疼痛或其他异常感觉。说服患者正确面对现实，从内心承认并接受截肢的事实，可对残肢端进行热敷，加强残肢运动，感到疼痛时让患者自己轻轻敲打残肢端，从空间和距离的确认中慢慢消除幻肢感，从而消除幻肢痛的主观感觉。必要时可使用镇静剂、止痛药。对于长期的顽固性疼痛可行神经阻断手术。

（5）指导患者进行残肢锻炼大腿截肢的患者易出现屈髋外展畸形，要及时进行内收后伸的练习。一般在两周拆线后，在截肢残端制作临时假肢，以促使早期功能锻炼，消除水肿，促进残端成熟。为了增强肌力、保持关节活动范围，鼓励患者使用辅助设备（如扶车、拐、手杖、吊架）。鼓励患者早期下床活动，反复进行肌肉强度和平衡锻炼，为安装假肢做准备。

（6）活动和休息不能下床走动的患者，可用轮椅将其推送到室外活动。当患者无法良好休息和睡眠时，应安排和创造安静而舒适的环境，指导患者作松弛活动，或在睡前服用镇静药物，以保证睡眠质量。

【健康教育】

（一）保持身心健康指导患者保持稳定情绪，消除消极的心理反应，积极、乐观地面对生活，树立战胜疾病的信心。

（二）提高生存质量 向患者宣教保证营养物质摄入和增强抵抗力的重要性。消除患者对疼痛的恐惧，引导患者从精神和身体的紧张中解脱。合理使用药物或其他综合镇痛法，以减轻或消除疼痛。

（三）功能锻炼根据患者情况制定康复锻炼计划，指导患者进行各种形式力所能及的功能锻炼，恢复和调节肢体的适应能力，最大限度地促进和提高患者的生活自理能力。

（四）使用助行器指导患者正确使用各种助行器，如拐杖、轮椅等，锻炼使用助行器的协调性、灵活性，尽快适应新的行走方式。

（五）复诊按照出院医嘱，定期回医院复查和化疗。若发现特殊情况和病情变化应随时复诊。

（周云 于利花 郑艳伟 侯艳 刘娇 商显敏）

第二十章　人工关节置换术患者护理精要

　　人工关节置换术,在六十年代,开始广泛地运用于临床。人工关节置换术可用于破坏严重的髋、膝、肘、肩等关节的手术治疗。对于受累关节数目较多,年龄较大的患者更为合适。人工关节置换术是用生物相容纳的、机械性能良好的假体。假体可用金属或非金属,例如钴铬、钼合金、钛合金、超高分子聚乙烯等。人工关节置换术是因疾病或创伤而被破坏关节面的一种关节成形手术。人工关节只用假体置换骨端和关节软骨,不包括肌肉、韧带、肌腱、血管神经等,所以人工关节置换术后的功能好坏与关节周围的软组织健康状态有密切的关系。

　　人工关节是人工制造的,应严格掌握适应证,若适应证掌握不好,则手术不能达到预期的结果,一旦手术失败,由于被切除的骨质较多,其后果则不堪设想。

一、人工关节置换术的目的

1.切除病变组织。

2.恢复一定程度的活动度和功能。

3.解除疼痛。

二、人工关节置换术的适应证

1.骨性关节炎、类风湿性关节炎。

2.关节部位的肿瘤。

3.以解除疼痛为主,兼可考虑其功能及活动度。

4.以老年人为主,一般以 65 岁以上的老年人为主,青壮年非不得已不作关节置换术。

5.关节周围软组织情况良好者。

三、人工关节置换术的禁忌证

1.炎症性关节炎(如化脓性、结核性)。

2.神经源性关节病。

3.关节周围软组织情况不佳者。

【全髋关节置换术】

　　人工全髋关节系由髋臼和人工股骨头组成。髋臼可由高分子聚乙烯制成半球形帽。帽壁很厚,而人工股骨头的直径相对较小,(22mm 直径)。由于头小,头与帽之间摩擦力减少。由于帽壁增厚,使帽与髋骨的摩擦力大于帽与头的摩擦力,因而使帽在髋臼内相对

·224·

稳定,不易发生旋转活动。这种类型的人工全髋材料需要骨水泥进行黏合固定,目前大部分采用珊瑚状人工全髋材料,这种材料不需用骨水泥黏合固定。

(一)适应证

1.髋关节骨性关节炎,关节疼痛及活动度受限严重、影响生活及工作者。

2.类风湿性关节炎、髋关节强直、病变稳定者。

3.股骨头无菌性坏死,股骨头严重变形、塌陷继发髋关节性关节炎。

4.先天性髋脱位或髋臼发育不良,并有明显骨性关节炎,活动受限,疼痛剧烈,行走需用双拐者。

5.陈旧性股骨颈骨折、股骨头坏死,继发性骨关节炎严重者。

(二)禁忌证

1.全髋关节置换术的手术创伤较大,对年老、体弱、有严重的心、肺、肝方面疾病的患者、不宜施行本手术。

2.髋关节化脓性感染,髋关节结核者。

3.50 岁以下的患者,除非不得已采用本手术,最好先考虑截骨或双动人工股骨头置换术。

(三)术前准备

1.手术前全面查体,包括血尿常规,出凝血时间,血沉,血糖,肝,肾功能、心电图等。类风湿性关节炎的患者必要时应作肺功能测定和进行深呼吸练习。

2.术前 3 天常规肌内注射抗生素,并备青霉素 160 万单位和链霉素 1.0g(过敏者除外)带往手术室,准备放入伤口内。

3.备血。

4.应注意患者全身皮肤是否有潜在性的感染灶。如毛囊炎、蚊虫叮咬、皮疹等。若有则应推迟手术时间。

5.根据 x 光片选用 2 套大小相差 1 号的全髋材料。若需要采用骨水泥患者,则应把塑料帽、塑料碗、匙等用福尔马林熏蒸 24 小时。

6.特殊手术器械的准备:①板状拉钩;②阳凿;③髋臼瞄准器;④手摇钻、钻头、螺丝刀;⑤髓腔扩大器;⑥打人器、拔出器;⑦游标尺;⑧脱臼凿;⑨各种类型长刮匙;⑩排气管、软钢丝等。手术者及手术室护士一定要熟悉这些器械,以便手术中密切配合,使手术能顺利完成。

(四)术后护理

1.保持患肢于外展中立位,以防术后脱位。为此,可考虑皮肤牵引维持或丁字鞋固定 2 周。

2.术后继续滴入有效的广谱较大量的抗生素。在体温正常后停药,一般术后应用 7—10 天左右。

3.注意全身情况,特别是心率、脉搏的情况。

4.注意伤口出血情况,注意及时更换潮湿的纱布。

5.注意橡皮引流管的引流量、色、速度。若引流量多且鲜红,宜适当输血。一般术后48~72 小时拔除引流管。

6.搬动体位时应注意:须将髋关节及患肢整个托起,最好指导患者利用牵引架上的拉手提起臀部,可避免抬臀时引起疼痛。又可促进全身血液循环,增加肺活动量、便于放置便盆,整理床铺,便于臀、背部皮肤的护理。在护理过程中千万不可内收患肢及强屈患髋。因可导致术后髋脱位。

7.功能锻炼,术后麻醉失效后即可锻炼股四头肌。臀肌、膝关节、踝关节于术后 3~4天起,每天可在医师指导下被动活动髋关节数次,为下地负重作准备,但应避免极度屈曲、内收、内旋而造成髋关节脱位。术后卧木板床 10~14 天左右方可下地负重。若经髋关节后路切口进行置换时,则术后头 3 周,宜站不宜坐,以松弛后关节囊,便于修复。

8.预防并发症:鼓励咳嗽、咳痰,每日早查房时或清醒时,督促其用力咳嗽数次,即使无痰咳出,也起防止肺炎的作用。抬高患肢,主动或被动活动患肢,逆肢体方向按摩,促进肢体静脉回流。为预防褥疮,最好睡海绵垫或气垫,但夏天,海绵垫不透气,患者难眠,且多长痱子。以在空调房间为宜。应保持床铺平整,干燥、清洁。

9.防手术后发生脱位,不宜盘腿、不宜侧卧、不宜坐矮凳子。即避免髋关节过度内收或前屈。

10.术后复查血象,并每周检查血沉一次。有人报道血沉升高,即使体温正常,也提示有低度感染之可能。术中应用骨水泥者应注意肝功能、心电图的复查。

11.术后应及时摄 X 线片,以了解人工关节置换术的情况。

(周云 刘娇 商显敏 龙电玲)

第二十一章　急诊科患者护理精要

第一节　休克

休克（shock）是指由各种强烈致病因子作用于机体引起的急性循环衰竭、重要脏器的灌流障碍和细胞与器官功能代谢障碍，是一种危重的全身性病理过程。其典型的临床表现是神志障碍、皮肤苍白、湿冷、血压下降、脉压缩小、脉搏细速、发绀及少尿等。

一、病因及病理变化

（一）病因

引起休克的原因很多，常见有以下几类病因引起的休克。

1.低血容量性休克　某些疾病大出血（外伤、消化性溃疡大出血）和大面积烧伤、剧烈呕吐与腹泻等引起大量的血浆或体液的丢失，导致血容量的急剧减少。当急性失血超过总血量30%即可引起休克，超过总血量50%则可导致病人迅速死亡。

2.创伤性休克　见于骨折、挤压伤、火器伤等严重的创伤，这种休克的发生与疼痛和失血有关。

3.感染性休克　见于各种致病微生物所引起的严重感染。特别是革兰阴性细菌感染所致的休克最为多见。由于细菌内毒素的作用致使机体产生生物活性物质引起小血管扩张，血管床容积扩大，血浆渗出，血容量相对不足。

4.心源性休克　大面积心肌梗死、严重心律失常等，引起心室功能减退，心排血量减少，而使有效循环血量不足。

5.过敏性休克　具有过敏体质的人，对某种药物（如青霉素）或生物制品（如破伤风抗毒素）发生过敏反应所致。因致敏原作用于机体后，使致敏细胞释放出组织胺、缓解肽等物质，引起周围血管扩张，血管床容积扩大，使有效循环血量相对不足。

6.神经源性休克　见于高位脊髓麻醉或脊髓损伤，剧烈疼痛等。这些因素均可使交感神经功能紊乱，致小动脉和小静脉扩张，周围血管阻力下降，血管内容量增加，其结果是有效循环血量相对不足而发生休克。

（二）病理变化

目前常以低血容量性休克为代表，说明休克的病理生理变化的分期以及各期的特点。

1.微循环的变化

(1) 微循环收缩期（休克代偿期）休克早期循环血量减少使血管内压力降低，反射性兴奋交感—肾上腺髓质系统，使交感神经节后纤维释放大量儿茶酚胺，引起微动脉和毛细血管前括约肌强烈收缩，结果周围血管阻力增加，毛细血管内血流量减少，静脉回心血量得以保证，血压维持正常。

(2) 微循环扩张期（休克期）休克进一步发展时，有效循环血量继续减少，持续而广泛的小动脉收缩致使组织缺血、缺氧加重，酸性代谢产物增多，血管对儿茶酚胺的反应性降低，组胺类血管舒张物质增加，毛细血管前括约肌松弛，处于关闭状态的毛细血管网大量开放，使毛细血管容积大增，血液滞留在内，使回心血量锐减，心排血量更降低，血压下降。

(3) 微循环衰竭期（休克的难治期）休克晚期，由于血液进一步浓缩，血细胞聚集，血液黏滞度增高，血液处于高凝状态，加上血液流速显著减慢，酸中毒越来越严重，微血栓形成，出现弥散性血管内凝血。此时，血液灌流停止，组织细胞缺氧加重，钠—钾泵机制失效，细胞水肿，溶酶体破裂，释放出蛋白水解酶等物质，造成细胞自溶并损伤其他细胞，引起多器官功能衰竭和器质性损害，以致休克不可逆转。

2.休克时主要器官病理变化

(1) 心脏休克时冠状动脉灌注量下降，心肌缺氧，心肌细胞受损，心肌收缩力减弱，致心功能下降。

(2) 肺脏当休克持续时间较长时，病人肺组织可出现严重的间质性肺水肿，肺泡水肿、充血、出血、局限性肺不张。肺毛细血管内微血栓形成，肺内透明膜形成，此种肺称为休克肺。主要临床表现是急性呼吸衰竭，动脉血氧分压进行性下降，呼吸困难。

(3) 肾脏休克早期，肾血液循环障碍引起功能性肾衰竭，如持续性肾小管缺血和淤血，可引起肾小管坏死。当肾脏微循环有弥散性血管内凝血，可加重肾小管上皮的损害，引起急性肾衰竭。

(4) 肝脏及胃肠休克时由于肝动脉、门静脉血流减少，肝内微循环障碍和形成弥散性血管内凝血，致使肝细胞缺血缺氧，引起肝结构破坏和功能障碍。肝脏代谢和解毒功能不全，导致肝功能衰竭。胃肠道因缺血、缺氧引起黏膜糜烂出血。

二、病情评估

（一）收集资料

在采集病史时注意询问休克症状的发生时间、程度及经过，是否进行过抗休克治疗，是否使用过升压药物（药物名称、剂量、用药后反应）等。注意询问伴随症状，伴随症状出现的时间及程度等。

（二）临床表现

各型休克的共同表现为神志障碍、血压下降、心动过速、呼吸增快、皮肤苍白、湿冷、脉搏细速、发绀及少尿等。休克在不同的阶段临床表现又有所不同。一般分为三个时期。

（1）缺血性缺氧期（代偿期）　主要表现为非重要器官灌注减少和交感神经兴奋。如脸色苍白、四肢冰凉、脉搏细速、脉压减小、尿量减少、呼吸急促、烦躁不安。该期血压无明显改变，但脉压可有明显减少，所以血压下降不能作为判断早期休克的指标。

（2）淤血性缺氧期（可逆性失代偿期）　如果休克的原始病因不能及时除去，病情继续发展，组织持续缺血和缺氧，病情可发展到休克期。故淤血性缺氧期又称休克期。该期病人主要表现为：①血压进行性下降，收缩压低于 12.0 kPa（90 mmHg），平均动脉压低于 8.0 kPa（60 mmHg）。②少尿（24 h 尿量少于 400 mL）或无尿（24 h 尿量少于 100 mL）。③脉搏细速无力、静脉塌陷、四肢湿冷。④皮肤发绀，病人神志由烦躁、淡漠转入昏迷。

（3）休克的难治期（不可逆期）　该期可发生弥散性血管内凝血或重要器官功能衰竭，甚至发生多系统器官功能衰竭。

（三）辅助检查

血、尿、便常规，血型，凝血功能，血细胞比容，血气分析，血清电解质，血肌酐，血尿素氮，心电图，X 线，B 超，超声心动图以及血和分泌物细菌学检查，毒理学检查等。

（四）休克程度估计

临床上常将休克分为轻、中、重三度。

（五）病因鉴别

病人如有喉头水肿、哮鸣音以及用药或虫咬史，则应高度怀疑过敏性休克；有明显呕吐、腹泻史，失液量大或有急腹症合并休克者应考虑低血容量性休克；有晕厥史且血红蛋白进行性下降应考虑失血性休克；有颈静脉怒张、心音低、肝肿大者应考虑心源性休克；有颈椎损伤、四肢瘫痪，应考虑神经源性休克。

（六）临床鉴别

四种常见休克的临床鉴别。

（七）诊断要点

1.病因和病史　如失血、脱水、创伤、急性心肌梗死、药物过敏、严重感染或麻醉药过量等。

2.心率　超过 100 次/min，脉搏细速无力，甚至不能触及。

3.组织、器官　低灌注表现，如皮肤苍白、湿冷、毛细血管再充盈时间超过 2 s、尿量少于 0.5 mL/（kg·h）或少于 30 mL/h、神志改变。

4.缺氧和酸中毒的表现。

5.低血压　收缩压低于 90 mmHg，脉压差小于 30 mmHg。原有高血压者，血压下降幅度超过基础血压的 30%。

三、救护原则

休克的救护应在去除病因的前提下采取综合性治疗措施，尽快恢复有效循环血量，纠正微循环障碍、改善心脏功能和恢复正常代谢，并根据病情作相应处理。

四、救护措施

引起休克的原因很多，病理变化较为复杂，但其共同的救护措施有以下几方面：

（一）紧急处理

1.保持呼吸道通畅清除口咽部异物、血块、黏液等。同时抬起下颌，头偏向一侧，防止舌后坠，必要时气管插管或气管切开。给予氧气吸入，缺氧严重者，可通过面罩给氧或人工辅助呼吸。

2.立即止血对失血性休克病人，应立即采取直接压迫出血处止血，如仍不能止血，应压迫出血大血管的近段；四肢血管出血还可上止血带止血。如遇腹腔内、胸腔内血管破裂出血或肝脾破裂、宫外孕破裂出血，应快速做好手术前准备，在抢救休克的同时手术止血。

3.立即开放两条静脉通道，及时补充血容量。

4.休克病人应就地进行抢救，避免过多搬动或远距离的转运，保持病人安静。

5.体位取休克卧位即头和躯干抬高 20°~30°，下肢抬高 15°~20°，这既有利于呼吸运动，又能增加回心血量。

6.镇痛有创伤或剧烈疼痛时给予镇痛剂，吗啡 5~10 mg 肌肉或静脉注射。有严重颅脑外伤、呼吸困难、急腹症病人诊断未明确者禁用。

7.降温与保暖根据病人具体情况和室温采取降温和保暖措施，对感染性休克的高热病人，应采用冰帽、冰袋和酒精擦浴方法降温。对怕冷和体温较低的病人应采取保暖措施。

8.采血标本送检、查血型及配血。

9.监测肾功能。

10.放置中心静脉压导管监测中心静脉压；心电图监测有无严重心律失常及心肌梗死等。

（二）液体复苏

各型休克均有绝对或相对的低血容量现象，所以建立良好静脉通道，迅速补足有效循环血量，是抢救休克的最基本措施。原则上是失血补血，失水补水，丢失多少补多少。常用的复苏液体有晶体液和胶体液两类。

1.晶体液常用的晶体液有：

（1）生理盐水在组织间液充足的情况下，输入生理盐水可增加血容量。有肾功能不全时可使氯、钠滞留体内引起高氯血症。

（2）林格乳酸盐液除扩容外，乳酸盐成分在肝脏内可转变成碳酸氢盐，有助于缓冲酸中毒。大量输入则可引起代谢性碱中毒。

（3）5%葡萄糖氯化钠液严重脱水或低血容量性休克时，输入 5%葡萄糖氯化钠液能均匀分布到全身，有一定的复苏疗效。常与其他液体联合应用。

（4）高渗氯化钠溶液高渗盐水的浓度为 1.8%~25%，最常用的是 7.5%。输入后，通过渗透压作用使血管外液进入血管内。其优点是复苏时所需液量少，并发症发生率低，还具有正性肌力和血管扩张作用。过多输入易引起高钠、高氯血症和血浆渗透压升高。

2.胶体液 常用胶体液包括全血、血浆、血浆蛋白等天然血液成分和化学合成的胶体液两大类。

（1）全血和血液成分对于大量急性出血所引起的休克，以输全血扩容最好。休克可使用血浆，能够提高血浆蛋白和补充凝血因子，但无携氧能力。

（2）右旋糖酐有短时高渗透作用，提高血容量，并能降低或抑制红细胞、血小板的聚集及减低血液黏稠度，有促进微循环血液循环及防止微血栓形成的作用。同时也改善了肾脏的血液循环，有预防急性肾功衰的作用，因其仅存留于血管内 8 h，故扩容作用短，主要用于疏通微循环。

（3）白蛋白 白蛋白是血浆中维持胶体渗透压的主要蛋白质，在血管内保留时间较长。白蛋白有 5% 和 25% 两种制剂，分别能产生 20 mmHg 和 70 mmHg 的胶体渗透压。

（4）羟乙基淀粉为合成淀粉，维持血浆胶体渗透压的能力类似白蛋白，维持作用 24 h。

（三）药物治疗

1.血管活性药 休克时交感肾上腺素能活性增强，引起微循环血管强烈收缩。在未补足血容量前禁用血管加压药。充分补液或内在交感神经反应不能维持血压时，可选用肾上腺素、去甲肾上腺素或多巴胺等。

2.抗心律失常药 休克时可发生各种心律失常。根据心律失常类型及对血流动力学的影响，选择适当药物进行治疗。

3.极化液（葡萄糖—胰岛素—钾） 输注极化液能提供心肌能量物质，改善心肌功能。

4.呋塞米（速尿） 充分补液后仍少尿时，静脉给予呋塞米。

5.血管扩张药 用来对抗休克时的严重血管收缩，应用前必须先纠正血容量不足。

6.碳酸氢钠 对严重酸中毒（pH 低于 7.0）者给予碳酸氢钠 0.5~1 mmol/kg，5~10 min 内静注。监测动脉血气以指导碳酸氢钠用量，使 pH 升至 7.20~7.25 之间，避免发生碱血症。

（四）营养支持

对休克病人进行合理营养支持有助于保护胃肠黏膜完整性、提高免疫功能、促进伤口愈合和减少脓毒症的发生。严重创伤或感染时，机体呈高分解代谢状态，每天所供热能应在 125~146 mL/kg。增加蛋白质供应以维持正氮平衡。补充各种维生素和微量元素。

长期肠外营养可导致胃肠黏膜萎缩。肠内营养能刺激 IgA 和黏液分泌，保护胃肠黏膜免遭损伤，防止细菌易位和内毒素吸收入血循环。只要胃肠功能存在，即应行肠内营养。

（五）低血容量性休克的救治

低血容量性休克的治疗主要是补充血容量和处理原发病两个方面。

（1）液体复苏　急性血容量丢失后首选晶体液，力争在短时间内恢复有效循环血量。开始，快速输入林格乳酸盐液 1 000~2 000 mL。通常在输入 2 000~3 000 mL 晶体液能使血压维持 30~40 min。若失血性休克病人在快速输入 2 500 mL 晶体液无反应时，应予输全血或血液成分。轻度休克时可输注缩浓红细胞，中、重度休克时应输全血，输血量取决于病人的临床反应，应维持血细胞比容在 30%~35%。对非失血性低血容量性休克的病人，可单用晶体液复苏。

（2）医用抗休克裤医用抗休克裤是通过充气压迫外周血管床，增加外周血管阻力和促进静脉回流而使血压升高。目前，医用抗休克裤仅作为一种压迫装置，用于止血或骨盆骨折、下肢长骨骨折时的固定夹板。

（3）病因治疗由出血引起的低血容量性休克最为多见，也是最危险的。为了防止失血过多，而危及生命，必须在现场抢救过程中重视止血。止血方法视出血部位而定。对创伤性出血者，可采取包扎、填塞或压迫止血；对胸、腹腔或盆腔脏器破裂出血者，一方面快速补充血容量，另一方面紧急进行手术止血；对消化道出血者，采取相应止血措施。如食道静脉曲张破裂出血，可用双气囊三腔管压迫止血；消化性溃疡出血，可用药物止血，必要时手术止血。

（六）休克的监护

1.生命体征及神志、尿量监测

（1）脉搏　观察脉搏的频率、节律和强度。脉搏超过 120 次/min，应考虑已发生休克。若脉搏规则，慢而有力，表示休克有好转。

（2）血压　观察血压动态变化，可对病情作出正确判断。休克早期，由于周围血管代偿性收缩，阻力增加，使血压保持或接近正常。由于心排血量明显减少，40 min 后血压便开始下降。脉压差主要反映心搏量或主动脉、大动脉的顺应性，正常时约为 40 mmHg，脉压差变小是休克早期的敏感指标。心排血量发生变化时，脉压差先于收缩压下降。

（3）呼吸　呼吸频率增快是感染性休克的早期征象。失血性休克病人血容量丢失 30%，呼吸可正常；失血量超过 40%时，血液运氧能力衰竭，出现呼吸急促。

（4）体温　休克病人体温一般偏低或不升，感染性休克可有高热达 39℃以上或低于36℃以下，如体温从高热转为不升，是病情危重的征象。测定趾腹温度与环境温度差有助于判断休克预后，12 h 内两者温差大于 4℃时存活率高，小于 3℃时预后不良。

（5）神志病人神志清楚，反应敏捷，提示循环血量充足，脑灌注良好。休克早期病人精神紧张，烦躁不安，头晕眼花。随着休克程度的加重，可由神志清晰转为表情淡漠，意识模糊，反应迟钝。休克晚期病人可出现昏迷。如恢复清醒，安静，为休克好转征象。

（6）尿量　尿量是反映肾脏血流灌注情况的指标，休克或疑有休克的病人应留置导尿管，观察尿液颜色、性质、准确记录每小时尿量，如尿量每小时 25 mL，尿质量密度增加，提示有早期休克。如尿量稳定在每小时 30 mL，表示休克已纠正。

2.血流动力学监测　应用血流导向气囊导管（Swan-Ganz 导管），能准确进行血流动力学的监测，指导临床治疗。监测包括中心静脉压、肺毛细血管楔压、混合静脉血饱和度和心排血量等。

（1）中心静脉压参考值为 5~12 cmH₂O。中心静脉压变化常先于动脉血压改变，通常每 30~60 min 测定一次。监测中心静压有助于早期诊断低血容量性休克。中心静压低于 5 cmH₂O 时，提示循环血容量减少；中心静脉压高于 15 cmH₂O 时，提示心力衰竭、静脉血管床过度收缩或输液过量。

（2）肺毛细血管楔压　肺毛细血管楔压是估计血容量、掌握输液速度、指导血管活性药物治疗及防止肺水肿的重要参数，参考值为 6~12mmHg，如大于 18 mmHg 提示输液过量、心功能不全；如>30 mmHg，将出现肺水肿。过低提示血容量不足。

3.心电监测　休克使心肌血流灌注减少，引起心肌缺血。电解质和酸碱平衡失常又可引起心律失常。在心源性休克时，心电监测尤为重要。常规心电图检查和连续心电监测有助于病因诊断，能及时发现急性心肌梗死和严重心律失常，并有效指导治疗。对急性心肌梗死或严重心律失常者需每小时描记一次心电图。

4.脉搏血氧饱和度监测　脉搏血氧计是一种无创性技术，可连续监测脉搏血氧饱和度，已广泛用于危重症病人监测。脉搏血氧饱和度比动脉血氧饱和度高 2%~5%。严重休克病人脉压差变小，可影响测定结果。

（七）护理要点

1.设重症记录单　病人入院后应仔细地进行护理体检，判断休克程度，针对病人症状和体征，设重症记录单，严密观察病情变化，每 15~30 min 测定并记录生命体征一次，记录每小时出入量，12 h 小结一次，24 h 总结一次，并扼要记录病人主诉及护士观察所见，直至病情稳定。

2.加强临床护理　休克病人应保持床单的清洁，平整和干燥，病情许可时每 2~4 h 给病人翻身，拍背一次，身体受压部位加软垫，预防褥疮。根据病情需要做好基础护理，力争做到不发生压疮、感染及其他并发症，使病人尽早康复。

3.心理护理　休克病人由于创伤、疼痛和失血等刺激，常表现为焦虑、烦躁不安，应提供安静、舒适的环境，避免外界刺激。医务人员要以高度的责任感关爱病人，给予病人精神上的支持，让病人产生安全感。鼓励病人讲述内心的忧虑与恐惧，建立良好的医、护、患关系，赢得病人及家属的信任与合作。通过实施护理措施，解决病人护理需要，鼓励病人增加自信心，促使病人身心处于接受诊疗和护理的最佳状态。

4.预防医院感染　因为休克病人防御能力明显降低，加之实施多种有创性监测和治疗，所以易发生感染。应采取以下预防措施：

（1）保持环境清洁将病人置于安静、清洁的病室内，并定期对病室进行紫外线消毒。

（2）防止病原微生物传播：医护人员对每个病人进行医疗护理活动前后均应洗手。所有有创性操作均应严格按无菌操作规程进行操作。

（3）减少感染途径经常检查创伤伤口或有创性操作伤口，了解有无出血、渗出、感染和坏死，及时换药。一旦有创性导管不再需要或发生感染，应及时拔除。

（4）减少肠源性感染的危险尽早开始胃肠营养，减少细菌易位的危险。

（5）提高病人防御能力　包括营养支持、应用免疫增强剂（如新鲜冰冻血浆、γ-球蛋白、转移因子），对粒细胞缺乏的病人可输注白细胞。

（6）合理应用抗生素合理选择抗生素的应用时机、种类及剂量，缩短预防性抗生素的应用时间，避免滥用抗生素，防止耐药菌株的产生和医院感染。

第二节　昏迷

昏迷（coma）是指中枢神经系统对内、外环境的刺激处于抑制状态。主要临床特征是意识丧失和随意运动消失，对外界刺激减缓或无反应，并出现运动、感觉、反射功能的障碍和大小便失禁等。

一、病因和发病机制

（一）病因

引起昏迷的原因大致可分为二大类：一类是全身性原因；另一类是局部原因。

1.全身性原因

（1）急性感染性疾病感染性休克、败血症、中毒性肺炎、中毒型细菌性痢疾、流行性出血热。

（2）内分泌与代谢障碍甲状腺疾患（甲状腺危象、甲状腺功能减退）、肝性昏迷、尿毒症、肺性脑病、糖尿病酮症酸中毒、低血糖昏迷、高渗性高血糖昏迷等。

（3）水、电解质平衡紊乱稀释性低钠血症（水中毒）、低氯血性碱中毒、高氯血性酸中毒。

（4）外源性中毒工业毒物、农药类、药物类、植物类、动物类中毒。

（5）物理与缺氧性损害触电、淹溺、中暑、中毒等；阿斯综合征。

2.局部原因　指中枢神经系统本身的疾患。

（1）颅内疾病脑出血、脑栓塞、脑血栓形成、脑脓肿、各种脑膜炎、脑炎、脑肿瘤、脑寄生虫病、癫痫等。

（2）颅脑损伤脑挫裂伤、外伤性颅内血肿等。

（二）发病机制

由于脑缺血、缺氧、葡萄糖供给不足、酶代谢异常等因素可引起脑细胞代谢紊乱，从而导致脑干网状结构功能损害和脑活动功能减退，均可产生意识障碍。脑干网状结构上行激动系统（非特异投射系统）被称为意识的"开关"系统，任何病变只要累及这一系统，就会产生不同程度的意识障碍，直至昏迷；中枢整合机构指的是双侧大脑皮层为意识"内容"所在地，人类的学习、记忆、判断、语言和其他心理活动功能完全取决于大脑皮层的完整性，大脑皮层的弥漫性损害会导致意识水平的低下，严重时也会昏迷。

二、病情评估

（一）收集资料

1.发病方式　询问昏迷的发病过程、时间、起病急或缓。急性起病者多见于急性感染、颅脑外伤、急性脑血管病、中毒、触电等；亚急性发病则以代谢性脑病、化学伤、放射伤多见；起病缓慢者，常见于尿毒症、肝性脑病、颅内占位性病变、肺性脑病等；瞬时昏迷多见于癫痫大发作后和一过性脑供血不足。

2.首发症状　昏迷是首发症状，还是某些疾病发展过程中逐渐发生。若为逐渐发生则昏迷前必定有其他症状提供病因诊断。首发症状是昏迷提示颅内病变居多。

3.发病年龄和季节　年幼者，春季发病以流动性脑膜炎多见，夏秋季则常见于乙脑、中毒性菌痢等；青壮年以脑血管畸形为多。

4.发病现场　应询问发病现场的环境情况。现场环境有高压电线断落时应考虑电击伤可能；有安眠药瓶和农药瓶遗留应注意安眠药中毒和有机磷杀虫药中毒。

5.病人思想情绪及生活情况　询问病人日常思想情绪、工作情况和婚恋、家庭生活情况，了解有无精神刺激因素，排除服用药中毒的可能。

6.既往史　重点了解高血压、癫痫、糖尿病和心、脑、肝、肾等重要脏器疾病史，以确定有无急性脑血管病、低血糖或血糖过高、心脑综合征、肺性脑病、肝性脑病和尿毒症的可能。

（二）体检

1.一般检查　观察皮肤、黏膜颜色和有无出血点、淤斑、发绀、荨麻疹、黄疸、外伤等。注意病人口腔有无特殊气味，如酮味、肝臭味、大蒜味、尿臭味、酒味等。昏迷初期应 0.5~1 h 观察并记录一次病人神志、生命体征及尿量的变化。病情稳定后可改为每小时观察一次。

2.神经系统检查　昏迷病人常有一些特殊的症状和体征，护士应进行必要的检查，有利于病情的判断与分诊。

（1）瞳孔观察瞳孔大小、形状、对光反射、是否对称，可以协助神经系统损害的定位与定性。①双侧瞳孔散大，可见于深昏迷、阿托品中毒、氰化物中毒、脑出血、外伤等。②双侧瞳孔缩小如针尖样，可见于吗啡、安眠药、氯丙嗪、有机磷杀虫药等中毒和脑干出血等。③一侧瞳孔大伴对光反射消失可见于脑疝等。④双侧瞳孔散大伴对光反射消失，为濒死状态的表现。

（2）角膜反射检查者用棉签的棉花毛由角膜外缘轻触被检查者的角膜。正常情况下被检查者的眼睑迅速闭合。可以用来判断昏迷的程度：浅昏迷时，角膜反射存在；中度昏迷时减弱；深昏迷时消失。如果一侧角膜反射消失，考虑对侧大脑半球病变或同侧脑桥病变。

（3）神经反射　注意腱反射和腹壁反射、提睾反射是否对称。如单侧腱反射和腹壁反射、提睾反射减弱和消失常为脑局限性病变。

（4）脑膜刺激征脑膜刺激征阳性，表示有脑膜炎、蛛网膜下腔出血。

（三）昏迷程度的判断

按病人昏迷程度可分为浅昏迷、中度昏迷和深昏迷：

1.浅昏迷　病人的随意运动消失，对外界事物及声、光等刺激无反应，但对疼痛等强烈刺激可表现痛苦表情或肢体退缩的反应，吞咽反射、咳嗽反射，瞳孔对光反射等存在或减弱，生命体征较平稳，但大小便可有潴留或失禁。

2.中度昏迷　对外界各种刺激均无反应，对强烈刺激的防御反射及生理反射均减弱，生命体征不稳定。

3.深昏迷　全身肌肉松弛，对外界任何刺激全无反应，各种反射均消失，生命体征有不同程度异常，机体仅能维持最基本的生命活动。

（四）昏迷量表的使用

目前通用的格拉斯哥昏迷分级（Glasgow coma scale，GCS）计分法检查（表9—3）。

该方法为世界许多国家所采用，GCS 是根据病人眼睛、语言以及运动对刺激的不同反应给予评分，从而对病人的意识状态进行判断。该方法还能对病情发展、预后、指导治疗提供较为可信的客观数据。

根据 Glasgow 昏迷量表打分，正常人为 15 分。8 分以下为昏迷，3 分者为深度昏迷。GCS 计分与预后有密切相关性，计分越低，预后越差。>8 分者预后较好，<8 分以下者预后较差，<5 分者死亡率较高。

（五）伴随症状及体征

1.发热　先发热后有意识障碍可见于重症感染性疾病；先有意识障碍后有发热，见于脑出血、蛛网膜下腔出血、巴比妥类药物中毒等。

2.脑膜刺激征　可见于脑膜炎、乙型脑炎、蛛网膜下腔出血等。

3.偏瘫　可见于脑出血、脑梗死或颅内占位性病变等。

4.抽搐　可见于癫痫、先兆子痫等。

5.呼吸缓慢　可见于吗啡、巴比妥类、有机磷杀虫药中毒等，银环蛇咬伤等。

6.心动过缓　可见于颅内高压症、房室传导阻滞以及吗啡类、毒蕈等中毒。

7.皮肤黏膜改变　出血点、淤斑和紫癜等可见于严重感染和出血性疾病，口唇呈樱桃红色提示为一氧化碳中毒。

8.体温过低可见于药物中毒、休克、周围循环衰竭、冻伤等。

（六）实验室及特殊检查

1.常规及生化检查血、尿、便常规检查，血、尿生化检查，电解质测定，动脉血气分析，有助于内分泌及代谢性疾病，水、电解质和酸碱平衡失调的诊断与鉴别诊断，血培养检查有助于感染性疾病的诊断。疑中毒者，应进行尿、血中毒物测定及胃内容物分析。

2.特殊检查　根据病情选择心电图、X 线摄片和 B 超检查。对疑有颅内病变者可根据需要选择脑电图、CT、核磁共振、脑血管造影等检查。

（七）鉴别诊断

为了正确救护昏迷病人，必须迅速准确地排除一些类似昏迷的情况。

1.癔症性昏睡　因精神因素诱发，经暗示治疗可恢复。多见于青年女性，表现为卧床不动、双目紧闭，对针刺无反应，但翻开其眼睑可见眼球转动，瞳孔等大，对光反射存在，腱反射正常。生命体征平稳。可持续数小时或数日。恢复后清醒如常。

2.木僵状态　表现为不语不动，不进饮食，大小便潴留，对任何刺激均无反应，极似昏迷但无意识障碍。脱离木僵后，病人能回忆木僵时期所受的环境刺激。

三、救护原则

对昏迷病人应迅速采取紧急措施，以防止有害因素继续使脑及其他重要器官遭受损害而危及生命。其措施包括保持呼吸道通畅，维持循环功能，促进脑细胞代谢及功能恢复等。

四、救护措施

（一）体位

对昏迷病人取平卧位，避免搬动，松解衣服、腰带，取出义齿。头偏向一侧，防止舌后坠，或用舌钳将舌拉出，以防阻塞气道。

（二）保持呼吸道通畅

对昏迷病人注意随时清除口腔及呼吸道分泌物、呕吐物，防止窒息。有呼吸困难或缺氧者，给予氧气吸入。并注意观察病人呼吸幅度，是否有口唇、指甲发绀等缺氧征象，必要时进行气管插管，如插管时间持续较长，应及时进行气管切开，加压给氧。呼吸抑制者应给予中枢兴奋剂。自主呼吸停止者，则应给予人工呼吸或机械通气。

（三）迅速建立静脉通道

维持水、电解质及酸碱平衡，维持血压，抗感染，给予药物治疗，如给予镇痛、镇静、降温、解毒、促进脑细胞代谢和功能恢复的药物等，以降低颅内压，控制脑水肿。

（四）密切观察病情变化

根据病人病情严重程度，确定意识、瞳孔、体温、脉搏、呼吸及血压的观察测定时间，昏迷初期病情严重者测量时间每 15~30 min 一次；病情较轻者可 0.5~1 h 测一次。病情稳定者可逐渐增加观察间隔时间，如每 4 h 一次。测定结果应及时准确记录，观察中应密切注意 GCS 指数的变化，如发现 GCS 指数迅速下降，则提示有中枢神经系统继发性损害的可能须及时报告医生进行救治。

（五）病因治疗

1.颅内占位性病变引起者，应尽早行开颅术，摘除肿瘤。

2.细菌性脑膜炎引起者，应给予大量而有效的抗生素治疗。

3.因脑型疟疾而引起者，可给予盐酸奎宁 0.5 g 加入 5% 葡萄糖液 250~500 mL中，静脉（滴注）。

4.由低血糖引起者，应立即给予高渗葡萄糖液。

5.若为有机磷杀虫药引起者，应立即用胆碱酯酶复能剂和阿托品治疗。

6.糖尿病昏迷应给予胰岛素治疗。

（六）预防并发症

1.坠积性肺炎　由于病人吞咽反射减弱或消失，因而容易使口腔分泌物和呕吐物坠入呼吸道，同时由于咳嗽反射和呼吸道纤毛运动减弱，使分泌物堆积，引起坠入性肺炎和窒息。

护理中在呼吸道充分湿化的基础上，定时翻身、叩背，及时吸除痰液，防止呼吸道分泌物或呕吐物坠入气道。做到定期更换吸氧导管，以保持其清洁和通畅。

2.角膜干燥、角膜炎、角膜溃疡　昏迷病人的眼睑闭合不全，导致角膜外露，角膜干燥和异物刺激而发生角膜炎、角膜溃疡。每天用生理盐水或1%硼酸水洗眼1~2次，以0.25%氯霉素溶液滴眼，并用无菌生理盐水浸湿的纱布覆盖于眼部。

3.口腔感染　昏迷病人的吞咽反射迟钝，口鼻分泌物积聚，极易引起感染，需做好口腔护理。口唇干裂者，可涂石蜡油，黏膜溃破可涂龙胆紫。有霉菌感染者用1%~4%碳酸氢钠溶液擦拭。如有绿脓菌感染可用0.1%醋酸溶液擦拭。

4.压疮　昏迷病人由于长期卧床，皮肤受压，局部血液循环障碍，加上理化因素对皮肤的刺激，易发生褥疮。护理应做到定时翻身，每2 h一次，必要时30 min一次。给予局部组织按摩。保持病人皮肤的清洁干燥，每日用温水清洗一次。床铺也应保持清洁、干燥、平整、无渣屑。注意对骨骼突起部位给以气圈或海绵衬垫。对受压部位可用50%酒精按摩局部，每次3~5 min，以改善局部血液循环。

5.泌尿系感染　昏迷病人常伴有尿潴留、尿失禁，对尿潴留者多采用保留尿管。为防止泌尿系感染，应保持尿管通畅，避免尿管扭曲受压。每天为病人清洁插管局部和尿道口，必要时每日用1:5 000呋喃西林溶液或生理盐水冲洗膀胱两次，并注意观察引流出的尿液的质和量，发现感染征象应及时报告。病人一旦能自行排尿，导尿管应迅速拔掉。

第三节　　呼吸困难

呼吸困难（dyspnea）是指病人主观感觉空气不足，呼吸费力；客观表现呼吸运动用力，重者鼻翼扇动、张口耸肩，口唇、皮肤、黏膜发绀，辅助呼吸肌参与活动，并出现呼吸节律、频率与深度的异常。

一、病因和发病机制

（一）病因

引起呼吸困难的原因主要是呼吸系统疾病和心血管系统疾病。

1.肺源性呼吸困难　常见于气管异物，支气管哮喘，肺炎，自发性、开放性或张力性气胸，严重胸廓、脊柱畸形等。

2.心源性呼吸困难　常见于急性左心衰竭、右心衰竭、心包积液等。

3.中毒性呼吸困难　可见于急慢性肾衰竭、糖尿病酮症酸中毒、吗啡中毒、安眠药中毒，有机磷杀虫药中毒、一氧化碳中毒、亚硝酸盐类中毒、苯胺类中毒、氰化物中毒等。

4.神经精神性呼吸困难　见于颅脑外伤、脑血管病、脑炎、脑脓肿、癔症等。

5.血源性呼吸困难　见于重度贫血、白血病、高铁血红蛋白血症、硫化血红蛋白血症等。

（二）发病机制

1.肺源性呼吸困难　由于上下气道阻塞、胸廓与膈肌运动障碍、呼吸肌力减弱与活动受限，致肺通气量降低，肺泡氧分压降低等引起呼吸困难。

2.心源性呼吸困难　左心衰竭发生呼吸困难的主要机制是：由于心肌收缩力减退或心室负荷（阻力负荷、容量负荷）增加，左心功能减退，左心搏出量减少，相继引起左心房压、肺静脉和毛细血管压升高，引起肺淤血，导致间质性肺水肿、血管壁增厚，致使气体弥散功能障碍。

右心衰竭发生呼吸困难的机制是：①由于体循环淤血，右心房和上腔静脉压升高，刺激压力感受器反射性兴奋呼吸中枢。②血氧含量减少，以及乳酸、丙酮酸等酸性代谢产物增加，刺激呼吸中枢。③淤血性肝肿大、胸水和腹水，使呼吸运动受限，肺受压气体交换面积减少。

3.中毒性呼吸困难　①在急、慢性肾衰竭、糖尿病酮症酸中毒时，血中酸性代谢产物增多，强烈刺激颈动脉窦、主动脉体化学感受器或直接作用于呼吸中枢，出现深长规则的呼吸，可伴有鼾声，称为酸中毒呼吸。②某些药物和化学物质如吗啡类、巴比妥类和有机磷杀虫药中毒时，呼吸中枢直接受抑制，致呼吸运动减弱，肺泡通气减少，严重时不仅会引起低氧血症，而且有二氧化碳潴留。③某些毒物作用于血红蛋白，如一氧化碳中毒时，一氧化碳与血红蛋白结合成碳氧血红蛋白；亚硝酸盐和苯胺类中毒，均使血红蛋白转变为高铁血红蛋白，致使血红蛋白失去携氧功能。氰化物中毒时，氰离子抑制细胞色素氧化酶的活性，影响细胞的呼吸作用，导致组织缺氧而引起呼吸困难。

4.神经精神性呼吸困难　各种器质性颅脑疾患引起呼吸困难，是由于呼吸中枢兴奋性受颅内压增高和供血减少的影响，或病变位于间脑、中脑、脑桥和延髓的呼吸中枢部位，从而引起呼吸困难。癔病等引起呼吸困难是由于受到精神或心理因素影响呼吸频率明显增快。

5.血源性呼吸困难　主要是红细胞减少或携氧量减少，血氧含量降低，组织细胞缺氧从而使心率加快、呼吸加快；特别是大出血或休克时，缺氧及血压下降会刺激呼吸中枢使呼吸加快。

二、病情评估

（一）收集资料

1.发病方式　询问呼吸困难发生的缓急，急性起病多见于自发性气胸、急性左心衰竭、一氧化碳中毒等；缓慢性发生者多见于阻塞性肺气肿、肺纤维化、慢性充血性心力衰竭、大量胸水等。

2.既往史　重点了解是否患有支气管哮喘、慢性支气管炎、胸廓畸形和高血压性心脏病、冠状动脉硬化性心脏病、风湿性心脏病、心肌炎等，以帮助判定是呼吸困难类型，并为临床治疗提供依据。

3.注意了解发病与季节、活动、职业、情绪的关系。

（二）体检

首先判断呼吸困难的性质、程度以及对呼吸、循环、胃肠及肾功能的影响，评估病人的体能及社会心理反应。观察病人生命体征、神志和皮肤、黏膜的颜色、温度、湿度等变化。并根据所得资料重点对胸部、腹部进行必要的检查。

（三）伴随症状及体征

1.呼吸困难呈发作性伴有哮鸣音见于支气管哮喘、心源性哮喘、骤然发生的严重呼吸困难，见于急性喉水肿、气管异物、大块肺栓塞、自发性气胸、急性呼吸窘迫综合征等。

2.呼吸困难伴发热和肺部干、湿哕音多见于肺炎、肺脓肿。

3.呼吸困难伴咳嗽，咳脓痰见于阻塞性肺气肿并发感染、肺脓肿、支气管扩张症并发感染。

4.呼吸困难伴昏迷见于脑出血、尿毒症、肺性脑病、急性中毒。

5.呼吸困难伴咳粉红色泡沫痰、强迫坐位见于急性左心衰竭。

6.呼吸困难伴一侧胸痛见于大叶性肺炎、肺梗死、自发性气胸、急性心肌梗死、支气管肺癌等。

（四）实验室及特殊检查

1.血、尿常规检查　有助于诊断呼吸系统感染性疾病和血液系统、泌尿系统疾病所引起的呼吸困难。

2.血生化检查　对引起呼吸困难的各种疾病提供诊断、治疗和监测的依据。

3.其他检查　胸部X线、肺功能、心功能、心电图、纤维支气管镜、CT检查有助于疾病的诊断和指导治疗。

三、救护原则

呼吸困难病人的救护主要是有效清除气道分泌物，保持气道通畅；针对病情迅速给氧，改善机体的缺氧状态；实施监护，治疗原发病。

四、救护措施

（一）体位

协助病人取合理体位，减轻呼吸困难。如急性左心衰竭、严重哮喘、肺气肿等病人取坐位或半坐位；肋骨骨折病人取健侧卧位；胸腔积液的病人取患侧卧位；急性呼吸窘迫综合征（ARDS）病人取平卧位。

（二）保持气道通畅

有效清除气道分泌物，增加肺泡通气量。可采取协助病人咳嗽、咳痰的各种方法，如翻身、拍背、指导病人做深呼吸和有效的咳痰动作；进行雾化吸入，湿润呼吸道及稀释痰液；给予祛痰药以及采取机械吸痰措施；必要时建立人工气道，给予机械通气，辅助呼吸。

（三）给氧

呼吸困难的病人，应针对病情及时吸氧。有效的吸氧可改善机体缺氧状态，增加病人活动的耐受性和自信心，帮助病人保持镇静，消除病人紧张、恐惧情绪。

（四）实施监护

观察呼吸困难的改善情况，根据各项监护参数分析呼吸困难及缺氧改善情况，及时调整。同时加强对病情的观察和护理，注意生命体征的变化，观察神志、发绀程度，观察和记录出入液量，保证营养支持和基础护理措施的实施。

（五）原发病治疗和护理

积极治疗原发病，如肋骨骨折固定、肺脓肿及肺炎选用抗生素药物治疗等。

第四节　惊厥

惊厥（convulsion）是神经科常见症状之一，属于不随意运动。当全身或局部骨骼肌群突然强直性和阵发性痉挛时，称为惊厥。惊厥表现的抽搐一般为全身性、对称性，伴有或不伴有意识丧失。

一、病因和发病机制

（一）病因

1.脑部疾病

（1）感染脑炎、脑膜炎、脑脓肿等。

（2）外伤新生儿产伤、颅脑外伤。

（3）肿瘤原发性肿瘤、脑转移瘤。

（4）血管疾病脑出血、蛛网膜下腔出血、脑栓塞、脑血栓形成等。

（5）寄生虫病脑血吸虫病、脑型疟疾等。

（6）其他如结节性硬化、播散性硬化、核黄疸等。

2.全身性疾病

（1）感染性疾病新生儿和婴幼儿感冒、中毒性菌痢、败血症、狂犬病、破伤风等。

（2）中毒①内源性：如尿毒症、肝性脑病；②外源性：如苯、铅、砷、汞、阿托品、酒精、氯喹、有机磷杀虫药等中毒。

（3）心血管疾病高血压脑病、颈动脉窦过敏。

（4）代谢障碍低血糖症、子痫等。

（5）其他中暑、系统性红斑狼疮、触电等。

（二）发生机制

惊厥的发病机制尚未完全明了，认为可能是运动神经元的异常放电所致。

二、病情评估

（一）收集资料

1.惊厥发生的年龄、病程　新生儿或婴儿期发生者多见于颅脑产伤；青壮年发生见于脑血管畸形；中老年人突然发生惊厥见于脑出血、蛛网膜下腔出血、脑栓塞等；中年以上反复发生惊厥应考虑为颅内肿瘤。

2.惊厥的诱发因素　6个月至6岁之间的小儿高热时引起热性惊厥；生气、激动或各种不良刺激等引起癔症性发作；过度疲劳、感情冲动易激发癫痫发作。

3.惊厥发作先兆　发作前有剧烈头痛者，见于高血压、蛛网膜下腔出血、颅脑外伤，颅内占位性病变等。

4.惊厥发作形式　发作时有意识丧失、小便失禁和外伤者考虑为癫痫发作所致；发作时无意识丧失，无自伤及小便失禁者考虑为癔症性发作。

5.惊厥发作持续的时间及终止方式　发作持续1~2 min，并自行停止者为癫痫发作；发作持续数小时，需要安慰和暗示治疗而终止者为癔症发作。

6.了解有无脑部疾病、全身性疾病、癔症、毒物接触、外伤等病史及相关症状。

（二）体检

1.病情观察　观察惊厥发作的特点，监测神志、体温、脉搏、呼吸、血压、瞳孔的变化。

2.必要体检　检查病人的神经系统和心肺情况，寻找原发病及病变的部位。

（三）伴随症状及体征

1.婴幼儿惊厥时伴发热，多见于急性感染；不伴随发热者，可见于癫痫；惊厥伴高热及脑膜刺激征，可见于脑炎、脑膜炎等。

2.伴血压增高，可见于高血压病、子痫等。

3.伴瞳孔缩小，可见于有机磷杀虫药中毒。

4.伴意识丧失，见于癫痫大发作，重症颅脑疾病等。

5.进行性头痛、呕吐、视力模糊伴惊厥，可见于颅内肿瘤。

6.有外伤史，神志清醒，遇外界刺激后即发生惊厥，可见于破伤风。

7.妊娠后期发生惊厥，并伴有头痛、头晕、呕吐、高血压、水肿、蛋白尿，见于子痫。

（四）实验室及特殊检查

1.血液检查　白细胞计数及分类可帮助判断感染性疾病。血生化检查和动脉血气分析有助于疾病的治疗与效果监测。

2.脑脊液检查　细胞计数、分类及压力测定可帮助诊断脑血管疾病及颅内感染性疾病。

3.X线、脑电图检查　可帮助诊断颅内占位性病变和癫痫。

4.特殊检查　头颅CT、计算机核磁共振体层显像及脑血管造影检查可帮助诊断颅内占位性病变和脑血管病。

三、救护原则

持续和反复发作的惊厥可引起脑水肿和心脏负担过重，甚至危及病人的生命，因此必须迅速采取措施控制惊厥发作及预防复发；进行病因治疗去除引起惊厥的疾病；还要进行对症治疗。

四、救护措施

（一）惊厥发作时的救护

1.体位　病人惊厥发作时取仰卧位，解开其衣领、衣扣，以保持呼吸道通畅。同时，将头偏向一侧，清除口咽分泌物及呕吐物，以防吸入引起窒息。或将病人下颌托起，防止舌后坠而阻塞呼吸道。

2.防止病人咬伤舌头及颊部　尽快用开口器或压舌板、筷子缠上纱布置于病人口腔的一侧上下臼齿之间，防止咬伤舌头及颊部。

3.保持气道畅通　病人有义齿者应取下义齿。出现呼吸困难、发绀，应及时给予氧气吸入。

4.安全保护　保持环境安静，避免刺激。应派专人护理或加床档，防止坠床。对抽搐的肢体要进行保护或适当约束，但不能暴力硬压，以防骨折和关节脱臼等。

5.镇静解痉　立即按医嘱给予快速、足量、有效的镇静、抗惊厥药物，控制抽搐与惊厥的发作。如果病人处于持续强直阵挛性抽搐状态，要注意防止脑水肿、呼吸抑制，应纠正代谢障碍和水电解质失衡，防止呼吸、循环衰竭。

6.观察并记录病情　观察并详细记录惊厥发作的次数、持续时间、临床表现，还应观察病人的神志、瞳孔、生命体征的变化，为诊断提供依据。

7.对症护理发热者应给予物理降温。

（二）惊厥发作后的护理

1.休息　无论何种原因引起的惊厥，发作后者要让病人安静、充分的休息，让其恢复体力。

2.基础护理　对于呕吐、大小便失禁者，应及时清洗皮肤，保持皮肤清洁、干燥、更换床单、衣服，防止受凉。对昏迷病人，做好皮肤、口腔护理，防止褥疮和口腔炎症的发生。

3.心理关怀　鼓励病人正视疾病，树立自信心，积极配合治疗及护理，减少诱发因素的刺激。

第五节　急性大咯血

咯血是指喉及喉以下呼吸道部位的出血经口排出者。急性大咯血是指一次咯血量在 500 mL 以上。咯血不是一个独立的疾病，而是多种疾病的临床症状，大咯血是呼吸系统疾病急症之一，若急救不及时，可发生窒息或出血性休克等并发症而导致死亡。但大咯血须与上消化道出血引起的呕血相鉴别。

一、病因和发病机制

（一）病因

引起咯血的原因很多，以呼吸系统疾病和心血管疾病为常见，在我国，大咯血的主要原因是肺结核，其次是支气管扩张症、肺癌。

1.呼吸系统疾病

（1）支气管疾病常见的有支气管扩张症、支气管肺癌、支气管内膜结核等。

（2）肺部疾病常见的有肺结核、肺脓肿等。

2.心血管疾病较常见的是风湿性心脏病二尖瓣狭窄，其次是肺动脉高压。

3.全身性疾病

（1）急性传染病肺出血型钩端螺旋体病，流行性出血热等。

（2）血液病血小板减少性紫癜、白血病、再生障碍性贫血等。

（3）其他系统性红斑狼疮，气管、支气管子宫内膜异位症等。

（二）发病机制

1.由于支气管的炎症、肿瘤或结石损伤支气管黏膜或病灶处毛细血管通透性增高或黏膜下血管破裂所致。

2.肺部病变侵蚀小血管使其破裂出血。

3.心血管疾病，由于肺淤血造成肺泡壁或支气管内膜毛细血管破裂所致，如支气管黏膜下层支气管静脉曲张破裂，常表现为大咯血。

4.全身性的某些疾病，如血液系统疾病，是由于各种病因所致凝血机制障碍，血液成分异常；某些急性传染病使全身的小动脉及毛细血管充血、扩张、通透性增加，而在肺部的表现为咯血。

二、病情评估

（一）收集资料

1.发病年龄 青年人大咯血多由于支气管扩张症引起，50岁以上又有吸烟史而发生大咯血，多考虑为支气管肺癌所致。

2.发病过程及发病前后症状

（1）有长期低热、咳嗽、消瘦，有结核病史提示为肺结核空洞。

（2）有不明原因的呛咳、咯血，应考虑有肺癌的可能。

（3）有畏寒发热、肌肉关节酸痛、眼结膜充血，并有疫水接触史，应考虑为出血型钩端螺旋体病。

（4）有皮肤、黏膜、牙龈出血，提示为血液病。

（5）有咳大量脓痰与体位有关提示为支气管扩张或肺脓肿。

3.观察咯血的量、颜色、性状，估计出血量并记录。

4.既往史，了解有无结核病史及风湿性心脏病病史。

5.传染病接触史及预防接种史，有无全身出血倾向与黄疸表现。

（二）体检

1.观察生命体征、神志、皮肤和黏膜颜色、有无出血点和杵状指（趾）、有无颈静脉怒张、精神状态、社会心理反应。

2.心脏检查，注意肺部呼吸音、啰音及心脏杂音。

（三）伴随症状及体征

1.咯血伴发热 见于肺结核、肺炎、肺脓肿、流行性出血热等。

2.咯血伴胸痛　见于大叶性肺炎、肺梗死、支气管肺癌等。

3.咯血伴呛咳　见于支气管肺癌、支原体肺炎。

4.咯血伴脓痰　见于支气管扩张症、肺脓肿、肺结核空洞等。

5.咯血伴皮肤黏膜出血　应考虑血液病、流行性出血热、肺出血型钩端螺旋体病、风湿性疾病等。

6.咯血伴黄疸　应考虑钩端螺旋体病、大叶性肺炎、肺梗死等。

（四）实验室及特殊检查

1.血液检查　血常规、出凝血时间、凝血酶原时间、血细胞比积等检查可以判断出血原因、贫血程度、是否感染等。

2.痰液检查　可进行痰涂片查结核杆菌、癌细胞、寄生虫等。做痰培养和药物敏感试验可确定致病菌及指导治疗。

3.X线和CT检查　一般肺实质病变均可诊断。

4.纤维支气管镜检查　可确定病变性质、咯血原因、出血部位、清除积血及取活组织检查。

5.其他检查　支气管造影，心血管造影，心脏彩色多普勒等检查有助于明确诊断。

（五）鉴别诊断

大咯血时来势凶猛，犹如泉涌，血液经口、鼻喷出，是一种危急病症，必须尽快作出正确判断，以利急救处理。

三、救护原则

首先应弄清血是从何而来，确定是呕血还是咯血。对于大咯血的救护重点是及时制止出血；保持呼吸道通畅，防治气道阻塞；维持病人的生命功能及病因治疗。在救治的过程中，不要忘记密切观察病人有无呼吸困难或窒息先兆，随时准备抢救。

四、救护措施

1.休息及体位　对于大咯血病人应绝对卧床休息，取患侧卧位，以减少病侧肺部的活动，或取半卧位以减少下肢和腹腔血液的回流，降低肺循环阻力，使肺血管收缩以利止血。大咯血出血部位不明确时，为防止吸入性肺炎或堵塞气道造成窒息，病人可取平卧位，头偏向一侧休息，不宜搬动或转送，以防加重咯血造成窒息或休克。

2.心理护理　大咯血病人常有恐惧、烦躁心理。由此使交感神经兴奋性增强，心率增快，血液循环加速，肺循环血量增多，不利于止血。因此，要做好病人的心理护理，要鼓励和安慰病人，避免紧张，增强战胜疾病的信心。同时要鼓励病人咳出滞留在呼吸道的血液、血凝块，避免呼吸道阻塞。

3.饮食　大咯血时病人暂禁食，待咯血停止后可给流质或半流质饮食，每次以温凉、少量为宜。保持大便通畅，防止用力排便。

4.迅速建立静脉用药通道，保证及时合理治疗。

5.对症处理

（1）对剧烈咳嗽或频繁咳嗽者，应给予镇咳药如可待因。但对于年老体弱或肺功能不全者要慎用强镇咳药，以免抑制呼吸和咳嗽反射，使血液和分泌物不易排出而发生窒息。

（2）应用止血药止血，可用垂体后叶素 10~20 U 加入 5% 葡萄糖注射液 500 mL中，静脉滴注，但高血压、心衰病人及孕妇禁用。也可用维生素 K、止血敏、氨甲苯酸、云南白药等药止血。夏天还可采取胸部冷敷止血。

（3）对有窒息先兆征象者（如胸闷、气憋、唇甲发绀、冷汗淋漓、烦躁不安、牙关紧闭等），应立即取头低脚高位，用压舌板和开口器打开口腔，向患侧卧位行体位引流，轻拍背部刺激咳嗽，迅速排出在气道和口咽部的血块，必要时用吸痰管进行机械吸引，并做好气管插管或气管切开的准备与配合工作。

6.特殊治疗　配合医生进行纤维支气管镜下止血和行支气管动脉栓塞治疗。必要时进行外科手术治疗。

7.原发病治疗与护理　积极寻找引起咯血的原发病，达到最终止血的目的。

8.严密观察病情变化　定时监测生命体征，同时记录病人神志、情绪、瞳孔变化，皮肤、黏膜颜色及温度有无改变，有无呼吸困难、胸闷、三凹征，出血量、尿量及尿质量密度有无变化。注意有无窒息、呼吸衰竭、循环衰竭的症状及体征。

第六节　急性大呕血

急性大呕血是指上消化道疾病（十二指肠屈氏韧带以上的消化器官）或某些全身性疾病所致的急性上消化道大出血，于数分钟至数小时内出血量超过 1 500 mL，血液经口腔呕出者。

一、病因和发病机制

（一）病因

1.上消化道疾病　常见于急性腐蚀性胃炎、应激性胃溃疡、消化性溃疡、胃癌、食管胃底静脉曲张破裂出血、食管—贲门黏膜撕裂等。

2.上消化道毗邻器官疾病　见于肝硬化门静脉高压、肝癌及肝动脉瘤破裂出血、胰腺癌破裂出血。

3.全身性疾病　见于血小板减少性紫癜、白血病、弥散性血管内凝血、流行性出血热、暴发性肝炎、钩端螺旋体病、尿毒症等。

如上所述，引起大呕血的原因很多，但以消化性溃疡引起最为多见，其次为食管胃底静脉曲张破裂，再次为急性胃黏膜病变。

（二）发病机制

1.上消化道的黏膜由于受到各种致病因子的作用，局部黏膜出现炎症、损伤、

糜烂、浅表性溃疡等导致出

血。如消化性溃疡、食管炎、胃炎、尿毒症等。

2.由肝硬化等引起的门静脉高压形成侧支循环，出现食道胃底静脉扩张充盈、管壁变薄，遭损伤易破裂出血。

3.肿瘤的糜烂、溃疡或坏死，侵蚀血管而引起出血。如胃癌。

4.病人因频繁而剧烈地呕吐或其他原因使腹压骤然升高，导致食管与胃贲门连接处黏膜下层纵行撕裂而引起出血。

5.血液及造血系统疾病致使血小板数量和质量发生异常改变，凝血因子异常，而引起凝血机制异常而发生出血。如血小板减少性紫癜、白血病、弥散性血管内凝血等。

二、病情评估

（一）收集资料

1.年龄及过去史　中青年过去有反复发作的上腹痛病史考虑为消化性溃疡出血，中青年过去有肝病史又有脾肿大、肝掌等应考虑肝硬化、门静脉高压所致食管、胃底静脉曲张破裂出血。中老年人过去身体健康，近期出现上腹痛、厌食、消瘦、贫血等。应考虑为胃癌。

2.呕血的诱因　有无饮食不节，大量饮酒、毒物及特殊药物摄入史。

3.呕血的颜色　从呕血的颜色可帮助推断出血的部位，食管病变出血多为鲜红或暗红色；胃内病变出血多呈咖啡渣样颜色。

4.呕血量　可作为估计出血量的参考，但由于部分出血滞留在胃肠道，估计出血量应根据全身反应来判断，大量呕血则有急性周围循环衰竭的表现，显示脉搏频数、血压下降、呼吸急促及休克等。

5.确定是否是呕血，须与大咯血相鉴别，见第五节急性大咯血的救护。

（二）体检

1.观察神志，测量体温、脉搏、呼吸、血压并记录。

2.观察面容，观察皮肤、黏膜的温度及颜色变化，检查有无肝掌、黄疸、腹壁静脉曲张。

3.检查肝、脾，查看有无腹水征和肠鸣音亢进。

（三）伴随症状及体征

1.呕血伴肝脾肿大、消瘦、蜘蛛痣、肝掌、腹壁静脉曲张、腹水，可见于肝硬化。

2.慢性规律性上腹痛伴呕血，可见于消化性溃疡。

3.呕血伴黄疸、寒战、发热、右上腹绞痛，可见于肝胆疾病。

4.呕血伴皮肤和黏膜出血、发热、肌肉酸痛，可见于血液病、脓毒症、流行性出血热。

5.呕血伴消瘦、贫血、上腹部无规律性疼痛，见于胃癌。

（四）实验检查及特殊检查

1.血液检查

（1）白细胞、血小板、血红蛋白低于正常，出凝血时间延长。凝血酶原时间异常，肝功能异常，白蛋白/球蛋白比例倒置，有助于诊断急性肝病、肝硬化。

（2）白细胞异常增高，血小板、红细胞均减少，血红蛋白下降，出凝血时间延长，考虑白血病。

2.内镜检查　是上消化道出血病因诊断的重要方法。可确定出血部位、病变性质，必要时可止血。

3.B超、CT检查　有助于明确诊断肝硬化、脾功能亢进、胰腺癌、胆囊结石等。

4.选择性腹腔动脉造影　用于诊断动静脉畸形、血管瘤，还可协助诊断出血部位。

5.X线检查　多在出血停止后2周进行。钡餐检查对诊断食管静脉曲张、消化性溃疡及胃癌有重要价值。

（五）鉴别诊断

呕血和咯血的鉴别（见本章第五节）

三、救护原则

大呕血病人由于大量血液丢失其救护应首先补充血容量；其次采用止血措施防治持续出血和再出血；再则病因治疗。

四、救护措施

（一）解除病人恐惧心理

大呕血病人常有恐惧心理，让病人绝对卧床休息，保持安静、给予安慰和鼓励以消除其恐惧心理。

（二）基础护理

大量呕血病人应暂禁食，出血停止后给予流质或半流质富有营养的饮食，避免粗纤维多的蔬菜与刺激性食物。对肝性脑病前驱期应立即暂停蛋白质饮食，防止血氨升高，加重昏迷。对食管胃底静脉曲张者应给予低盐、低蛋白、少渣、高热量、高维生素饮食，少量多餐；避免食物过热以防止再次出血。注意保暖，做好口腔和皮肤护理。

（三）生命体征观察

密切观察神志、生命体征、皮肤与黏膜颜色及温度变化，判断是否有出血性休克和继续出血。如病人感到头晕、心悸、恶心、烦躁、上腹部不适，考虑为先兆出血，应立即采取措施。强调观察尿量及尿质量密度，记录出入液量，这是抢救休克成功与否的重要指标。

（四）畅通气道

对于大量呕血病人，首先稳定病人和家属情绪。让病人取平卧位，头侧向一边，防止血液进入气管引起窒息或吸入性肺炎。保持气道通畅，必要时给予氧气吸入。

（五）抢救失血性休克

1.如大量呕血病人出现口渴、烦躁、面色苍白、心率大于每分钟120次、收缩压低于 90 mmHg 时，立即建立两条静脉通道，一条通道输入止血药物，另一条通道用于维持有效的血容量。

2.溃疡病出血病人可用西咪替丁、雷尼替丁、尼扎替丁、法莫替丁等 H2 受体拮抗药。

3.食管胃底静脉曲张病人可用垂体后叶素 75 U，加入 5% 葡萄糖注射液 500 mL 中，静脉滴注，但高血压、冠心病病人和孕妇忌用。

（六）口服止血药

用去甲肾上腺素 4~8 mg，加入冷生理盐水 150 mL 中，分次口服。

（七）双气囊三腔管压迫止血

用于食管胃底静脉曲张病人，可起到良好的止血效果。注意充气量和压力，以达到切实压迫、止血的目的；并做好双气囊三腔管护理，用石蜡油滴入插双气囊三腔管的鼻腔内，每日 3 次，以减少管腔对鼻黏膜的刺激。定时放气、充气，以防止压迫局部组织；及时抽取胃内容物及引流物，并注意观察胃内容物及引流物的颜色和量等，以判断有无继续出血。出血停止后，放气留置观察 24 h 后方可拔出，拔出前口服润滑剂润滑食管。

（八）特殊治疗

必要时胃镜直视下止血或手术止血。

（九）预防并发症

对肝硬化所致上消化道出血者，应注意消除肠内积血，以免诱发肝性脑病及加重腹水。

第七节　常见急性中毒的救护

一、有机磷杀虫药中毒

有机磷杀虫药是我国目前使用广泛的一类高效杀虫剂。该类药物品种多，根据毒性大小分为四类：剧毒类，如甲拌磷（3911）、对硫磷（1605）、内吸磷（1059）；高毒类，如甲胺磷、氧化乐果、敌敌畏、甲基对硫磷；中度毒类，如乐果、敌百虫、乙硫磷；低毒类，如马拉硫磷等。生产或生活中过量接触均可引起中毒。

（一）病因与发病机制

1.病因　有机磷杀虫药常通过皮肤、胃肠和呼吸道黏膜吸收引起中毒。职业性中毒见于生产、运输或使用过程中操作错误或防护不当；生活性中毒多见于自服或误服或误食被药物污染的蔬菜、水源或食物，也可见于接触灭虱、灭虫药液浸湿的衣服、被褥等。急性中毒多见于生活性中毒，慢性中毒多为职业性中毒。

2.毒物代谢　有机磷杀虫药吸收后迅速分布于全身各器官，主要在肝脏进行氧化和水解，氧化后产物毒性常增强，水解后毒性降低。代谢产物 24 h 内经尿排出，少量通过肺脏、肠道排出，体内无蓄积。

3.中毒机制 主要是抑制体内胆碱酯酶的活性，正常情况下，胆碱能神经递质乙酰胆碱被胆碱酯酶水解而失活，有机磷杀虫剂与体内胆碱酯酶迅速结合，使其成为磷酰化胆碱酯酶，从而失去水解乙酰胆碱的能力，致使组织中的乙酰胆碱过量蓄积，引起胆碱能神经先兴奋后抑制的一系列毒蕈碱样（M样）、烟碱样（N样）和中枢神经系统症状，严重者可昏迷死亡。

（二）病情评估

1.病史 生产及使用性中毒，有明确的接触史；生活性中毒，多为误食、误服或自服，均应详细询问病人或陪伴：病人近来生活、工作情况、情绪变化、现场有无药瓶或其他可疑物品，注意病人呕吐物、呼出气体有无大蒜臭味。

2.临床表现 因乙酰胆碱分布及作用广泛，所以有机磷中毒表现多种多样。轻者以毒蕈碱样表现为主；中度中毒出现毒蕈样和烟碱样表现；重度中毒，毒蕈碱样和烟碱样表现加重并出现中枢神经系统表现。

（1）毒蕈碱样表现 出现最早。主要因乙酰胆碱蓄积，副交感神经末梢兴奋引起。表现为：①腺体分泌亢进：多汗、流涎、流泪、口吐白沫、肺水肿等。②平滑肌痉挛：瞳孔缩小、恶心、呕吐、腹痛、大小便失禁、气管、支气管痉挛致呼吸困难等。③血管功能受抑制，可表现为心动过缓、血压下降、心律失常。

（2）烟碱样表现因乙酰胆碱在横纹肌神经肌肉接头处蓄积，使面、舌、眼睑和全身横纹肌发生肌纤维颤动，甚至全身肌肉强直性痉挛。表现为全身紧缩和压迫感，继而发生肌力减退和瘫痪，呼吸肌麻痹引起周围性呼吸衰竭。

（3）中枢神经系统表现可出现头晕、头痛、疲乏、共济失调、烦躁不安、谵语、抽搐和昏迷。

临床上根据病情可将急性中毒分为轻、中、重三度。

乐果和马拉硫磷口服中毒者，经急救后临床症状好转，但数日至一周后可突然再次昏迷，甚至发生肺水肿或突然死亡，此为中毒后"反跳"现象。可能与残留在皮肤、毛发和胃肠道的有机磷杀虫药重新吸收或解毒药停用过早有关。

个别病人在急性中毒症状消失后2~3周可发生迟发性脑病，主要累及四肢末端，并可发生下肢瘫痪、四肢肌肉萎缩等神经系统表现。目前认为此病变可能是由于有机磷杀虫药抑制神经靶酯酶（NTE）并使之老化所致。

少数病例在急性中毒症状缓解后、迟发性脑病发生前，大约在急性中毒后24~96 h突然出现呼吸困难，并进行性加重，若不及时救治可迅速导致死亡，称"中间型综合征"（IMS），其发生与胆碱酯酶受到长期抑制，影响神经肌肉接头处突触后功能有关。死亡前可先有颈、上肢和呼吸肌麻痹，颅神经受累可出现眼睑下垂、眼外展障碍和面瘫。

3.实验室检查

（1）全血胆碱酯酶活力测定 全血胆碱酯酶（CHE）活力是诊断有机磷杀虫药中毒的特异性指标，能反映中毒严重程度、判断疗效、估计预后。正常人全血胆碱酯酶活力为100%，有机磷杀虫药中毒时该值下降。

（2）尿中有机磷杀虫药分解产物测定对硫磷和甲基对硫磷在体内氧化分解生成

对硝基酚，敌百虫在体内生成三氯乙醇，均由尿排出。对其测定有助诊断。

（三）救护措施

有机磷杀虫药中毒的救护，关键在于彻底清除毒物和应用阿托品、解磷定等解毒药消除乙酰胆碱蓄积和恢复胆碱酯酶活力。轻度中毒者去除污染毒物，严密监测病情；重度中毒者，症状消失后停药，并至少继续观察3~7日。

1.紧急复苏　首先使病人脱离中毒现场。立即清除气道内分泌物，保持气道通畅并给氧。呼吸衰竭者，应用机械通气辅助呼吸。心脏骤停时立即进行体外心脏复苏，如胸外心脏按压、电除颤等。同时立即用大号静脉留置针行静脉穿刺，开放静脉通道以保证抢救成功。脑水肿昏迷时，快速静脉输注甘露醇并给予糖皮质激素等治疗。

2.立即终止毒物接触　脱离中毒现场后，脱去污染的衣服，用清水或肥皂水彻底清洗污染的皮肤、毛发和甲缝等处，避免毒物再吸收。眼部染毒者，用生理盐水反复冲洗后，滴入抗生素眼药水或眼膏。

3.迅速清除毒物　口服中毒6 h内者选用清水、生理盐水、2%碳酸氢钠（敌百虫中毒禁用，因碱性溶液可使其转化为毒物更强的敌敌畏）或1:5 000高锰酸钾（硫代膦酸酯如对硫磷中毒时忌用）反复洗胃，直至洗出液清亮为止。并保留胃管24h以上，以便反复洗胃，反复洗胃原因如下：①首次洗胃不彻底，呕吐物仍有农药味；②有机磷被大量吸收，血中药物重新弥散到胃液中；③胃黏膜皱襞内残留的毒物随胃蠕动而再次排人胃腔。然后再用硫酸钠20~40 g溶于20 mL水中口服或由胃管灌入导泻。

4.应用解毒药

（1）胆碱酯酶复活药　此类药物包括碘解磷定（PAM-I）、氯磷定（PAM-C1）、双复磷（DMO4）和双解磷（TMB4）。该类药物能分解磷酰化胆碱酯酶，恢复胆碱酯酶活力。但中毒48~72 h后，磷酰化胆碱酯酶"老化"，胆碱酯酶复活药疗效降低。因此，胆碱酯酶复活药应及早足量使用，其使用足量的指征是：肌颤消失和全血胆碱酯酶活力恢复至正常的50%~60%以上。

（2）抗胆碱药　阿托品能阻断乙酰胆碱对副交感神经和中枢神经的M受体作用，能缓解毒蕈碱样症状，兴奋呼吸中枢；但不能恢复胆碱酯酶活力，对烟碱样症状及晚期呼吸肌麻痹无效。阿托品应及时、足量、反复使用，严重心动过速和高热者应慎用。静脉注射阿托品至毒蕈样症状消除或出现"阿托品化"时，酌情减量或停用。阿托品化表现：瞳孔较前扩大（对光反射存在）、心率增快、颜面潮红、皮肤黏膜干燥、肺内湿性啰音消失。应注意，瞳孔扩大和颜面潮红不是"阿托品化"的可靠指针，如眼部染毒时瞳孔缩小，给予超大剂量的阿托品，瞳孔也不一定明显扩大。所以，目前一般认为"阿托品化"可靠的指标是：口干、皮肤干燥和心率90~100次/min。

有机磷杀虫药中毒最理想的治疗是胆碱酯酶复活药与阿托品两药合用，轻度中毒可单独应用胆碱酯酶复活药；中、重度中毒应联合应用阿托品和碘解磷定，联用时应减少阿托品用量。

5.对症治疗 有机磷杀虫药中毒主要死因是肺水肿、呼吸衰竭。对症治疗以维持正常呼吸功能为重点，保持呼吸道通畅，正确给氧及应用呼吸机辅助、控制呼吸。肺水肿用阿托品，脑水肿用脱水剂和糖皮质激素、冬眠降温等，休克用升压药，危重病人可用输血治疗法。同时加强基础护理，尽量减少各种并发症。

6.病情观察 有机磷杀虫药中毒病情变化快且易反复，因此应密切观察病情变化。

（1）密切观察生命体征、瞳孔、意识的变化。

（2）密切观察解毒药的疗效及副作用，如动态监测全血胆碱酯酶活力，观察面色、皮肤、口唇、心率、肺部哕音等。

（3）观察有无"反跳"与猝死的发生："反跳"与猝死多发生于中毒后 2~7 日，死亡率是急性有机磷中毒者的 7%~8%。因此，应严密观察病情，定期复查全血胆碱酯酶活力，发现异常迅速通知医生，并做相应处理。

（4）观察病人情绪反应，尤其对自杀者，通过仔细观察以寻找心理护理的切入点。

二、急性一氧化碳中毒

一氧化碳（CO）是含碳物质燃烧不完全产生的一种无色、无嗅、不溶于水的窒息性气体，质量密度 0.967。吸入过量 CO 即可发生急性中毒。

（一）病因与发病机制

1.病因 环境通风不良或防护不当可使空气中 CO 浓度超过允许范围，是发生中毒的先决条件。人体吸入空气中 CO 含量超过 0.01% 时，即有急性中毒的危险，空气中 CO 浓度达 12.5% 时，有爆炸的危险。

（1）生活性中毒：家用煤炉产生的气体中 CO 浓度高达 6%~30%，若室内门窗紧闭，火炉无烟囱或烟囱堵塞、漏气、倒风，在通风不良的浴室内使用燃气热水器，在 CO 浓度较高的失火现场等都可发生 CO 中毒。

（2）职业性中毒：常为意外事故，多发生集体中毒。工业上，高炉煤气和煤气发生炉中 CO 浓度达 30%~35%，水煤气中可达 30%~40%。在炼钢、炼焦、烧窑等工业生产中，煤炉关闭不严，管道泄漏及煤矿瓦斯爆炸等都可产生大量 CO 于环境中。

2.中毒机制 CO 中毒主要引起组织缺氧。经呼吸道吸入肺内的 CO，有 85% 迅速与血红蛋白（Hb）结合形成碳氧血红蛋白（COHb）。CO 与 Hb 的亲和力比氧与 Hb 的亲和力大 240 倍。COHb 不能携带氧，且不易解离，其解离比氧合血红蛋白慢 3 600 倍。COHb 的存在还使血红蛋白氧解离曲线左移，血氧不易释放给组织而造成组织缺氧。CO 还可与肌红蛋白结合，影响氧从毛细血管弥散到细胞内，同时 CO 还与还原型细胞色素氧化酶结合，抑制其活性，影响细胞呼吸和氧化过程，阻碍对氧的利用。脑和心肌对缺氧最敏感，CO 中毒时首先出现脑和心肌缺氧表现，脑内小血管迅速麻痹、扩张，进而发生脑水肿、脑血栓形成、脑皮质和基底节局灶性缺血坏死以及广泛的脱髓病变，致使一部分急性 CO 中毒病人在昏迷苏醒后，有 2~60 日的假愈期，随后又出现迟发性脑病。心肌缺氧可表现为心肌损害和各类心律失常。

（二）病情评估

1.病史着重了解中毒所处环境，病人停留时间及同室人有无中毒。

2.临床表现

（1）轻度中毒血 COHb 浓度 10%~30%。病人剧烈头痛、头晕、心悸、恶心、呕吐、四肢无力。视物不清、感觉迟钝、意识模糊、嗜睡、谵妄、幻觉、抽搐等，原有冠心病者可出现心绞痛。脱离中毒环境并吸入新鲜空气或氧气后，症状消失很快。

（2）中度中毒血 COHb 浓度 30%~40%。除上述症状加重外，病人口唇黏膜呈樱桃红色、呼吸困难、意识丧失、昏迷、对疼痛刺激可有反应，瞳孔对光反射和角膜反射迟钝，初期血压升高，后期血压下降。若能及时抢救，经吸氧治疗后可恢复正常且无明显并发症。

（3）重度中毒血 COHb 浓度 40%以上。病人深昏迷，各种反射消失，可呈现去大脑皮层状态：可睁眼，但无意识，呼之不应，肌张力增强，常并发脑水肿、肺水肿、惊厥、呼吸衰竭、严重心肌损害、心律失常、休克，还可并发上消化道大出血，皮肤受压部分可发生红肿水疱。该部肌肉可因长时间受压导致压近性肌肉坏死（横纹肌溶解症），坏死肌肉释放肌球蛋白可引起急性肾小管坏死和肾衰竭。眼底检查可发现眼底静脉淤血伴视乳头水肿。死亡率高，抢救成活者多留有不同程度的后遗症。

少数重症病人经抢救复苏后经约 2~60 日的"假愈期"，可发生迟发性脑病，出现下列表现之一：①大脑皮质局灶性功能障碍，如失语、失明、不能站立及继发性癫痫；②精神意识障碍，谵妄、痴呆或呈现去大脑皮质状态；③锥体系神经损害，如偏瘫、病理反射阳性或大小便失禁等；④锥体外系神经障碍，出现震颤麻痹综合征。⑤周围神经炎，皮肤感觉障碍或缺失、水肿、色素减退等。

3.实验室检查

（1）血 COHb 测定血 COHb 测定是诊断 CO 中毒的特异性指标，但需早期及时取血测定才有诊断价值，如脱离中毒环境 8h 后测定则诊断价值不大。常用加碱法和分光镜检查法。

（2）动脉血气急性 CO 中毒病人 PaO_2 和 SaO_2 降低，中毒时间较长者常呈代谢性酸中毒，血 pH 和剩余碱降低。

（3）脑电图 CO 中毒时常出现弥漫性低波幅慢波，脑电图表现与临床病变程度不一定呈平行关系，其改变常晚于临床症状。

（4）头部 CT 脑水肿时可见病理性密度减低区。

（三）救护措施

对 CO 中毒者的救护，首要的是使病人脱离中毒现场，然后纠正缺氧和防治脑水肿。

1.现场急救　立即将病人移至空气新鲜处，解开衣领、裤带，呼吸心搏骤停者，立即进行现场心肺复苏。

2.迅速纠正缺氧　氧疗能加速 COHb 解离和 CO 排出。呼吸新鲜空气时，CO 由

COHb 释放出半量约需 4h；吸人纯氧时可缩短至 30~40 min；吸入 3 个大气压纯氧可缩短到 20 min。因此，有条件者最好尽快行高压氧治疗，一般轻度中毒治疗 5~7 次，中度中毒 10~20 次，重度中度 20~30 次。无高压氧舱时可用鼻导管或面罩高浓度给氧，流量 8~10 L/min，以后根据病情采用持续低流量吸人，清醒后改为间歇给氧。对呼吸停止者，应及时行人工呼吸或用呼吸机维持呼吸。危重病人可采用血浆置换。

3.积极防治脑水肿　重度中毒后 2~4 h，即可显现脑水肿，24~48 h 达高峰，并可持续多天。应及早采取脱水、激素治疗及降温等措施。脱水最常用的是 20%甘露醇快速静脉滴注，也可用呋塞米（速尿）、布美他尼（丁尿胺）等。肾上腺皮质激素能降低机体的应激反应，减少毛细血管通透性，有助于缓解脑水肿，常用地塞米松或氢化可的松静滴。脱水过程中注意水、电解质平衡，适当补钾，对于抽搐频繁、脑性高热或昏迷时间长（超过 10~21 h）者，首选地西泮 10~20 mg 静脉注射，并给予头部降温为主的冬眠疗法。

4.促进脑细胞代谢　常用能量合剂，如三磷酸腺苷、辅酶 A、细胞色素 C、大量维生素 C，还可用甲氯芬酯（氯酯醒）、胞磷胆碱、脑活素等。

5.对症治疗、防治并发症和后发症　对昏迷者注意保持呼吸道通畅，必要时行气管切开，防治肺部和泌尿系感染，预防压疮。抽搐者可选用地西泮、苯巴比妥钠、水合氯醛等制止抽搐，但禁用吗啡。有高热者给予物理降温或冬眠降温。注意观察有无神经系统和心脏等并发症发生。

三、镇静催眠药中毒

镇静催眠药包括苯二氮䓬类（BzD）、巴比妥类和非苯二氮革非巴比妥类（NBNB），苯二氮革类主要药理作用是缓解焦虑和激动，消除躁动和稳定情绪，巴比妥类和非苯二氮革非巴比妥类能促进和维持近似生理性睡眠。一次服用大剂量可引起急性镇静催眠药中毒，长期应用者突然停药或减量可引起戒断综合征。目前巴比妥类中毒较少见，但病死率较高。

（一）病因与发病机制

1.病因　应用本类药物或服药自杀造成过量药物进入体内。

2.发病机制　镇静催眠药物均为脂溶性，易通过血脑屏障作用于中枢神经系统，从而缓解焦虑、促进睡眠。

（1）苯二氮革类其中枢神经抑制作用与增强 γ-氨基丁酸（GABA）能神经的功能有关。主要选择性作用于边缘系统，影响情绪和记忆力。

（2）巴比妥类巴比妥类对中枢神经系统有广泛的抑制作用，对脑干（特别是网状激活系统）、小脑和脑皮质作用最明显，可抑制延髓的呼吸和血管运动中枢。大剂量巴比妥类还可抑制自主神经节的冲动传递和神经效应器及骨骼肌神经肌肉连接处对乙酰胆碱的反应。巴比妥类的药理学作用与剂量有关。短效类的中毒剂量为 3~6 g，长效类中毒剂量为 6~10 g。摄入 10 倍以上催眠剂量时，司抑制呼吸而致夕匕。

（3）非巴比妥非苯二氮革类（NBNB）对中枢神经系统作用与巴比妥类相似。

（二）病情评估

1.病史 有确切的镇静催眠药应用史。注意了解所用药物名称、数量、用药时间，以前是否服用过此类药物，服药前后是否饮酒，病人近来精神状况。

2.临床表现

（1）苯二氮䓬类中毒 中枢神经系统抑制较轻，主要表现为头晕、嗜睡、健忘、言语不清、意识模糊、共济失调。严重过量者可出现血压下降、呼吸抑制。同服其他中枢抑制药或酒精、存在基础心肺疾病人或老年人可发生长时间昏迷，致死性呼吸抑制或循环衰竭。

（2）巴比妥类中毒 中毒症状轻重与药物种类、剂量、给药途径有关。依病情轻重分为：①轻度中毒。记忆力减退、注意力不集中、嗜睡、发音不清、步态不稳、眼球震颤、共济失调。②中度中毒。由嗜睡进入浅昏迷，强刺激可有反应，不能言语，旋即又沉睡，呼吸变慢，眼球震颤。③重度中毒。逐渐进入深昏迷、呼吸浅慢、不规则、脉搏细速、血压下降、少尿、昏迷，早期有四肢强直、腱反射亢进，后期全身弛缓，腱反射消失，长期昏迷者可并发肺炎、肺水肿、脑水肿、肾衰竭而危及生命。

（3）非巴比妥非苯二氮䓬类中毒 其症状与巴比妥类中毒相似，但各有其特点。①水合氯醛中毒。可出现心律失常，肝肾功能损害。②甲喹酮中毒。呼吸抑制明显，出现锥体束征如肌张力增强、腱反射亢进、抽搐等。③甲丙氨酯中毒。常发生血压下降。④格鲁米特中毒：意识障碍有周期性波动，有抗胆碱能神经症状，如瞳孔散大等。

3.实验室检查

（1）药物浓度测定尿中药物定性测定有助于确诊，但血、尿及分泌物中药物浓度与病情严重程度及预后无关。

（2）其他检查对严重中毒病人，应检查动脉血气、血糖、电解质和肝肾功能等。

（三）救护措施

本类药物中毒的救护，早期重点是采用洗胃、活性炭吸附、导泻等以清除胃肠内的毒物，并注意呼吸支持、抗休克和加速毒物排泄；后期重点是防治因长时间昏迷所致的各类并发症。

1.紧急处理 对重症者首先应保持气道通畅，充分供氧，必要时行气管内插管或气管切开，并行机械通气。低血压或休克者首先建立静脉通道补液，血压仍不恢复时，静脉给予多巴胺或去甲·肾上腺素等，维持收缩压在 90 mmHg 以上。

2.消除毒物

（1）催吐、洗胃 服药 12 h 内均应洗胃，清醒者可先催吐。洗胃液可选用温清水或1:5 000 高锰酸钾液，对深昏迷者在洗胃前应行气管插管。

（2）使用吸附剂、导泻剂 活性炭可有效吸附消化道中的镇静催眠药。首次剂量 1~2 g/kg，洗胃后由胃管灌人，2~4 h 后可重复使用，直至症状改善。还可同时灌入 50%硫酸镁 60 mL 或 25%甘露醇 100 mL 导泻。

（3）促进排泄

1）静脉输注 5%~10%葡萄糖液及生理盐水 3 000~4 000 mL/日。

2）利尿剂：可用呋塞米静注，也可快速静滴 25%甘露醇，使尿量达 1~2 mL/kg·min。

3）碱化尿液：静滴 5%碳酸氢钠.保持尿液 pH 7~8、血液 pH7.5~7.55，本法只对长效巴比妥类有效。

（4）透析和血液灌注对长效巴比妥中毒效果好，对苯二氮革类中毒无效。

3.特效解毒药使用 巴比妥类中毒无特效解毒药。苯二氮革类中毒的特效解毒药是氟马西尼，该药能通过竞争抑制苯二氮革受体而阻断苯二氮革类的中枢神经抑制作用，但不能改善遗忘症状。用法是：0.2 mg 缓慢静脉注射，需要时重复，总量可达 2 mg。

4.应用中枢神经系统兴奋药 对镇静催眠药中毒引起的意识障碍、反射减弱或消失、呼吸抑制，可根据病情轻重选用以下药物并注意掌握好剂量。①首选药物为纳洛酮：0.4 mg 静注后再用 0.4~0.8 mg 加入葡萄糖液 250 mL 静滴；②贝美格：50~100 mg 加入葡萄糖液 500 mL 静脉滴注，根据病人的反应决定是否继续用药及维持剂量。本药较安全、平稳。③尼可刹米、洛贝林：多用于呼吸中枢衰竭病例，可静脉滴注也可静脉注射。

5.对症支持 纠正体温过高或过低，预防各种感染，对昏迷者加强监护，及时发现并处理各种并发症，如肺炎、胃肠道出血、肾衰竭等。

四、急性乙醇中毒

一次饮入过量酒类饮料或乙醇（酒精）引起的中枢神经系统由兴奋转为抑制的状态，称为急性乙醇中毒或急性酒精中毒，俗称酒醉。

（一）病因与发病机制

1.病因 日常酒精中毒常为过量饮烈性酒引起，此外，也可由误服误用引起。

2.发病机制

（1）中枢神经系统抑制作用乙醇具有脂溶性，可迅速透过脑神经细胞膜，对中枢神经系统产生抑制作用，随着剂量增加而由大脑皮质向下，通过边缘系统、小脑、网状结构至延髓。小剂量呈现兴奋作用，是由于乙醇作用于大脑细胞突触后膜的苯二氮草-γ-氨基丁酸受体，抑制了γ-氨基丁酸对脑的抑制作用。随着血中乙醇浓度增高，可作用于小脑，引起共济失调，作用于网状结构，引起昏睡和昏迷；作用于延髓，引起呼吸、循环功能衰竭。

（2）代谢异常大量乙醇在肝内代谢后可导致乳酸增高、酮体蓄积导致代谢性酸中毒、糖异生障碍出现低血糖。

（二）病情评估

1.病史 注意询问饮酒的种类、饮用量、饮用时间，当时心情、平素酒量，有无服用其他药物。

2.临床表现 主要是中枢神经系统症状，与饮酒量、血乙醇浓度及个人耐受性有关，常分为三期：

（1）兴奋期表现头痛、兴奋、欣快、健谈、情绪不稳、易激怒，也可能沉默不语或入睡，驾车易发生车祸。

（2）共济失调期表现言语不清、视物模糊、眼球震颤、行动笨拙，步态不稳，出现明显共济失调，还可有恶心、呕吐、困倦。

（3）昏迷期表现为昏睡、瞳孔散大、血压降低、心率加快、体温降低、呼吸变慢并有鼾音，严重者出现呼吸、循环麻痹而危及生命。

重症中毒病人常发生轻度酸碱及水电解质失衡，低血糖和肺炎等。有时可出现肌肉肿胀、酸痛或伴有肌球蛋白尿。

小儿过量摄入乙醇，一般无兴奋过程，很快沉睡甚至昏迷，可发生低血糖惊厥、休克、脑水肿等。老人因肝功

减退，乙醇在肝内代谢减慢，更易引起中毒，并易诱发心脑血管疾病。

3.实验室检查　血乙醇浓度升高，可有轻度代谢性酸中毒、低血糖、低血钾、低血镁、低血钙，心电图可见心律失常和心肌损害表现。

（三）救护措施

急性乙醇中毒时，轻者可给予浓茶、咖啡等饮料，兴奋躁动、共济失调者应加以约束，防止发生外伤；重者应尽早洗胃，并应用纳洛酮逆转酒精所致的呼吸抑制作用，同时促进乙醇氧化代谢。

1.维持生命脏器功能

（1）保证气道通畅、供氧，必要时行气管内插管或切开，并行机械通气辅助呼吸。

（2）注意血压、脉搏，静脉输注5%葡萄糖生理盐水以维持有效循环容量。

2.清除毒物　清醒者迅速催吐，但禁用吗啡。乙醇吸收快，一般洗胃意义不大，饮酒2 h内者可考虑选用1%碳酸氢钠或0.5%活性炭混悬液、生理盐水等洗胃。剧烈呕吐者可不洗胃。对昏迷时间长、休克、呼吸抑制等严重病例，应尽早行透析治疗。

3.应用纳洛酮　纳洛酮可逆转乙醇中毒对呼吸中枢的抑制作用，对呼吸抑制、休克、意识障碍有较好疗效。用法：0.4~0.8 mg加入25%葡萄糖液20 mL中静脉注射，必要时20 min重复一次；也可用1.2~2 mg加入5%~10%葡萄糖液中持续静滴。

4.促进乙醇氧化代谢　可给50%葡萄糖液100 mL，同时肌注维生素 B1、B6 和烟酸各100 而 g，以加速乙醇在体内氧化代谢。

5.对症支持　注意保暖，迅速纠正低血糖，维持水、电解质和酸碱平衡，预防感染，严密监测各项生命体征。

五、阿片及其合成代用品中毒

阿片（俗称鸦片）和其合成代用品是能使人成瘾的麻醉性镇痛药，俗称毒品。直接由阿片提取的有海洛因、吗啡、可待因、罂粟碱等；合成代用品有哌替啶、美沙酮、安那度、芬太尼、喷他佐辛、二氢埃托啡等。目前，毒品中毒已成为许多国

家继心脑血管疾病和恶性肿瘤之后的第三位致死原因。在我国，海洛因是目前流行最广的毒品。

（一）病因与发病机制

1.病因 医源性使用过量或吸毒滥用过量均可导致中毒。

2.中毒机制

（1）阿片类药物代谢 阿片类药物可经口、鼻、消化道黏膜或经注射吸收。不同种类药物发生作用时间不同。一般静脉注射 10 min，肌内注射 30 min，皮下注：身寸 90 min，口服后 1~2 h 完全吸收。药物主要在肝脏代谢和灭活，由肾排出，少量经乳汁、胆汁等途径排出，还可通过胎盘进入胎儿体内。药物作用时间取决于肝脏代谢速度。

（2）作用及中毒机制阿片类药物通过激动阿片受体发挥作用。阿片受体存在于脑脊髓和周围组织（如胃肠道）中。阿片类药物与上述受体结合，产生激动或部分激动作用，出现中枢性镇痛、镇静、欣快感、恶心、呕吐、便秘、呼吸抑制等。

（二）病情评估

1.病史 有可靠的药物摄入史。

2.临床表现 临床表现与个体耐受性和摄入药物类型、剂量有关。

（1）轻度中毒表现为头痛、头晕、恶心、呕吐、兴奋欣快或抑郁，可有幻觉、血糖增高、便秘、尿潴留、心率减慢、血压降低等。

（2）重度中毒可表现为典型的中毒三联征，即昏迷、针尖样瞳孔、呼吸高度抑制，但哌替啶中毒时瞳孔扩大。常有惊厥、牙关紧闭和角弓反张、心动过缓、低血压、休克、肺水肿、体温过低、发绀、腹胀、便秘、尿潴留，最后瞳孔散大，多死于呼吸衰竭，超过 48 h 仍存活者，预后良好。

【附】阿片类药物戒断综合征阿片类药物戒断时出现与药理学作用相反的表现，即中枢神经系统兴奋性增强、发热、出汗、厌食、恶心、呕吐、腹泻、肌痛、震颤、肌肉抽搐、瞳孔扩大、血压增高。戒断症状的严重程度随药物剂量增加和成瘾时间延长而加重。海洛因成瘾者停用 4~6 h 出现症状，36~72 h 达高峰。戒断早期可靠的体征为静息呼吸频率增加（超过每分钟 16 次），常伴有打哈欠、流泪、流涕，急性症状 5~8 日消失。服用美沙酮病人戒断症状出现较慢而轻。

3.实验室检查

（1）毒物检测血尿定性试验或胃内容物检测阳性有助诊断。

（2）一般检查呼吸抑制者动脉血气检查显示低氧血症、呼吸性或混合性酸中毒。

（三）救护措施

对阿片类药物中毒的救护，轻者以对症处理为主，注意观察意识状态和呼吸改变；重度中毒者，应注意维持呼吸循环功能，并应用纳洛酮逆转或减轻阿片类药物所造成的昏迷和呼吸抑制。

1.维持呼吸 循环功能维持气道通畅，立即吸氧，必要时行气管插管，机械辅助呼吸。低血压者首先静脉补液，必要时应用升压药，合并心动过缓者加用阿托品等。

2.清除毒物 洗胃、导泻。本类药物口服可引起胃排空延迟，故所有口服中毒者均应洗胃。清醒者可先催吐。洗胃后用适量活性炭与泻药同时灌入胃内导泻。皮下注射毒品者现场可用止血带扎紧注射部位上方，局部冷敷，以延缓吸收，结扎带应间歇放松。

3.应用解毒剂 纳洛酮是阿片受体完全拮抗剂，能在数秒或数分钟内逆转阿片类药物的毒性作用，首剂 0.4~0.8 mg 肌注或静脉注射，5~10 min 可重复应用，也可静脉滴注维持，直至病情稳定 24 h。肯定为阿片类药物中毒而纳洛酮治疗无效者，提示中毒缺氧时间长，预后差。此类解毒药物尚有纳美芬，纳曲酮，纳洛芬等。

4.对症支持 持续监测意识状态和心肺功能，定期检查动脉血气和有关生化指标，维持水、电解质及酸碱平衡，注意保暖，防治非心源性肺水肿。

六、灭鼠药中毒

灭鼠药种类很多，常用的经口灭鼠剂有敌鼠钠盐、磷化锌、含氟灭鼠剂、安妥等。灭鼠药中毒多见于幼儿误食或自杀等。

（一）敌鼠钠盐中毒

中毒机制敌鼠钠盐是低毒高效抗凝血杀鼠剂，可溶于酒精和热水。其毒理作用在于干扰肝脏对维生素 K 的利用，影响凝血酶原和多种凝血因子的合成，降低血液凝固性。另外，还直接损伤毛细血管壁，使其通透性和脆性增加。

2.病情评估 有确切的服药史。一般在服药后 1~3 日出现中毒症状。一次大量服药，也可较快出现非典型症状，如头痛、头晕、恶心、呕吐、心悸、乏力、低热、关节肿痛。中毒突出表现为广泛性出血，如皮肤紫癜、牙龈出血、鼻衄、咯血、呕血、血尿、便血，严重者出现肾功能不全。眼底出血可致视物模糊甚至失明，脑及蛛网膜下腔出血时，有头痛、呕吐、颈项强直、血性脑脊液、肢体功能障碍等表现。检查可见红细胞、白细胞减少，凝血时间及凝血酶原时间延长。

3.救护措施

（1）尽快排出毒物 口服中毒者立即催吐，可直接刺激咽喉部或服用吐根糖浆催吐；及早用 1:5 000 的高锰酸钾溶液洗胃；洗胃后注入活性炭悬浮液吸附毒物，并用硫酸钠导泻。

（2）应用特效对抗剂维生素 K 是特效对抗剂。轻度中毒者，维生素 K 10~20 mg 肌注或静滴，3~4 次/日，严重中毒者，10~20 mg 静脉注射，之后用 60~80 mg 加入 5%~10%葡萄糖液中静滴，日用总量可达 300 mg。出血现象好转后逐渐减量，待凝血酶原时间恢复正常，出血停止后方可停药。维生素 K3、K4 对敌鼠中毒导致的出血无效。

（3）对症支持出血严重、血红蛋白过低者应输新鲜全血，及时补充凝血因子，糖皮质激素可降低毛细血管通透性，促进止血，可酌情给予氢化可的松或地塞米松。还可给予大剂量维生素 C 和路丁。注意保护肝、肾功能，及时处理脑出血及蛛网膜下腔出血、窒息等。

（二）磷化锌中毒

1.中毒机制 磷化锌为高毒类毒物，口服后与胃酸反应生成氯化锌和磷化氢，前者引起胃黏膜腐蚀性损害，后者干扰神经系统、心、肝、肾等的细胞呼吸和代谢。

2.病情评估 口服后可有胃烧灼感、口渴、恶心、呕吐，呕吐物有大蒜臭味，尚有腹痛、腹泻、消化道出血表现。逐渐出现血压下降、全身麻木、头晕，重者抽搐、意识模糊或昏迷，还可有血尿、蛋白尿、管型尿、肝大、黄疸、心肌损害等表现。

3.救护措施

（1）立即清除毒物：口服中毒者立即用0.2%硫酸铜溶液反复洗胃，使磷变为不溶性黑色磷化铜，直至洗出液无蒜臭味为止。再用1:5 000高锰酸钾溶液彻底洗胃，以使残留的磷化锌氧化为磷酸盐而失去毒性。然后由胃管注入活性炭，最后注入硫酸钠20~40 g导泻。禁用硫酸镁或蓖麻油导泻，也不宜用蛋清、牛奶、油类灌胃，以免促进吸收。洗胃及导泻均应操作轻柔，以防胃肠出血穿孔。

（2）对症支持：及时防治肺水肿、脑水肿和心、肝、肾功能障碍，纠正水、电解质紊乱和酸中毒，呼吸困难者，给予吸氧和氨茶碱静滴。禁用氯磷定、解磷定等，以免加重毒性。

（三）含氟灭鼠剂中毒

1.中毒机制 常用含氟杀鼠剂有氟乙酰胺（1081）、氟乙酸钠又称氟醋酸钠（1080）。此二者进入机体后，脱去氨基转化为氟乙酸，后者与细胞内线粒体的辅酶A作用，中断正常的三羧酸循环，抑制氧化过程和能量生成，主要损害神经系统和心血管系统。

2.病情评估 服药后0.5~15 h发病。表现有两种类型：①神经型：表现为乏力、头晕、面部麻木、烦躁、四肢刺痛、肌震颤、抽搐、昏迷、呼吸抑制、肺水肿等。②心脏型：以血压下降、心律失常、心衰为主要表现。此外，口服中毒还有恶心、呕吐、上腹疼痛和烧灼感等。实验检查血氟含量增高，血中柠檬酸量增高。

3.救护措施

（1）清除毒物，保护胃黏膜 口服中毒者，立即催吐、洗胃、导泻。洗胃液可选用1:5 000高锰酸钾或0.5%~2%氯化钙溶液。洗胃后给予氢氧化铝凝胶或蛋清液保护消化道黏膜。

（2）特异性解毒剂使用解氟灵（乙酰胺）可干扰氟乙酸的作用。用法：2.5~5.0 g肌注，每6~8 h一次，维持5—7日。剂量过大时可出现血尿，应注意观察，出现血尿时适当减量，并加用糖皮质激素。为减轻注射部位刺激，可用2%普鲁卡因混合后注射。与适当镇静剂配伍使用，效果更佳。

（3）对症支持维持水、电解质及酸碱平衡，制止抽搐，防治脑水肿，防治感染，保护心肌。

（四）安妥中毒

1.中毒机制 安妥对黏膜有刺激作用，吸收后主要损害肺毛细血管，使其通透性增加，引起肺水肿、出血、胸腔积液，还可引起肝、肾坏死、细胞变性、体温过底、一过性血糖升高。肺水肿为致死原因。

2.病情评估 口服后引起口腔、食管、胃部烧灼感，恶心，呕吐，口渴，头晕，嗜睡，眼球震颤，咳嗽，呼吸困难，重者咳粉红色泡沫痰、肺水肿、胸腔积液、发绀、抽搐、昏迷。可伴肝肿大、黄疸、血尿、蛋白尿。必要时可做胃内容物毒物鉴定。

3.救护措施

（1）清除毒物　口服中毒者及早用吐根糖浆催吐，1:5 000 高锰酸钾溶液洗胃，并注入活性炭，忌用碱性液和油类，因可增强安妥吸收。

（2）可试用半胱氨酸 100 mg/kg 肌注或静注，也可用 5%硫代硫酸钠溶液 5~10 mL 静注。

（3）对症支持呼吸困难者给予吸氧，积极防治肺水肿。

第八节　狂犬病

狂犬病（rabies）是由狂犬病毒引起的累及中枢神经系统的急性传染病，又名恐水病（hydrophobia）。本病是人、畜共患的自然疫源性疾病。人多因被患病的狗、猫及狼等动物咬伤而感染。临床特征为恐水、怕风、喉肌痉挛、进行性瘫痪等，最终死于呼吸、循环衰竭，一旦发病几乎 100%死亡。近年来养犬及其他宠物愈来愈多，发病率有明显增加趋势，应对本病予以足够重视。

【病因与发病机制】

狂犬病毒是一种负链单股 RNA 病毒，存在于病畜及患者的唾液和神经组织中，对外界环境抵抗力弱，易被有机溶剂、氧化剂、肥皂等表面活性剂、蛋白溶解酶、紫外线及加热而灭活，但在冰冻干燥环境中能存活数年。人与犬、猫、羊、猪、牛、马、驴、狼、狐、兔、鼠、鸡、鸭等动物均可感染狂犬病毒而发病。在我国由狗咬传染人占 90%以上，其次为猫，其他较少见。也有在饲养、宰杀、剥皮、食用过程中通过人破损的皮肤黏膜进入人体而感染。

病毒对神经组织有强大的亲和力，自创口进入人体后，即沿末梢神经和神经周围间隙的体液，向心性进入中枢神经，与咬伤部位相应的脊神经首先受到感染，再沿脊髓上行至脑，主要损害大脑海马回、延髓、中脑、基底节神经元和脊髓，继而病毒又沿传出神经进入唾液腺，使唾液具有传染性。

由于中枢神经遭受侵犯，产生初期的反射性兴奋增高和后期的瘫痪；由于迷走神经核、舌咽神经和舌下神经核受损，可出现呼吸肌和吞咽肌痉挛；交感神经、迷走神经和心脏神经节受损可产生心血管功能紊乱和心跳骤停。

【临床表现】

1.潜伏期　一般为 3 周，最短 4 日，长可达 10 年，平均 1~3 个月，超过 1 年者仅占 10%。

2.临床表现分三期。

(1) 前驱期：起病多有微热，全身不适，心神不安，烦躁，对声、光刺激反应敏感，咬伤部位出现麻木、疼痛或蚁走感。本期1~4天。

(2) 兴奋期（躁狂期）：患者极度兴奋，神志多清楚，少数可谵妄，出现濒死感及三恐症：恐水、恐光、恐风。轻微的水流、光线、声音、气流、触摸刺激均可引起抽搐，颈项强直，角弓反张；咽喉部肌痉挛导致吞咽困难，呼吸肌痉挛可发生窒息。患者大量流涎、大汗、高热、心率快、血压升高、瞳孔扩大。本期1~3天。

(3) 麻痹期（瘫痪期）：渐趋安静，痉挛发作停止；眼肌、面肌、咽肌、四肢肌肉进行性麻痹，出现全身弛缓性瘫痪；继而昏迷，呼吸微弱，血压下降，最后呼吸循环衰竭而死亡。本期一般为6~18小时。

【实验室检查】

1.抗原检测：发病1周内取患者唾液、鼻咽分泌物、尿液沉渣、角膜印片及皮肤切片做免疫荧光抗体染色检测狂犬病毒抗原，可靠性为95%。或取患者脑脊液、唾液等用酶联免疫结合法检测狂犬病毒蛋白，此方法快速简单，敏感性与特异性均较高。

2.抗体检测：病程中酶联免疫吸附试验阳性；中和抗体或补体结合抗体效价上升；血凝抑制试验和快速荧光灶性抑制试验等也可选用。但因抗体合成晚于临床症状的出现，故抗体检测的诊断意义及临床意义有限。

3.脑脊液常规检查多正常，约1/4患者呈病毒感染表现；血常规白细胞总数轻中度增高，以中性粒细胞为主。均无明确诊断意义。

4.咬人动物的检测：对咬人的动物至少观察10~14天，如有症状出现，可杀死后取脑组织在清洁玻片接触多次，涂片未干时用Siller染色法检查细胞浆内病毒包涵体，或做免疫荧光检查。同时将动物的脑组织制成10%悬液接种于小鼠的脑内，如接种6~8日后出现震颤、尾强直、麻痹等现象，12~15天死亡者为阳性结果，存活30天以上者为阴性。

【诊断与鉴别诊断】

（一）诊断

1.有被犬、猫或其他动物咬伤史，如能证实该动物已感染狂犬病毒则更有意义。

2.有恐水、怕光、怕风、喉肌痉挛、吞咽困难、大量流涎等典型的临床表现。

3.实验室检查：如荧光免疫抗体染色检测狂犬病毒抗原，数小时内即可诊断，阳性符合率较高。

4.咬伤史不明确者早期诊断困难，容易误诊。须密切观察症状发展。

（二）鉴别诊断

应注意与破伤风、脑炎、脑膜炎、脊髓灰质炎、格林一巴利综合征及狂犬病疫苗接种反应等鉴别。

（1）破伤风：本病潜伏期短，有苦笑面容，牙关紧闭，无狂躁、流涎、恐水、畏风等表现。

（2）病毒性脑炎：神志改变明显，有脑膜刺激症状、病理反射及脑脊液改变，常出现高热、抽搐，无流涎、恐水。

（3）类狂犬病恐怖症癔病：有喉头紧缩感，神情紧张、恐惧，但无恐水、恐风、木僵，患者可通过暗示治疗及对症处理后症状自行缓解。

【急救处理】

本病一旦发病多无特殊治疗方法，死亡率极高。重点在防止咬伤和一旦被咬伤后的及时正确处理。

1.暴露后处理正确、及时的处理可极大程度降低发病率。

（1）伤口处理：对被咬伤的伤口迅速清创，用20%肥皂水反复清洗20分钟，再用酒精或碘伏涂抹。伤口一般不宜包扎，亦不缝合，注射破伤风抗毒素和抗生素，以防感染。咬伤严重者应在伤口周围用抗狂犬病免疫血清做局部浸润注射。

（2）狂犬疫苗注射：咬伤后2日内按0、3、7、14、30日程序在咬伤皮肤下注射。

2.患者处理发病后以综合治疗为主。

（1）隔离病人：避免声、光、风及水刺激，病人的一切用物及分泌物必须严格消毒，工作人员严格执行隔离制度。

（2）抗狂犬病免疫血清：肌内注射免疫血清10~20 mL，或按40 U/kg计算，每日或隔日注射一次。同时进行疫苗接种。

（3）人狂犬病免疫球蛋白20 U/kg肌内注射。

（4）镇静剂：兴奋期患者有惊厥、抽搐、狂躁时，可用地西泮（安定）10 mg静脉推注，必要时重复；可并用苯巴比妥钠（鲁米那）100 mg肌内注射。也可用地西泮500mg加入5%葡萄糖溶液500 mL持续静脉滴注；或咪达唑仑10~15 mg加入5%葡萄糖溶液500 rlll持续静脉滴注；或氯丙嗪、异丙嗪各25~50 mg加入5%葡萄糖溶液500 mL持续静脉滴注。注意密切观察患者血压、呼吸、心律、神志情况变化。苯妥英钠250~500 mg加入生理盐水20~40 mL缓慢静脉推注可试用于控制抽搐，每4~6小时一次。

（5）呼吸支持：保持呼吸道通畅，喉肌痉挛不能控制或唾液及气道分泌物增多易致呼吸道梗阻，应及时行气管插管或气管切开术，必要时注射肌松剂，吸痰，机械通气辅助呼吸。麻痹期可用呼吸兴奋剂，尼可刹米（可拉明）0.375 g、山梗菜碱（洛贝林）3 mg静脉注射，或各3~6支加入5%葡萄糖溶液250~500 mL持续静脉滴注。

（6）对症治疗：心率过快、血压升高者可用p受体阻滞剂如美托洛尔（倍他乐克）、普萘洛尔（心得安）；心率>140 次/min 时用毛花苷C（西地兰）0.2~0.4 mg加入5%葡萄糖溶液20~40mL缓慢静脉推注，或普罗帕酮（心律平）35 mg加入生理盐水或5%葡萄糖溶液20~40 mL缓慢静脉推注，或胺碘酮150 mg加入生理盐水20~40 mL缓慢静脉推注，必要时可重复；血压降低时可用多巴胺、多巴酚丁胺等；高热者给退热剂；有脑水肿表现时及时给20%甘露醇溶液125~250mL快速静脉滴注脱水治疗。

（7）维持水、电解质平衡与营养支持治疗：全身营养支持，每天输入液体总量3 000~4 000 mL，注意盐、糖、钾等补充量及维生素、氨基酸、蛋白、脂肪等胃肠外营养支持。

（8）可用抗病毒治疗：阿昔洛韦、干扰素等。

【预防】

1.加强对犬的管理，捕杀野犬，对咬人的犬或动物应设法捕获隔离观察14天以上，如有病态出现待其死亡后取脑组织送有关单位检查。

2.对咬伤伤口早期进行清洁处理和消毒。

3.预防注射：以下情况均应立即进行疫苗预防注射。①被野犬或其他动物咬伤，伤口面积大或多处咬伤或头面部者；②被来历和下落不明的犬或动物咬伤；③病犬咬人后不久死亡，或经捕获后证实为病犬；④医务人员接触病犬或病人有可能被污染时。

4.疫苗注射期间，若发生神经炎、脑脊髓膜炎，应停止注射，改用免疫血清治疗，可使用激素。

第九节　毒蛇咬伤

毒蛇咬伤（snake bite）是一种常见病症。目前已知世界上蛇类有2 200种，其中毒蛇650余种。我国毒蛇种类繁多，分布较广，已发现的毒蛇有近50种，其中有剧毒的10余种。根据毒蛇分泌毒液的性质，大致可分为三类：①神经毒为主的有金环蛇、银环蛇、响尾蛇、海蛇等；②血液毒为主的有竹叶青、五步蛇、蝰蛇、龟壳花蛇等；③混合毒（兼有神经毒和血液毒）的有蝮蛇、眼镜王蛇、眼镜蛇等。

【病因与发病机制】

毒蛇常在夏、秋季的黎明或傍晚，特别是雷雨之后活动于田洼、草丛、河边的阴暗处，农民和野外工作者易遭咬伤。此外，捕蛇和养蛇者防护不当可被咬伤。

毒蛇唇腭上有一对分泌毒液的腺体，通过小管与一对毒牙相通，当毒蛇咬人时，毒液由腺　体排出，沿小管或沟注入伤口，通过淋巴或直接进入血液循环引起中毒。吸收后分布于全身名组织器官，以肾脏最多，脑最少；6~24小时达高峰；主要在肝脏分解，经肾排出，一般72小时后体内蛇毒含量已极微少。

蛇毒液成分较复杂，不同种类毒蛇的毒液成分、毒性也各不相同，主要有低分子毒性蛋白质、多肽、脂类和多种酶，其致死毒性成分为具有或不具有酶活性的小分子蛋白质；蛇毒对人体各器官系统都有影响，主要表现为对血液、心血管、神经和呼吸系统的毒性作用。

（1）神经毒：不同种类的蛇毒分别作用于运动神经末梢与骨骼肌接头处的突触前、后，抑制乙酰胆碱的释放和运动终板上乙酰胆碱受体功能，引起周围神经及骨骼肌传导阻滞，导致肌肉麻痹。还可作用于自主神经系统，兴奋肾上腺髓质的神经受体促使肾上腺素释放，引起血压升高；使胃肠平滑肌先兴奋后抑制，发生肠麻痹；抑制颈动脉窦化学感受器或直接抑制延髓呼吸中枢，导致呼吸衰竭。

（2）血液毒：包括凝血毒、抗凝血毒、纤维蛋白溶解毒、出血毒及溶血毒等。含凝血酶样成分或前凝血质的毒素可直接作用于纤维蛋白原引起凝血，有些毒素通过激活凝血因子 X 促进凝血酶生成引起凝血；蛇毒又能通过溶解纤维蛋白原、抑制纤维蛋白活性、促进纤溶酶生成、阻抑凝血酶形成等破坏凝血机制，导致出血；蛇毒中磷脂酶 A2 作用于卵磷脂生成溶血卵磷脂，可溶解红细胞膜，有些蛇毒直接作用于红细胞膜，加重溶血反应。以上毒性作用导致全身广泛性严重出血、溶血；大量溶血可损害心肌和肾脏，引起心、肾功能衰竭。

（3）血管壁损害：蛇毒中磷脂酶 A2 可使毛细血管内皮细胞基底膜的基质成分分解，细胞肿胀破坏，毛细血管壁通透性改变，组织水肿出血。有些含激肽释放酶活性，激肽释放可抑制血管紧张肽转换酶；还有些促内源性组胺、血清素释放，导致血压下降和休克。

（4）心脏毒：大多数蛇毒中含有心脏毒，为碱性多肽，可直接作用于心肌细胞膜发生难逆性除极，引起细胞结构与功能变化，心肌变性、坏死、出血，导致心律失常、休克甚至心脏骤停。

（5）细胞毒：为碱性蛋白，可引起蛋白质分解、细胞溶解、组织破坏。其中海蛇毒破坏骼肌细胞，导致全身肌肉疼痛、无力，并可有肌红蛋白尿和高钾血症发生。蛇咬伤时，蛇毒中的透明质酸酶可溶解细胞与纤维之间的透明质酸凝胶，加快毒素的吸收。

【临床表现】

毒蛇咬伤部位常在脚、小腿下端或手部。一般局部留有特征性牙痕、疼痛和肿胀，常有淋巴结肿大、淋巴结炎和淋巴管炎。不同毒蛇有不同临床表现，而病情的严重程度与进入体内的毒素种类和剂量有关。儿童、老年人和体弱者中毒症状一般较重。

（1）神经毒：吸收快，局部症状轻，潜伏期长，全身症状出现较晚，临床容易被忽略，其危险性大，因此要警惕。

①局部症状：咬伤后，伤口不红肿，流血不多，伤口轻度灼痛，半小时左右消失或减轻，但不久即出现麻木感，并向肢体近端蔓延。

②全身症状：伤后 0.5~2 小时出现，有时亦可延至 10 余小时。一般有头痛、头昏、嗜睡、恶心、呕吐、胸闷、乏力，可有视、听、嗅、味觉异常或减退，声嘶哑，舌麻木，步态不稳，头低垂，眼睑下垂等，重者视力模糊、瞳孔散大、语言不清、呼吸困难、发绀，以及全身瘫痪、惊厥、昏迷、休克、呼吸麻痹和心力衰竭等。若抢救不及时，可迅速死亡。如能度过危险期（一般 1~2 日）。

（2）血液毒

①局部症状：出现早且重，3~5 分钟内伤处剧烈疼痛，肿胀明显并迅速向近侧

端扩散，皮肤发绀，并有出血、皮下瘀斑、水疱和血疱，甚至组织坏死，伤口经久不愈。

②全身症状：2 小时左右出现畏寒、发热、呕吐、腹痛、腹泻、头晕、心悸、胸闷、烦躁、谵妄，可出现全身皮肤黏膜及内脏广泛出血：衄血、咯血、呕血、血尿，少尿或无尿，可有黄疸、贫血等溶血表现，重者有抽搐、休克，心、肾功能衰竭，胸腹腔及颅内出血等。血液毒引起症状出现快且严重，一般容易早期获治，死亡率反较神经毒者低。但如治疗不及时，后果非常严重，且病程和危险期较长，可在咬伤后数小时至数日内死亡。

（3）混合毒：局部症状明显，全身症状发展快，兼有神经毒和血液毒的共同表现。一般早期出现血液及循环毒症状，晚期类似神经毒症状。

【诊断与鉴别诊断】

（一）诊断

1.有蛇咬伤史，伤处可见一对较深而粗大的齿痕。

2.咬处疼痛，很快出现局部和全身中毒症状。

3.实验室检查：可有红细胞减少、白细胞增高、凝血功能异常；血尿、血红蛋白尿、肌红蛋白尿；血便；肝功能异常，黄疸指数升高；电解质紊乱等。

4.特异性蛇毒抗原检测：取伤口渗出液、血清、脑脊液或其他体液，用相应的单价特异性抗蛇毒素，酶联免疫吸附试验测定，一般 15~30 分钟可判断出蛇毒种类。

（二）鉴别诊断

应与无毒蛇咬伤鉴别，可从伤口来判断，无毒蛇咬伤，伤口上留下一排或两排整齐的小齿痕，若患处有一对较大的齿痕，则为毒蛇咬伤。

根据临床所见，常很难判定具体为哪一种毒蛇咬伤，因为一种毒蛇往往含有多种毒素。如患者有面部麻木、抽搐、血尿、咯血、消化道出血、颅内出血，或出现休克、呼吸困难或呼吸衰竭、心肌炎、急性肾功能衰竭、弥散性血管内凝血等表现，常提示预后不良。

【急救处理】

治疗蛇伤的原则：迅速阻止蛇毒的吸收和扩散，尽快排除毒液，中和毒素，预防并发症。

1.局部处理被毒蛇咬伤后要保持冷静，不要惊慌和奔跑，以免加速毒液的吸收和扩散。

（1）早期绑扎：争取伤后 5 分钟内，立即用止血带、手帕或附近可以找到的其他代用品，在伤口近端 5~10 cm 处绑扎，结扎紧度以阻断淋巴、静脉回流即可。结扎后用手挤压伤口周围，将毒液挤出。要注意每隔 20~30 分钟放松 1~2 分钟，以免肢体因血循环障碍而坏死，待急救处理结束后方可解除。

（2）冲洗伤口：在野外咬伤，立即用茶水、清水甚或尿液冲洗。有条件时先用肥皂和生理盐水清洗伤口周围，再用1:5 000高锰酸钾溶液、3%过氧化氢溶液（双氧水）或生理盐水反复冲洗伤口，如伤口内有毒牙残留，应取出。

（3）扩创排毒：是急救处理中最重要的环节。经过绑扎、冲洗、消毒后，用无菌手术刀，以牙痕为中心做"+"或"++"型切开，使毒液流出，切口长1~2 cm，不宜过深，以免损伤血管，只要使淋巴液外流即可。尚可用吸乳器或拔火罐等方法进行反复多次吸拔伤口，尽量吸出毒液。无条件时也可用口吸吮，但须口腔黏膜完整、无龋齿才能进行，吸吮后立即吐出并漱口，以免发生中毒。扩创后的患肢可以浸泡在2%冷盐水或1:5 000高锰酸钾溶液中，自上而下不断挤压排毒，20~30分钟，伤口湿敷，以利排毒。有伤口出血不止者，不必切开。

值得注意是，伤口如未经冲洗就进行扩创排毒，可增加伤口周围蛇毒进入体内的可能。

（4）局部降温：早期冷敷患肢周围，可减缓毒素吸收。

2.解毒措施

（1）封闭疗法：局部注射胰蛋白酶2 000~4 000 U，并用地塞米松5 mg加入0.5%普鲁卡因溶液5~10 mL中，在伤口周围及伤肢近心端进行环状封闭，必要时12~24小时后重复注射。

（2）抗蛇毒血清的应用：越早应用效果越好。如能确定毒蛇种类及毒素性质，可用该种单价抗蛇毒血清（现有精制抗蝮蛇毒血清、精制抗银环蛇毒血清、精制抗五步蛇毒血清、精制抗眼镜蛇毒血清、精制抗蝰蛇毒血清及精制抗金环蛇毒血清），否则须用多价抗蛇毒血清。一般应静脉注射，肌内注射效果差。注射前须做过敏试验。

①皮试方法：用抗蛇毒血清0.1 mL加入生理盐水1.9 mL混匀，取稀释液0.1 mL于前臂掌侧皮内注射，20分钟后注射处皮丘<2 cm、周围无红晕及伪足者为阴性，可常规使用；皮试阳性者应在使用糖皮质激素、抗过敏药后行脱敏注射。

②常用剂量为每次3~5支（精制蝮蛇抗毒血清8 000 U，精制尖吻蝮蛇、银环蛇和眼镜蛇抗毒血清均为10 000 U），用葡萄糖溶液稀释后加入5%葡萄糖溶液或生理盐水250~500mL内静脉滴注，均需连续使用3~5天；也有学者认为，目前每支抗蛇毒血清的单位抗体大致能中和毒蛇一次平均排毒量的蛇毒，因此被毒蛇咬伤后，只要用一个治疗剂量（1~2支）即可中和体内全部蛇毒。

③为争取抢救时机，对危重病人可采用分段稀释静脉滴注法，省去皮肤过敏试验时间。即先肌注盐酸异丙嗪25~50 mg或地塞米松10 mg，然后将抗蛇毒血清4 mL加入5%葡萄糖溶液500 mL中缓慢静脉滴注（20滴/min），20分钟后如无过敏反应现象，再加入所需要的全部抗毒血清做快速静脉滴注，60~80滴/min。

④如出现过敏反应应行抗过敏治疗：选用异丙嗪（非那根）25 mg或苯海拉明20 mg肌内注射；1.0%葡萄糖酸钙10 mL加入50%葡萄糖溶液20~40 mL静脉注射；地塞米松5~10 mg稀释后静脉注射；0.1%肾上腺素0.1~1 mg皮下注射。必要时可重复使用，防止发生过敏性休克。

（3）中草药治疗：口服季德胜蛇药片、南通蛇药片、广州蛇药，并可用冷开水或唾液将数片蛇药片调成糊状涂于伤口周围。此外，可用鲜草药如七叶一枝花、半边莲、白花蛇舌草等捣烂外敷，并煎水内服。

3.积极对症支持治疗

（1）防治窒息和呼吸衰竭：蛇毒素易导致患者呼吸肌麻痹、肺出血窒息、肺水肿、喉头水肿窒息，应注意保持呼吸道通畅，吸氧，随时准备气管插管或切开、机械通气。

（2）防治休克：补充血容量，应用糖皮质激素等抗过敏治疗，纠正代谢性酸中毒，必要时用血管活性药物。

（3）防治急性肾功能衰竭：早期使用利尿剂可防止肾功能损害并有利于加速毒素排出；给予5%碳酸氢钠100~200 mL静脉滴注纠正代谢性酸中毒和碱化尿液，有助于减轻急性溶血和血红蛋白尿对。肾脏的损害；患者出现少尿、低比重尿时注意控制补液量及速度；有急诊透析指征者行血液透析治疗。

（4）激素治疗：糖皮质激素有抗炎、抗过敏、抗休克和免疫抑制作用，有助于减轻伤口局部和全身中毒症状。可用地塞米松10~20 mg或氢化可的松200~500 mg加入5%葡萄糖溶液250~500 mL内静脉滴注，每日1次，连续使用3~5天。

（5）常规使用抗生素和破伤风抗毒素，防止继发感染。

（6）其他对症支持处理：呼吸心跳骤停者立即心肺复苏；出血、溶血者必要时输新鲜血；伤口疼痛剧烈时给予止痛剂；补充营养、能量，增强机体抵抗力。

【预防与预后】

预防蛇咬伤，重点应对多蛇地区的居民和被蛇咬伤机会较多的人群进行蛇生活习惯和蛇咬伤知识的宣传教育。在野外作业和毒蛇研究人员要注意加强个人防护。对住宅周围的乱草、乱石要经常清理，使蛇无藏身之地。毒蛇咬伤后不管是神经毒、血液毒或混合毒，其病情发展较快，随时都有生命危险，如抢救不及时，死亡率较高，应向家属交代。

第十节　毒蝎蜇伤

毒蝎蜇伤（scopion sting）是部分地区常见急诊疾病。蝎属蜘蛛纲，蝎目，目前已知有几百种，其大小毒性不一，主要分布于热带和亚热带。蝎畏光，白天潜伏在碎石、土堆缝隙等处，夜间外出活动。我国常见毒蝎有钳蝎、东方毒蝎、问荆蝎等，其中东方毒蝎毒性相当于眼睛蛇毒，可致死亡。

【病因与中毒机制】

蝎有一对毒腺和尾刺，被惊动或触及时蜇刺人，尾刺进入人体并注入毒液，引起人中毒。

蝎毒素为低分子量、无色的酸性神经毒性蛋白，可与神经细胞钠通道结合，使神经肌肉突触接头、副交感神经、肾上腺素能神经末梢和肾上腺髓质的突触前活性增强，表现胆碱能和肾上腺素能作用，对呼吸中枢有麻醉作用；蝎毒素还有类似毒蛇血循环毒成分，包括溶血、出血毒素、凝血毒素、酶、心脏血管收缩素等，对心血管中枢有先兴奋后抑制作用。

【临床表现】

1.局部症状　局部皮肤迅速出现剧痛，持续数分钟至24小时，刺入点有时可见钩形毒刺，多无局部明显红肿，数日后症状缓解；较重者局部有麻木感，伤口渗血、红肿，可有水疱，甚至出血坏死。

2.全身症状　一般于蜇伤后1~2小时开始出现，轻者仅见一般神经及消化道中毒症状，头痛、头晕、流泪、流涎、出汗、肌肉疼痛和感觉异常，无功能障碍。严重者有明显全身中毒症状，胸闷、心悸、呼吸困难、血压升高、肌肉痉挛性麻痹等。极少数患者有肌肉疼痛僵硬、腱反射减弱、视觉障碍、眼球活动异常、眼睑下垂等表现，全身出血者罕见。部分儿童重症患者出现心肌损伤、心律失常、心衰、休克、肺水肿，甚至呼吸麻痹、消化道等部位出血、弥散性血管内凝血、抽搐、昏迷等，可发生呼吸循环衰竭而导致死亡。

【急救处理】

蝎蜇伤处理原则基本同蛇咬伤。蝎蜇伤后虽然多数无碍生命，但受伤时其预后难以判断，因此仍应按重症处理。

1.局部处理：取出毒刺，可做冰敷以减少毒素吸收；严重者在创口近心端5~10cm处用止血带或布带绑扎肢体，然后以创口为中心做"+"或"++"型切开，取出毒刺，吸出毒液。再以碱性溶液如3%氨水、1:5 000高锰酸钾溶液或2%碳酸氢钠溶液冲洗伤口。

2.封闭疗法：用0.25%~0.5%普鲁卡因溶液在伤口周围进行环状封闭，或局部注射胰蛋白酶2 000~4 000 U，可破坏毒素。

3.解毒治疗：内服蛇药片；严重者早期使用抗蝎毒血清；可用氢化可的松100~300 mg静脉滴注。

4.对症治疗：肌肉痉挛者用10%葡萄糖酸钙10 mL加入生理盐水或葡萄糖溶液20~40 mL静脉注射；伴抽搐者给地西泮（安定）10 mg肌内注射；肺水肿时吸氧，用利尿剂及糖皮质激素；用抗生素防治感染；给破伤风抗血清治疗。注意慎用吗啡和巴比妥类药物。

5.注意监测生命体征的变化及重要脏器的保护。防治肺水肿、休克、呼吸麻痹及循环衰竭等。

【预防】

在毒蝎多的地区注意个人防护，捕蝎和养蝎时要戴防护手套等工具。

附1　毒蜘蛛蜇伤

毒蜘蛛蜇伤（spider bites）在我国南方常见。蜘蛛属于节肢动物门，蛛形纲。

常栖居森林中、灌木丛中及畜棚等建筑的暗角处。所有蜘蛛都有能杀死昆虫的毒腺，但其毒性强烈到足以危害人的实为少数，仅分布在热带及亚热带地区。人被蜘蛛咬伤后的反应视蜘蛛的种类及被咬者的易感性而有所不同。

【病因与中毒机制】

蜘蛛有一对角质螯，可分泌少量毒液。毒液含有神经毒素和组织溶解毒素，神经毒素作用于神经肌肉突触结合膜，影响中枢神经系统、周围神经和自主神经；溶解毒素导致组织坏死、血管炎并产生全身反应。一般成人很少致死。

致命红蜘蛛的毒液主要为胶原酶、蛋白酶、磷酸酯酶和透明质酸酶等，毒性甚烈，可能甚于蛇毒。主要损害神经系统，导致运动中枢的麻痹，重者可引起死亡。

【I临床表现】

1.局部症状：螯伤处黄白，可见两个小红点，周围发红、肿胀，可有水疱，有疼痛、麻木感，3~5天后水疱消失，出现坏死痂皮、溃疡，继发感染。

2.全身反应：少见。发热、恶心、流泪、肢体麻木疼痛、视力障碍等，严重者可在螯伤后2~3小时出现痉挛、肌肉强直、腹部绞痛、血红蛋白尿、急性肾功能衰竭、弥散性血管内凝血、呼吸困难、休克等。

3.一般在48小时以内严重症状消失，但未治疗者有5%病死率，应引起注意。致死性并发症多见于小儿和老年人。

【急救处理】

1.用冰冷敷局部可减少疼痛，局部用胰蛋白酶2 000~4 000 U，或用0.5%普鲁卡因做伤口周围环形封闭。拔火罐吸毒，切开伤口挤压，排出伤口周围毒液。

2.解毒治疗：在伤口出现水疱和焦痂前口服氨苯砜（DDS）50~100 mg/d，可促伤口愈合；静脉输液利尿排毒。

3.静脉注射10%葡萄糖酸钙能解除肌痛及痉挛。

4.有全身反应者，可应用皮质激素药物。给予抗生素、破伤风抗血清。积极防治溶血、急性肾功能衰竭及弥散性血管内凝血。

【预防】

搞好环境卫生，消灭蜘蛛，在蜘蛛经常出没的地方活动时应注意防护；特别要加强儿童教育，户外活动要小心。

附2 蜈蚣咬伤

蜈蚣咬伤（centiped sting）并不少见。蜈蚣又名百脚、百足虫、金头蜈蚣，属多足纲，多栖于腐木石隙之下或荒芜阴湿处；冬天人泥土越冬。

【病因与中毒机制】

蜈蚣第一对足又称为毒螯，呈锐利钩状，钩端有毒腺口，位居口器正后方，可排毒液。蜈蚣咬人时毒液顺腭牙毒腺口注入人体。

蜈蚣毒液呈酸性，内含有组胺及溶血蛋白质两种成分，有溶血作用，并可作用于末梢神经，对中枢系统有抑制作用。

【临床表现】

潜伏期 0.5~4 小时，局部出现红肿、发痒、剧痛，严重者可发生水疱、疹斑、坏死、淋巴管炎及局部淋巴结肿痛。全身症状可先后出现恶心、呕吐、腹痛、腹泻、全身无力、发热、头痛、眩晕，严重者出现休克、谵妄、抽搐、昏迷，儿童重症患者可能危及生命。一般局部症状较全身症状明显。

【急救处理】

1.局部处理　可用碱性溶液如肥皂水、3%氨水或 5%碳酸氢钠液冲洗伤口；给予冷敷；或用 0.25%~0.5%普鲁卡因做伤口周围封闭注射。

2.解毒　①可选用蒲公英、紫花地丁或半边莲等鲜草捣烂取汁内服；②内服蛇药片。

3.对症处理　剧痛者除局部止痛外，必要时可用盐酸哌替啶。局部有坏死感染及淋巴管炎者给抗生素治疗。

【预防】

天气炎热季节，群众有露天席地睡觉习惯，因此要防蜈蚣咬伤。

第十一节　毒蜂蜇伤

蜂类蜇伤（bee sting）临床多见，常见蜇人的蜂类有胡蜂科、细腰蜂科、蚁蜂科、黄蜂科和蜜蜂科等。

【病因与中毒机制】

蜂类腹部末端有一对毒螯和一根毒刺，毒刺刺入皮肤时即将毒液注入人体。

蜂毒成分为多种酶、肽类、非酶蛋白质、氨基酸及生物活性胺（如组胺）的混合物。

胡蜂毒液呈碱性，主要含组胺、5-羟色胺、缓激肽、磷脂酶 A、磷脂酶 B 以及透明质酸酶等，为分子量较大的毒性蛋白。除局部作用外，可导致溶血、出血、神经毒作用，中毒反应较蜜蜂快而严重，可致过敏性休克。

蜜蜂毒液呈酸性，是一种较强的变态反应原混合物，含有透明质酸酶、磷脂酶 A、磷脂酶 B 及多肽溶血毒素，为分子量较小的短肽类，毒性较弱。

【临床表现】

1.局部症状　红肿、疼痛、瘙痒，轻者数小时后自动消退，多无全身症状。重者局部变黑，瘀点、水疱，可并发组织坏死。若为蜜蜂蜇伤，则有蜇针残留。

2.全身症状　群蜂多次蜇伤可迅速引起全身反应，有发热、头晕、头痛、恶心、呕吐、腹泻、胸闷、肌肉痉挛、昏迷；严重者出现肾脏（血尿、少尿、无尿）、肝脏、血液（溶血、弥散性血管内凝血）、心脏（胸闷、心律失常）、肺（呼吸困难、呼吸麻痹）、消化系统（呕血、急性胰腺炎）等多器官功能不全综合征（MODS）而导致死亡。蜂毒中含有的高抗原性蛋白还可导致严重的变态反应，可见荨麻疹、喉头水肿、支气管痉挛，可因过敏性休克或窒息死亡。

【急救处理】

1.早期用冰冷敷，减轻肿胀。必要时用止血带或布带绑扎被刺肢体的近心端。蜜蜂蜇伤时，应先拔出蜂刺，用碳酸氢钠溶液或氨水冲洗并涂擦局部，胡蜂蜇伤局部可用食醋冲洗及湿敷。抬高患肢。

2.出现全身过敏反应时，可给予肾上腺素 0.5~1.0 mg 肌注，5~10 分钟重复一次；给予地塞米松 5~10 mg 或氢化可的松 100~300 mg 加入 5%葡萄糖溶液 250~500 mL 静脉滴注。严重呼吸困难者，可同时吸入支气管扩张剂，氨茶碱 250 mg 加入 5%葡萄糖溶液 250~500 mL 静脉滴注。

3.肌肉痉挛者用 10%葡萄糖酸钙 10 mL 静注。或给予地西泮（安定）10 mg 肌内注射。

4.静脉注射皮质激素类药物可减少迟发的炎症，用量用法同上。口服抗组胺类药物对产生的荨麻疹有效。

5.对于休克病人，给予支持疗法并按抗休克原则处理。若发生感染，应局部扩创，同时应用抗生素。

【预防】

①养蜂管理者作业时要有适当防护。②不要乱捅蜂窝，以免惹动群蜂攻击。

第十二节　河豚毒素中毒

河豚毒素中毒（fugu poisoning）是严重威胁患者生命的急症。河豚鱼又名鲀，种类很多，主要分布于我国沿海及长江一带。河豚鱼所含毒性成分有河豚毒素和河豚酸两种，以河豚毒素为主，因河豚鱼品种、季节及其部位的不同而有所区别。

【病因与中毒机制】

食用含有毒素的河豚鱼而引起，中毒程度与食用量及含毒部位有关。一般情况下，河豚鱼的卵巢、卵子、肝脏、血液及皮肤等组织所含毒素的毒力最强，肾脏、肠道、眼睛、脑髓及腮等次乏，肌肉和精囊等处所含毒素的毒力最弱。其毒素的毒性强弱与鱼体的大小没有关系。河豚毒素非常稳定，灼煮、日晒、盐腌均不能使其破坏，如在食用加工过程中处理不当，食用后即出现症状。河豚毒素极易从胃肠道吸收，可迅速在体内解毒并排出。

河豚毒素是一种氨基过氢喹唑啉，系小分子量（$C_{11}H_{17}N_3O_8$）、非蛋白质的神经毒素，其毒性较剧毒的氰化钠强 1 000 余倍，致死量约为 7 μg/kg。河豚毒素对胃肠黏膜有强烈的刺激作用，能引起急性胃肠炎症状；毒素被吸收后，即迅速作用于神经末梢及神经中枢，毒素分子中的胍基选择性地阻断细胞膜对 Na^+ 的通透性，使神经传导发生障碍，而出现神经麻痹状态。首先出现感觉神经麻痹，然后出现运动神经麻痹，严重者可导致脑干神经麻痹，导致呼吸停止；使血管神经中枢麻痹，引起血压下降，脉率减慢；并可阻断心脏的快速钠通道，使心肌细胞失去兴奋性，导致心律失常。

【临床表现】

1.潜伏期：多于食后 0.5~3 小时内迅速发病，最短 15 分钟发病，潜伏期愈短中毒愈重，预后愈差。

2.消化道症状：上腹部不适，恶心、呕吐，剧烈腹痛、腹泻，呈水样便。严重者呕血和（或）便血。

3.神经系统症状：早期多表现为手指麻痹，口唇、舌尖及肢体末端麻木，继而全身麻木、四肢无力、共济失调、肌肉瘫痪、步行艰难、不能站立、腱反射消失、言语不清、失声，呼吸困难、进而变浅且不规则、缺氧发绀，眼睑下垂、瞳孔散大或双侧不等大，昏迷。

4.循环系统症状：脉搏缓慢、血压下降、心律失常等。心电图检查可显示有不同程度房室传导阻滞。

5.死亡率高达 50%，多在发病后 4~6 小时内死于呼吸中枢麻痹或心脏房室传导阻滞。

发病后 8 小时未死亡者大多可康复。

【急救处理】

1.立即催吐、洗胃及导泻：用 5% 碳酸氢钠溶液或 5% 活性炭悬液充分洗胃，即使进食 10 小时后仍需洗胃。中毒时间长者也可用高位结肠灌洗。口服硫酸镁导泻。早期也可用 1% 硫酸铜溶液 100 mL 口服或阿朴吗啡 5~10 mg 皮下注射催吐。

2.静脉补液：以促使毒素排出，维持水、电解质平衡，必要时可加用升压药及肾上腺皮质激素以及利尿药。

3.对症治疗：尚无特效解毒剂，可用新斯的明 1 mg，或硝酸±的宁 2 mg 肌注，可拮抗毒素对运动神经麻痹的作用。呼吸困难者予氧气吸入，有呼吸肌麻痹者应行气管插管，机械通气。加强对生命体征的监护。

4.可用 L–半胱氨酸 50~100 mg/d 加入液体静脉滴注。维生素 B1、B12 肌内注射。

5.中草药治疗：甘草、绿豆煎服。

【预防】

凡捕获的河豚鱼应妥善销毁，不得随意抛弃，以防被人捡取食用，发生中毒。严格把关，严防河豚鱼流入市场。加强教育宣传，使群众了解河豚鱼的毒性，自觉不食用河豚鱼。

第十三节　鱼胆中毒

草鱼、青鱼、鲢鱼、鳙鱼（胖头鱼）和鲤鱼等多种鱼类的胆均有毒性，含有组胺、胆盐及氰化物。无论熟食、生食、冲酒服用均可导致鱼胆中毒（fish bile intoxication）。不同种类鱼的鱼胆毒性又有差异，一般情况下成人 0.5 g 即能引起中毒反应，1.0 g 可致死。病死率近 16%。

【病因与中毒机制】

鱼胆经胃肠道吸收后，首先到达肝脏，代谢后主要经肾排出，在肾中浓度最高，故主要损伤肝脏和肾脏，尤以肾损害为重。

鱼胆的中毒机制尚不很清楚。鱼胆汁中含有的胆汁毒素（ichthygalltoxin）是一种具有极强毒性的蛋白质分解产物，不易被乙醇和热破坏；鲜鱼胆汁内还含有胆酸、鹅去氧胆酸、鹅牛磺胆酸、鹅牛磺去氧胆酸和水溶性鲤醇硫酸酯钠等成分，可使溶酶体膜稳定性降低，造成细胞损伤；此外，鱼胆中还有氢氰酸、组胺等多种致敏物质。自身氧化性细胞损害可能是鱼胆中毒致多脏器损伤的发生机制之一，其毒理作用类似细胞毒，使脏器毛细血管通透性增加、肝细胞变性，导致中毒性肝病和肾小管（尤其是近曲小管）急性坏死、肾集合管阻塞，出现急性肾功能衰竭，并可造成脑、心脏的损害。

【临床表现】

1.潜伏期：潜伏期与服用量有关，短者 0.5~6 小时，最长约 14 小时。

2.轻者服用后很快出现恶心、呕吐、腹痛、腹泻、水样便或蛋花汤样便，类似急性胃肠炎症状。尿常规检查可见蛋白、红细胞及颗粒管型。

3.重者除上述症状外，在 6~12 小时后即出现肝大、黄疸，血清转氨酶升高，可出现全身浮肿、尿少、腰痛等急性肝、肾功能损害表现，甚至引起急性肾功能衰竭。部分病人肾功能衰竭出现较晚，在 3~7 天后逐渐出现。严重者可出现四肢远端麻木、双下肢末梢型感觉障碍和周围神经瘫痪、神志模糊、谵妄、抽搐、昏迷，并可有心动过速、心力衰竭，甚至发生心脏骤停。

4.鱼胆汁溅入眼内，可有异物感、畏光、流泪、轻度痛痒、结膜充血、角膜混浊、视力减退，如未及时正确救治可导致失明。

【诊断与鉴别诊断】

1.有食用鱼胆史，结合肝、肾功能及神经系统临床改变等特点，可以作出诊断。

2.鉴别诊断：主要对急性黄疸并有急性肾功能衰竭者进行鉴别，如病情无法以病毒性肝炎、急性肾炎、急性胃肠炎等解释时，应详细询问有无吞服鱼胆史，以进行鉴别。

【急救处理】

本病无特效治疗方法，主要原则是以对症、保护脏器为主要目的。

1.洗胃、催吐：因鱼胆在胃内停留时间较长，故 72 小时内均应给予彻底洗胃。洗胃后给予 5%碳酸氢钠 100~150 mL 灌入胃内，每 2 小时一次，直至呃逆、干呕消失。

2.有条件者应早期应用透析治疗或预防性透析治疗，可使鱼胆中毒的预后明显改善。

3.对症治疗：重点为保护肝、肾功能。对早期腹泻引起的失水，补液量应适当控制，防止加重急性肾功能衰竭及诱发肺水肿、脑水肿。

4.早期给糖皮质激素，能减轻机体对毒素的反应，并可减轻肾小管上皮和间质水肿，利于肾功能恢复。

5.轻者经一般对症处理后可康复。

【预防】

加强教育，禁止服用鱼胆。

第十四节　急性毒蕈中毒

蕈俗称蘑菇，有毒的蘑菇称毒蕈，其种类繁多，自然界分布极广，误食毒蕈可引起毒蕈中毒（mushroom poisoning）。世界上毒蕈有 200 多种，目前我国发现的毒蕈有 190 种，已知毒素 150 余种。能致死的毒蕈有 30 余种，其中极毒蕈有 10 种：白毒伞（白帽菌）、毒伞（绿帽菌）、鳞柄白毒伞（毒鹅膏）、毒粉褶菌、残托斑毒伞、褐鳞小伞、肉褐鳞小伞、包脚黑褶伞、秋生盔孢伞、鹿花菌。夏秋两季雨后是野生蘑菇大量生长的时期，也是毒蕈中毒多发时期。毒蘑菇多生长在阴暗潮湿的草丛中，在腐烂木头和树叶堆上也常见，外观常难与无毒蕈区别，其味香美而容易使人误食。

【病因与中毒机制】

不同类型的毒蕈含有不同有毒成分，一种毒蕈可含有多种毒素，而一种毒素也可存在于多种毒蕈中。其中毒机制各不相同，临床表现各异。毒蕈的主要有毒成分包括以下几类：

1.有毒蕈碱毒性与乙酰胆碱相似的生物碱，能引起副交感神经节后纤维兴奋。如毒蝇碱（muscatin），可引起心跳减慢、血管扩张、血压下降、平滑肌痉挛、胃肠蠕动增强、腺体分泌增加、瞳孔缩小等变化。阿托品为其拮抗剂。

2.类阿托品样毒素，其毒性正好与毒蕈碱相反，表现则与阿托品过量中毒相似。

3.肝毒素：直接作用于肝细胞引起肝脏的损害。如毒肽（phallotoxins）和毒伞肽（amatoxins）类，分别作用于肝细胞核与内质网，前者作用快，大剂量服入 1~2 小时内可致死，后者作用慢而毒性强，致死量<0.1 mg/kg，可引起肝脏急性炎症坏死、肝细胞变性与灶性出血，并可致急性肾小管变性坏死，胃肠道水肿、充血和出血，心脏浊肿、脂肪变性，脑水肿、充血和点状出血等病理变化。

4.溶血毒素：毒素破坏红细胞引起贫血。如鹿花菌素（gyromitra toxins）可引起溶血。

5.神经毒素：主要侵害神经系统引起神经症状。如毒蝇母（muscimo1）、蜡子树酸（ibotanic acid）、白蘑酸（tricholomic acid）、麦萨松（musazone）等异噁唑类衍生物。蟾蜍素（bufotenine）和光盖伞素（pasilocybin）类，均作用于中枢神经系统，引起幻觉、兴奋、震颤、头痛等。

此外，蘑菇酸（agazic acid）和胍啶（quanidine）可引起胃肠炎症状。近年在毒蕈中分离出的一种毒素（orellanine）可在体内产生自由基，损伤细胞膜结构，抑制 DNA 合成，引起以肾毒性为主的多脏器功能损伤，甚至急性肾功能衰竭，存活者多遗留有肾间质纤维化。

【临床表现】

中毒程度与进食毒蕈量呈正相关，因毒蕈种类不同，可以有以下表现：

1.胃肠炎型 常由误食帽蕈（死帽蕈、绿帽蕈，牛肝蕈科）引起，含有一种毒性蛋白，进食后 10 分钟至 2 小时发病。主要表现为剧烈的恶心、呕吐、腹痛、腹泻，粪便常呈米汤样（似霍乱），严重者常呈脱水状态，血容量不足，引起水、电解质紊乱，血压下降，休克，昏迷，甚至胃肠功能衰竭。此型恢复较快，少有死亡病例。

2.神经精神型 主要因误食毒蝇伞、毒红菇、豹斑毒伞等引起，其毒素为毒蝇碱，类似乙酰胆碱，刺激副交感神经，又类似阿托品的毒副作用。潜伏期 0.5~6 小时。临床上除恶心、呕吐、腹痛、腹泻等胃肠道症状外，主要表现为副交感神经兴奋状态，流涎、流泪、大汗淋漓，瞳孔缩小，并出现幻觉、幻听、精神错乱、迫害妄想、躁狂、精神抑制等类似精神分裂症表现，严重者可出现肺水肿、呼吸抑制、谵妄和昏迷而死亡。

3.溶血型 主要因误食马鞍蕈、鹿花蕈引起。潜伏期 6~12 小时。临床上除胃肠表现外，主要为溶血现象，如黄疸加重、血红蛋白尿、进行性贫血、肝脾肿大、血小板减少，出现出血倾向。也可继发肾脏损害，导致少尿、急性肾功能衰竭。但病死率一般不高。

4.肝坏死型 主要因误食白毒伞蕈、粟芽蕈等十余种毒蕈引起。其主要毒素为毒肽和毒伞肽，毒性很强，对肝脏有严重损害，病情凶险，变化快。进食 8~30 小时发病。轻者只有胃肠道症状，重者可出现急性中毒性肝病症状，进行性肝肿大、黄疸、消化道及全身广泛出血、肝性昏迷，或继发中枢神经系统出血、脑水肿而有意识障碍、抽搐、昏迷，可因肝性昏迷、呼吸衰竭或急性肾功能衰竭死亡。部分病例食入后 6 小时发病，迅速出现休克、抽搐、呼吸衰竭、全身广泛出血、昏迷，常 1~2 日内突然死亡，称为暴发型。肝坏死型是毒蕈中毒中最严重的一型，常可导致多器官功能损伤，甚至衰竭，死亡率极高。

【急救处理】

1.立即催吐　用 1:(2 000~4 000) 高锰酸钾溶液或温清水或茶水反复彻底洗胃，直至洗出液清澈为止，洗胃后用硫酸镁 20~30 g 导泻，活性炭 10~20 g 灌入。已有严重呕吐、腹泻及昏迷者禁用。

2.用大量温盐水高位结肠灌洗　一般用于食人 24 小时以后来诊者，已有剧烈腹泻者禁用。

3.中、重度病人尽早行血液净化治疗　血液灌流或血液透析可有效清除毒蕈毒素，并治疗并发的急性肾功能衰竭和水、电解质、酸碱平衡紊乱。

4.解毒剂应用

（1）阿托品：用于含毒蕈碱的毒蕈中毒和中毒性心肌炎房室传导阻滞者。0.5~1 mg 皮下注射，以后每隔 15~30 分钟重复给药，严重者静脉给药，直到阿托品化后渐减量。

（2）巯基络合剂：用于肝坏死型毒蕈中毒者。二巯基丁二钠 0.5~1 g 稀释后静脉注入，每日 4 次，症状改善后减量；或二巯基丙磺酸钠 0.25~0.5 g 加入葡萄糖溶液 20~40 mL 缓慢静脉注射，以后每小时 1 次，每次 0.25 g，共 4~5 次；或每次 5 mg/kg，肌内注射，第一天 3~4 次，第二天 2~3 次，以后每天 1~2 次，7 天为一个疗程。

（3）细胞色素 C 或青霉素与细胞色素 C 联合应用，可加速毒素的消除。适用于中毒性肝炎型毒蕈中毒。

（4）应用抗毒蕈血清：4 mL 肌内注射（皮试后）。

5.对症处理

（1）肾上腺皮质激素：对毒蕈溶血素引起的溶血反应、中毒性心肌炎、中毒性脑炎、中毒性肝炎和有出血倾向者疗效较好。氢化可的松 200~300 mg 或地塞米松 10~20 mg 加入 5% 葡萄糖溶液 250~500 mL 内静脉滴注。

（2）静脉补液：迅速建立静脉通道，静脉注射 25%~50% 葡萄糖溶液 40~60mL，每日 2 次，溶液中可加入维生素 C 3~5 g 以保肝、增强肝脏解毒功能；或 10% 葡萄糖溶液 500 mL+维生素 C 1~2 g+维生素 B6 200~300 mg+葡醛内酯（肝泰乐）0.6~0.8 g+三磷酸腺苷（ATP）40 mg，静脉滴注，每日 1 次。加速毒物排泄及维持水、电解质平衡。

（3）注意保持呼吸道通畅，吸氧，随时准备气管插管或切开、机械通气。

（4）出现急性中毒性肝病、心肌病，给予保护肝脏及心肌的药物。可用肝细胞生长素促进受损肝细胞修复。可用维生素 K1 增加凝血因子生成，预防 DIC 发生。发生溶血者予 5% 碳酸氢钠 250 mL 静脉滴注，每日 1~2 次。

（5）有精神症状者，可给予镇静药。

(6) 对无昏迷的病人可用中药甘草 1~2 两或绿豆 1~4 两水煎口服。

【预后】

毒蕈中毒的严重性取决于毒蕈的种类、毒素的性质和进食量等，儿童及老年人对重中毒的耐受性比较低，后果也比较严重。一般胃肠炎型、神经精神型及溶血型中毒如能积极治疗，病死率较低。而中毒性肝炎型毒蕈中毒病死率可高达 50%~90%。

【预防】

加强宣传教育，对色彩鲜艳、形状奇异的蘑菇要加以正确识别有无毒，对野生蕈不采食为妥，以防中毒。发生中毒病例时，对同食未发病者要严密观察，并作相应的排毒、解毒处理。

第十五节　发芽马铃薯中毒

马铃薯（solanum tuberosin）又名土豆、洋山芋、山药蛋、地瓜蛋。属茄科。在春天或保存不当容易发芽，此时称为发芽马铃薯。

【病因与中毒机制】

马铃薯中含有一种龙葵碱（solanine）毒素或称马铃薯毒素，它是一种弱碱性糖苷，易溶于水，遇酸极易分解，高热、煮熟也能解毒。一般成熟马铃薯含此毒素量极小，每 100 g 马铃薯仅含龙葵碱 5~10 mg；但在未成熟的青绿色皮马铃薯或发芽马铃薯的块根中，尤其在芽胚孔部，龙葵碱含量明显增加，可达 25~60 mg/100 g，甚至高达 430 mg/100 g，同时还含有毒茄碱、胰蛋白酶、糜蛋白酶、胞质素和细胞凝集素等有毒物质。因而大量食用未成熟或发芽马铃薯可引起急性中毒。

龙葵碱具有腐蚀性、溶血性，对胃肠道黏膜有较强的刺激性和腐蚀性，对中枢神经系统有麻醉作用，尤其对呼吸中枢和运动中枢作用明显。此外，对红细胞有溶解作用，可引起溶血。

【临床表现】

食后数十分钟或数小时出现咽喉部及口腔的烧灼感和痒感，继而出现上腹部烧灼感或疼痛，并有恶心、呕吐、腹痛、腹泻，轻者 1~2 天自愈，严重可出现脱水，导致水、电解质紊乱，血压下降。危重病人有神经系统表现，惊厥、烦躁不安、意识障碍、瞳孔散大、抽搐、昏迷等，最后可死于呼吸中枢麻痹、呼吸衰竭。

【急救处理】

1.立即用浓茶水、0.5%鞣酸溶液或 1:5 000 高锰酸钾溶液彻底洗胃。

2.用植物油、液状石蜡等油类导泻剂导泻，加速排毒。

3.静脉补液，纠正水、电解质紊乱。

4.有呼吸困难者积极给氧和应用适量呼吸兴奋剂，发生呼吸麻痹时可用人工辅助呼吸。

5.密切观察病情，对症处理，防止休克。

【预防】

注意马铃薯的存放，以免发芽。生芽过多或皮已发青变绿，不应再食用。生芽不多可以把发芽部分挖掉，皮肉变质应及时削掉，食时可将马铃薯浸泡水中 30~60 分钟，使残余毒素溶于水中，然后煮熟。由于龙葵碱遇酸可分解，故在煮马铃薯过程中可加入适量醋以加速其毒素的分解，使之变为无毒。

第十六节　急性豆角中毒

豆角又叫四季豆、扁豆、菜豆角、梅豆角，是家庭、饭店经常食用的蔬菜之一。豆角中主要含有两种有毒物质：豆素和皂苷，豆素含于各种食用豆类中，皂苷则常含于豆类的外皮中；其毒素含量因品种、产地而略有差别；充分加热可消除其毒性作用。中毒病例大多出现在秋季、初冬。以集体中毒多见，故应引起重视。

豆角中毒主要因烹饪不当所致，烹饪者为保持其鲜嫩、翠绿的外观，未能烹炒熟透、充分破坏豆角内的有毒成分，较大量进食后毒素经胃吸收引起中毒。其中豆素为植物性毒蛋白，具有凝血作用；皂苷对黏膜有强烈刺激作用，并含有溶血素成分，能破坏红细胞；此外，胰蛋白酶抑制物及四季豆放置 24 小时以上导致豆硝酸盐含量大大增加，也可以成为中毒原因之一。

【临床表现】

潜伏期 1~5 小时，可以有恶心、呕吐、腹痛、腹泻、腹胀、头晕、头痛、发热、出冷汗、口唇及肢体麻木等临床表现，严重者可伴有脱水、电解质紊乱，甚至并发消化道出血，可有口唇发绀、呼吸困难、心悸气短、疲乏无力等表现。

【急救处理】

1.立即催吐，尽量减少毒物的吸收，必要时可以洗胃、导泻。

2.对症治疗：呕吐、腹泻严重者可以使用阿托品、颠茄酊等，同时给予补液维持病人的水、电解质平衡，也可以给予大剂量维生素 C 静点促进毒物的排出。有溶血时可应用肾上腺皮质激素、输血，并用碳酸氢钠以碱化尿液。

【预防】

本病预后良好，极少发生死亡事件。豆角烹熟后毒素完全破坏，因此豆角煮熟后食用是预防中毒的根本方法。豆角中毒以集体群发（如食堂）中毒多见，应提高认识，预防中毒发生。

第十七节　急性白果中毒

白果（semen ginkgo）为银杏科植物银杏的种子，其核仁常作为干果食用，也可入中药。目前已知白果肉质外皮含白果酸、氢化白果酸、氢化白果亚酸、白果醇、白果酚、银杏毒和氰苷等有毒物质，以绿色胚芽芯含毒量最高。

【病因与中毒机制】

白果中毒以儿童多见，一般发生在生食或食用未经煮透的白果而引起，一般中毒剂量为 10~15 粒。

白果酸和银杏毒可引起中枢神经系统和胃肠道的损伤，并有溶血作用。少数有末梢神经功能障碍。

【临床表现】

1.中毒多发生于儿童，潜伏期 1~12 小时。年龄越小，中毒症状越重，病情变化越快，预后较差。

2.胃肠道症状：出现恶心、呕吐、腹痛、腹泻等。

3.中枢神经症状：有烦躁不安、恐惧怪叫、惊厥、肢体强直，轻微刺激能引起抽搐。继之四肢无力，甚至瘫痪，精神呆滞，瞳孔对光反应迟钝或消失。重者发生呼吸困难、发绀、肺水肿及昏迷。部分患者末梢神经功能障碍导致双下肢轻瘫或完全性弛缓性瘫痪，膝腱反射减弱或消失。

4.接触核仁和肉质外皮可发生接触性皮炎。

【急救处理】

1.立即催吐，反复彻底洗胃，并给予硫酸镁导泻。

2.静脉补液，给予 10%葡萄糖溶液加维生素 C 静脉滴注等对症支持治疗，注意水、电解质平衡。

3.注意保肝，必要时给予呼吸兴奋剂。

4.对症处理：病人住安静室内，避免因各种刺激而引起惊厥，烦躁不安、抽搐者可给予解痉、镇静剂，如地西泮 0.2~0.5 mg/kg，静脉注射；10%水合氯醛 0.5 mL/kg 保留灌肠。

5.民间常用甘草绿豆汤治疗白果中毒。

【预防】

应教育儿童不能生食白果，熟食也不能过多，进食应除去肉中绿色胚芽。采集时避免与种皮接触。

第十八节　急性乌头碱中毒

乌头（aconitum carmichaelii）为毛茛科植物，可入中药，其主根与支根分别称为乌头与附子，同科植物还有草乌头、雪上一支蒿、落地金钱等多种。乌头碱毒性极强，内服 0.2 mg 即可中毒，3~5 mg 即可致死。煎煮 3~4 小时后，乌头碱几乎全部破坏。

【病因与中毒机制】

乌头碱可通过消化道或经破损的皮肤吸收，主要经肾及唾液排出。乌头碱吸收很快，因此发生中毒也常极为迅速。乌头碱进入体内后，主要作用于神经系统，使中枢神经和周围神经均发生先兴奋，然后抑制甚至麻痹的过程。延髓中枢麻痹可导致血压下降、呼吸抑制；运动中枢麻痹致使肢体活动障碍。乌头碱还能直接作用于心肌，并兴奋迷走神经，提高心肌的应激性，导致心律失常及心动过缓等。

【临床表现】

1.服入后 10~60 分钟发病。

2.消化道症状：口腔和咽喉黏膜烧灼感和疼痛，流涎、恶心、呕吐、腹痛、腹泻等，少数有血样便、里急后重感等症状。

3.神经系统：口、舌、四肢发麻，麻木感由指尖开始，逐渐波及四肢和全身，皮肤感觉减退，继而消失；瞳孔先缩小后扩大，有视物模糊、复视、头晕、头痛、耳鸣等症状。严重者躁动不安、牙关紧闭、肢体发硬、肌肉强直、四肢抽搐、小便失禁、昏迷、呼吸肌痉挛，最终可窒息致死。

4.循环系统：心悸、胸闷，血压始为上升、后期下降，面色苍白、口唇发绀、四肢厥冷、体温下降、脉搏微弱。可并发各种严重心律失常、传导阻滞、心率减慢或加快，其中以室性心动过速多见，严重者可发生阿—斯综合征而突然死亡。

5.呼吸系统：呼吸急促、发绀、肺水肿，严重者可出现呼衰。

6.血液系统：有引起血红蛋白尿的报道。

【急救处理】

1.催吐、洗胃　用浓茶水或 1:5 000 高锰酸钾溶液、2%食盐水、0.5%鞣酸溶液洗胃，并在洗胃后注入活性炭 10~20 g，随后再灌入硫酸镁 20~30 g 导泻。注意当患者有惊厥、呼吸困难及严重心律失常时禁止催吐和洗胃。

2.对症治疗　对抗迷走神经的兴奋，在洗胃同时即用阿托品 0.5~1 mg 肌内或静脉注射，每 4~6 小时一次；严重病人开始治疗时可酌情增大剂量、缩短间隔时间，直至瞳孔扩大、恢复正常窦性心律或心率增快时减量或停用；也可静脉滴注异丙肾上腺素。

3.静脉补液 维持水、电解质平衡，促进毒液排泄；注意利尿，防治脑水肿，保肝，防治感染等；保持呼吸道通畅，呼吸困难时酌用呼吸兴奋剂，必要时机械通气。

4.纠正心律失常 如心动过缓，立即应用阿托品 0.5~1 mg，一日 4~6 次；如出现频发室性早搏或阵发性室性过速等，可选用利多卡因、普鲁卡因胺等。

5.中药 绿豆、甘草、黄连、苦参等有解毒作用，可酌情选用。

【预防】
采集时禁止口尝，煎煮时间要 3 小时以上，用量要控制。
附 马钱子中毒

马钱又名番木鳖、马前、马前子、苦实、大方八、半根。马钱含有番木鳖碱、番木鳖次碱、马前子碱等生物碱；种子及木质部毒性最强，树皮及叶亦有毒。人的中毒剂量为 1.5~3 g，致死量为 4~12 g，小孩食入一粒种子的粉末便可引起死亡。

【病因与中毒机制】
多因误服或药用过量所致。

番木鳖碱能阻止胆碱酯酶对乙酰胆碱的破坏活动，对脑干和脊髓的后角细胞有高度的兴奋作用，增强脊髓的运动反射，引起特殊的强直性痉挛；其次是兴奋延髓的呼吸中枢及血管运动中枢，并提高大脑皮质感觉中枢功能。常因呼吸肌强直收缩而引起窒息死亡。还能兴奋肠黏膜，增加肠蠕动。

【临床表现】
1.进食后立即或半小时内发病。
2.早期症状：出现头晕、头痛、烦躁不安、躁动、焦虑、呼吸加速等。
3.神经系统症状：主要表现为肌肉抽搐至痉挛强直。先出现面、颈部肌肉如嚼肌及颈肌抽搐、吞咽困难、胸闷、呼吸不畅、全身发紧、瞳孔缩小；然后伸肌与屈肌同时做极度收缩，对听、视、味感觉特别敏感；继而出现全身强直性痉挛、角弓反张，最后可因胸部、腹部、膈肌痉挛性麻痹而呼吸停止。

【诊断】
有食用马钱子史及临床表现即可诊断。

【急救处理】
1.无特殊解毒药，可经口服活性炭，不宜催吐，因有刺激肌肉痉挛的危险。大量摄入时，在痉挛控制后可用 1:5 000 高锰酸钾溶液洗胃。50%硫酸镁溶液导泻。
2.立即将患者安置于安静的环境中，避免外界的各种刺激，如光、噪音和触摸等。
3.尽快使用中枢镇静药以控制惊厥，如安定、阿米妥钠、巴比妥钠等。

4.吸氧：予以低流量给氧。

5.对症治疗：补液，纠正水、电解质、酸碱平衡紊乱。

【预防】

控制用量不要过多。

第十九节　荔枝病

荔枝（litchi chinensis sonn）为无患子科植物，其果肉营养丰富，香甜可口。但吃荔枝过多时可能出现一系列症状，个别病情严重者，甚至导致死亡，称为"荔枝病"。

【病因与中毒机制】

荔枝病的实质是低血糖症。荔枝中含大量的果糖，经胃肠道黏膜的毛细血管迅速吸收入血后，必须由肝内的转化酶转化为葡萄糖才能被人体所利用。过量进食荔枝时，过多的果糖短时间内进入血液循环，肝内果糖转化酶处于相对不足状态，大量的果糖停留于循环中但不能转化成为葡萄糖；进食荔枝过量影响食欲，使人体得不到必需的营养补充，致使人体血糖水平下降；荔枝中含有 α-次甲基环丙基甘氨酸，有降低血糖的作用；荔枝含高浓度的果糖刺激胰岛细胞迅速释放大量胰岛素。上述因素使血糖水平逐渐降低，以致出现一系列低血糖的表现，导致荔枝病。此外，由于大量高浓度糖摄入，将导致高渗性利尿，导致脱水特别是神经细胞的脱水，从而加重症状。

荔枝病的主要病理生理过程是低血糖所导致的神经系统损害。由于脑细胞内几乎没有储存能量的功能，完全依靠血液循环中不断的葡萄糖供应维持能量供给，因此低血糖时首要的损害靶点是中枢神经系统；低血糖发作时肾上腺髓质释放大量肾上腺素，可出现交感神经兴奋的表现。

【临床表现】

1.大量进食荔枝后，多于下半夜至清晨突然发病，且进展迅速。

2.患者头晕、明显乏力、思维迟钝、步态不稳，伴面苍白、皮肤冷、出冷汗、震颤、心悸、焦虑，可有幻觉、躁动、行为异常，部分患者有饥饿感、口渴、腹痛、腹泻，体温正常或偏低，但亦有发热者。严重者突然昏迷及阵发性抽搐，瞳孔缩小，脉速而细，有心律失常，血压下降，发绀，呼吸不规则，有间停或叹息样呼吸，个别患者有单侧面瘫，或出现病理反射，表明有中枢神经损害。

3.血糖检测：用微量血糖检测或生化血糖检测，常低至 1.1~2.5 mmol/L，有助于确诊低血糖症。

【急救处理】

1.一旦发生荔枝病，应该积极治疗。如仅有头晕、乏力、出虚汗等轻度症状者，应立即平卧，予口服葡萄糖水或白糖水，以纠正低血糖，症状可以迅速缓解。

2.重症患者的治疗：出现抽搐、虚脱、休克或昏迷等症状时，应立即静脉推注50%葡萄糖溶液60~100 mL，继而静脉滴注10%葡萄糖注射液维持，同时补充血糖及由于高渗脱水所导致的失液量，也可迅速缓解症状，治愈后不留后遗症。昏迷患者不可口服补充葡萄糖以避免窒息发生，待清醒后可改为口服进食。

3.发病在6小时以内者可予1:2 000高锰酸钾溶液洗胃清除残留食物，避免其中所含降血糖成分继续吸收。

4.胰升糖素1 mg皮下或肌内注射适用于有足够肝糖原储备而无肝基础性疾病者，静脉给予氢化可的松或地塞米松可促进肝糖异生和输出，促进血糖上升。

5.经上述治疗神志仍然不清时应考虑脑水肿，可予20%甘露醇200 mL脱水治疗。出现生命体征不稳者应在必要时予以心肺复苏等生命支持治疗。

第二十节　急性菠萝过敏症

菠萝系常见水果之一，个别人食后可出现过敏反应。

【病因与中毒机制】
食用过多未经处理的菠萝。
菠萝内具有消化蛋白作用的菠萝蛋白酶可使胃肠黏膜的通透性增加，胃肠内大分子异体蛋白质得以进入血中，导致机体过敏反应。

【临床表现】
1.多发生在夏天菠萝上市季节。潜伏期较短，约在1小时以内。
2.临床特点：突然出现阵发性剧烈腹痛、呕吐、腹泻，并有皮肤瘙痒、发红、多汗、皮疹，结膜出血，口舌发麻，呼吸困难；严重者发生血压下降、面色苍白、口唇及甲床发绀、意识不清等过敏性休克表现。

【急救处理】
1.严重者按过敏性休克积极处理：立即给予肾上腺素1 mg皮下注射，如不好转5分钟后再给予一次；静脉输注糖皮质激素及维生素C；必要时可给升压药如多巴胺等。
2.轻者可口服抗过敏药及维生素C。
3.腹痛者可解痉止痛。

【预防】
进食菠萝前应先削好皮，用盐水浸泡30分钟以上，一次不要进食过多。

第二十一节　中暑

中暑（heat illness）是由于高温环境引起的体温调节中枢障碍、汗腺功能衰竭和水电解质丢失过多而发生的以中枢神经系统和（或）心血管系统功能衰竭为主要表现的急性疾病，老年、体弱、慢性病患者及肥胖者、甲状腺功能亢进症、广泛皮肤损害、先天性汗腺缺乏症和使用阿托品等抗胆碱能神经药物而影响汗腺分泌患者易发生中暑。

【分型】

根据发病机制和临床表现不同，通常将中暑分为热痉挛（heat cramp）、热衰竭（heat exhaustion）、热（日）射病（heat stroke or sun stroke）三大类型。

【病因】

对高温环境的适应能力不足是致病的主要原因。在高温环境下（如环境温度>32℃、湿度>60%）长时间工作或强体力劳动，又没有及时采取充分的防暑降温措施时，极易发生中暑。年老体弱、糖尿病患者、肥胖患者以及汗腺功能障碍患者（如先天性汗腺缺乏、系统性硬化病、全身性瘢痕形成等）在室温较高、通风不良、湿度较大的环境中或穿不透气的衣裤等极易导致散热障碍，发生中暑。此外，发热患者、甲状腺功能亢进患者、应用某些药物（如苯丙胺、安坦、氯氮平）等患者产热增加，在高温环境下也易发生中暑。

【发病机制】

正常人体温恒定在37℃左右，是通过下丘脑体温调节中枢的作用，使产热与散热取得平衡的结果。机体产热的主要热量是体内氧化代谢过程产生，其次是肌肉收缩产生的热量。室温在20℃以下时，人体主要通过辐射散热；当周围环境温度超过皮肤温度时，散热主要通过出汗、皮肤及肺泡表面的蒸发完成；此外，机体还可通过循环血流将深部组织的热量带至皮下组织过扩张的皮肤血管散热。如果产热大于散热或散热受阻，导致体内过量热蓄积，即产生高热。

【临床表现】

中暑根据症状轻重，为便于诊治，常分为先兆中暑、轻症中暑和重症中暑，后者包括热痉挛、热衰竭、热（日）射病。

（一）先兆中暑

在高温或高温高湿、通风不良的环境下劳动或生活一定时间后，感到乏力、头昏、注意力不集中、眼花、耳鸣、胸闷、心悸、恶心、大汗、肢体发麻，体温正常或低热。转移至阴凉通风处，稍加休息即可恢复。

（二）轻症中暑

除上述症状外，体温多在 38℃以上，有早期呼吸循环衰竭症状，如面色潮红或苍白，恶心呕吐，大汗，神志清，表情淡漠或躁动不安，皮肤湿冷、弹性较差，脉细弱，血压偏低，心率快等。

（三）重症中暑

1.热痉挛（中暑痉挛）　多由于在高温环境下从事剧烈运动，大量汗液丧失，并出现过度通气，患者出现腹壁、肠道平滑肌痉挛性疼痛及肢体痛，尤其是腓肠肌出现痉挛性疼痛更为明显。疼痛特点为对称性、发作性，时而加重，时而缓解，伴或不伴有体温升高。

2.热衰竭　多发生在体质虚弱、过度疲劳、老年人、儿童、糖尿病或有慢性心血管系统疾病的患者。其发病机制是由于热应激原引起外周血管扩张，循环血量大部分分布到外周，静脉回流血量显著减少，脑组织供血不足和心脏缺血，导致循环性休克。主要症状为：突感全身不适、头晕、头痛、目眩、恶心、呕吐等，可伴有明显的脱水表现和呼吸困难。主要体征为：脸色苍白、口唇发紫、皮肤湿凉、脉搏快而弱、血压低、体温不高或正常。热衰竭可以是热痉挛和热射病的中间过程，如不治疗可发展为热射病。

3.热射病　是一种致命性急症，其主要特点是体温高达 40℃以上，最高可达42℃。通常起病急，危险性较大。不仅出现体温调节系统功能失调，还伴有循环系统、体液调节系统、中枢神经系统损害，甚至发生低血压、休克、心律失常、心力衰竭、急性肺水肿、脑水肿、横纹肌溶解、急性肾功能衰竭、急性肝功能衰竭、DIC、多器官衰竭，甚至死亡等。

热射病临床上分为两种类型：劳力性和非劳力性。劳力性主要在高温环境下，内源性产热过多，大多为年轻患者，主要发生在高温环境、湿度大和无风天气中进行重体力劳动或剧烈体育运动时。非劳力性主要是在高温环境下体温调节功能障碍，引起散热减少所致，多见于居住拥挤和通风不良的城市老年居民，其他高危人群包括精神分裂症、帕金森病、慢性酒精中毒、糖尿病、自身免疫性疾病、各种原因所致的心力衰竭及偏瘫或截瘫的卧床患者。

热射病的主要临床症状为头痛、头晕、眩晕、耳鸣、严重口渴和恶心、呕吐，并逐渐出现全身软弱，呼吸快而浅，皮肤有汗或无汗。体征可出现瞳孔缩小、膝跳反射和瞳孔反射减弱或消失、脉搏微弱且不规则，甚至出现不规则的呼吸、心律失常及心跳呼吸骤停等，常于发病后 24 小时内死亡。

【急救处理】

治疗关键在于及时有效地降温和防治并发症。

（一）降温治疗

降温速度决定患者预后。通常应在 1 小时内使直肠温度降至 37.8~38.9℃。

1.体外降温　目前常采用将患者转移至低温、通风良好的环境，去除衣服，结合皮肤肌肉按摩，促进散热。无循环虚脱的中暑患者，可用冰水擦浴或将躯体浸入到

27~30%水中传导散热降温。对循环虚脱者可采用蒸发散热降温，如用 15℃冷水反复擦拭皮肤，结合电风扇、空调吹风等。有条件者可在监护条件下使用冰袋联合控温机的控温帽、控温毯对患者进行亚低温治疗。

2.体内降温　体外降温无效者，应及时进行冷生理盐水或平衡盐溶液灌洗胃、直肠，或结合低温无菌生理盐水采取腹膜透析或血液透析等措施降温，还可将患者的血液引出进行冷却后回输来降温。

3.药物降温　药物降温通常认为是无效的，药物主要为对症处理。患者出现寒战可用 5%的葡萄糖盐水或 5%葡萄糖溶液 500 mL+氯丙嗪 25~50 mg 静脉滴注，用药过程中应观察血压的变化。国内雷绥民报道合用纳洛酮静脉滴注用于重症中暑的治疗，发现可以使低血容量等多种休克的血压回升，增加心输出量，心脏收缩力增强，改善循环，利于神经功能恢复，提高存活率，延长存活时间。

4.中医中药　祖国医学防治中暑历史悠久，经验丰富，安全可靠。中医认为脾胃虚弱、痰湿内盛是中暑发生的内因；暑伤阳明、内陷营血是中暑发病的病理机制。根据症候分为：清暑益气法（如人参白虎汤）、清热解暑化湿法、健脾益胃法、清热息风开窍法等。

（二）并发症治疗

严重中暑患者出现昏迷时，应及时气管内插管，保持呼吸道通畅，常规静脉滴注 20%甘露醇 125~250 mL 以预防脑水肿发生。合并休克时应加快静脉补液速度，尽快恢复血容量，提高血压，大量静脉输入常温液体也有利于降低患者体温。必要时也可静脉滴注异丙肾上腺素提高血压，但禁用血管收缩剂，以免影响皮肤散热。有心力衰竭或急性肺水肿、心律失常者应予以相应的处理，但要避免使用洋地黄类强心药物。合并急性肾衰竭时，应及时进行血液透析或腹膜透析治疗。有代谢性酸中毒者及时补充碳酸氢钠，或行血液净化治疗。积极地护肝治疗，常规使用制酸剂如 H2-受体拮抗剂或质子泵抑制剂以防止上消化道出血。监测和预防 DIC。

【预后】

先兆中暑、轻症中暑、中暑痉挛、中暑衰竭只要及时发现，迅速转移至阴凉通风处给予适当含盐饮料，必要时适当补充糖盐水，预后均较好。重症患者的预后主要与神经系统、肝、肾和肌肉损伤程度及血乳酸浓度有关，昏迷超过 6 小时或出现血管内凝血者往往预后不良。

【预防】

保持老年体弱者、有慢性病如糖尿病患者及产褥期妇女的居住环境通风，改善其周边环境如绿化等，这些人不应从事高温作业。要加强防暑卫生宣传教育工作，尤其是在暑热季节。在暑期季节、高温条件下劳动和工作时要注意防暑，通风，多饮用含钾、镁、钙盐的防暑饮料，以及人丹、藿香正气液、十滴水等防暑中药。穿宽松透气的浅色衣服等。中暑恢复后数周内，应避免室外剧烈活动和暴晒于阳光下。

第二十二节　电击伤

电击伤是指电流直接接触并通过人体所致的损伤。人体与电源直接接触后电流进入人体，电在人体内转变为热能而造成大量的深部组织如肌肉、神经、血管、内脏和骨骼等的损伤。电击伤的严重程度决定于：电压的高低、电流的强弱、直流还是交流电、频率高低、通电时间、接触部位、电流方向和环境条件。可引起呼吸心脏骤停、电烧伤，以及电击引起的坠落伤、溺水等其他损伤。

【分型】

电烧伤主要包括电弧烧伤（electric arc bum）和电流通过人体引起的接触烧伤。

（1）电弧是由高压电产生的，是两个电极间或电源与人体之间建立起的一种光亮桥带，温度可高达 3 000~4 500℃。因此，当人体接近高压电源到一定距离时，尽管尚未与电源接触，但可被电源与人体之间建立起的电弧所烧伤。电弧烧伤的病理和病理生理变化基本上和热力烧伤相同，处理原则同热力烧伤。

（2）在人体体表有电流的进出口，在进出口处形成深度的烧伤创面。在关节部位，电流引起的强直性肌肉挛缩使关节屈曲时，关节上下的皮肤接触，电流可在此形成短路，导致关节部位屈曲面皮肤的严重烧伤。

【临床表现】

1.全身性损害的特点　病人可立即出现昏迷、呼吸暂停、心搏骤停和脉搏消失，需立即施行心肺复苏术。电流通过脑组织，可以立即失去知觉，脑干——呼吸停止；心脏——室颤和停搏。电流通过人体时，由于人体组织的电阻，电能转变为热能，高压电可使局部组织温度高达 2 000~4 000℃，导致大量深部组织的损伤、坏死，并可后遗神经质、遗忘症、癫痫、头痛和语言困难等。电流的直接作用还可立即出现末梢神经损伤，较常见于尺、桡神经，也可出现立即或延迟性脊髓神经性损伤。

电流对心肌纤维和传导系统的损伤可能成为早期的或延迟的结果。早期往往因室颤而死亡。心电图上最常见的变化是心动过速和心动过缓，S-T 段和 T 波倒置改变等。所以对严重电损伤病人应给予持续的心脏监护，一般应持续 48~72 小时，直至心电图恢复正常。

作为容量导体的躯干，电流很少引起内脏损伤。但是，当躯干直接接触电源时，也可引起内脏损伤如肠穿孔、局灶性膀胱坏死、胆囊坏死穿孔、腹膜后肌肉坏死伴局灶性胰腺坏死、脾局灶性坏死、局灶性肝脏凝固坏死，有时因第 V、X 凝血因子缺乏所致急性凝血病等。胸部可并发气胸、肺挫伤、横膈局灶性坏死等。因此，对电烧伤波及腹部损害者必须进行定期而细致的腹部检查以防漏诊与误诊。

电流引起深层组织的大片坏死，大量肌红蛋白进入血循环后，可导致肾小管填塞和急性肾功能衰竭。

2.局部损害的特点 电流人口处可显示炭化中心，略凹陷，周边皮肤呈灰白色坚韧的坏死，其外层为黑色或鲜红色狭窄环，伴有略高的边缘。出口可能较小，干燥而呈圆形，好像电流向皮肤外"爆破"。

接触点在左臂和左胸应考虑心肌损伤，在头部则经常合并脑、骨髓和眼球晶状体损伤，并可伴有颅骨板的坏死。

四肢的电损伤，作为容量导体其截面直径小，因此损伤严重。此外，肌肉的肿胀，不论是否有活力，都受筋膜的限制，因此由于水肿而产生的继发性肌筋膜腔综合征，可进一步扩大坏死区域，最后导致缺血性挛缩，临床上必须予以高度重视。

电流经皮肤进入体内，即沿电阻小的血液运行，当电流达到一定程度，可损害血管壁，血液凝集和血栓形成，引起肌肉进行性坏死。

【急救处理】

（一）院前处理

1.现场急救 立即切断电源；使病人脱离与电源的接触，有呼吸心跳骤停者，须立即施行心肺复苏术后方可后送；有室性纤维颤动时，应立即给予电复律。早期复苏后病人可能反复出现心律紊乱，宜行 ICU 监护。电击伤是抢救成功率最高的意外伤害，决不要轻易放弃心肺脑复苏，直到出现尸僵或尸斑。有电击致呼吸心脏骤停，经心肺脑复苏数小时抢救成功的报道。

2.掌握伤情 迅速了解病史，明确电源、电压、入口、出口、接触时间、高处坠落等情况。对有呼吸循环停止者除行复苏处理外，还应检查和警惕有无颅脑和内脏损伤、骨折、气胸等。包扎伤口，不随意用药，待专科处理；对有骨折的伤者应该进行止血、包扎、固定后再搬运；并及时送医院以进一步检查确诊和作相应的处理。

（二）院内处理

1.液体复苏 首先必须强调的是，电烧伤休克期的补液量，不能仅根据皮肤的烧伤面积而作出计划，还应该强化电烧伤中心"立体"的概念，即在高压电烧伤时往往伴有深部肌肉等组织的广泛损伤，液体的丢失量是不可低估的。此外，电烧伤释放的大量血红蛋白及肌红蛋白，在酸血症时，更易沉积和填塞肾小管，会加重休克期肾脏的损害，更易导致急性肾衰的发生。根据以上两点考虑，液体复苏量应在一般烧伤的基础上根据具体病情予以增加和调整。严重高压电烧伤伴有心肺功能不全或颅脑损伤时，输液量的多少更需全面权衡，并进行严密的监护。

对有血（肌）红蛋白尿患者，在静脉补液使血容量得以恢复的同时，宜用甘露醇利尿，使每小时尿量达 200~300 mL 并可酌情使用碳酸氢钠，以碱化尿液。如果肌红蛋白尿持续存在，则提示有大面积肌肉坏死，要及时对烧伤肢体等病灶进行手术探查。

2.焦痂和筋膜切开减压术 高压电烧伤后，深部组织坏死，体液大量渗出，造成筋膜下水肿，静脉回流障碍，压力进一步增加后又加重和促进了组织的坏死。因此，即使没有形成焦痂，也应及早行焦痂和筋膜切开减压术。该减压术，不仅是治疗措施，也是一个重要可靠的诊断手段，有助于判断是否有截肢的必要或截肢的平面及手术时机等。

3.预防厌氧菌感染　电烧伤是开放性损伤，且伴有深层组织的广泛坏死。该类伤口的化脓性细菌感染，为深部组织的厌氧感染提供了条件，厌氧菌感染的发生率较高。因此，常规注射破伤风抗毒素和类毒素更为必要。为防止其他厌氧菌感染，尤其是梭形芽孢杆菌，可常规注射大剂量青霉素，直至坏死组织彻底清除干净。

4.创面处理　电弧烧伤为体表的热损伤创面，处理与一般火焰烧伤相同。电接触烧伤常伴有广泛深层组织的坏死，因此既要积极清除坏死组织以防局部乃至全身性感染的发生，以及组织感染腐烂损及大血管引起大出血等并发症的发生，又要尽可能保留健康组织，以修复功能。如何确切地鉴别肌肉是否坏死是一个具有十分重要意义的问题。

电接触烧伤的创面宜采用暴露疗法，在病情稳定后应尽早地进行早期探查和扩创。当组织缺损多，损伤位置又影响功能时，宜在早期切除坏死组织后立即以带蒂或游离皮瓣移植。

创面手术时尽量保留血管、神经及肌腱。手术中对水肿的色泽稍苍白、切割有收缩反应、出血活跃的肌肉应予保留，以期在健康组织覆盖下逐步恢复正常。而对那些色泽鲜红、切割时不收缩的肌肉，应予切除。值得指出的是，由于骨组织的电阻大，产热多，可导致骨周围软组织的坏死，临床上必须注意。

高压电烧伤时，面临广泛的受损组织，往往难以确定坏死的界线，因此不可能一次扩创彻底，术后可用大张异体（种）皮暂时覆盖创面，等待二期手术处理。鉴于以上原因，对电烧伤的肢体，除非主要动脉已栓塞，筋膜切开减压后血压没有恢复而威胁病人的生命时，截肢手术不宜过早进行。为预防继发性大出血的发生，除对术野中受损血管进行切除结扎外，凡腋动脉或肱动脉上段在创面内已经裸露者，应行锁骨下动脉结扎术。有的作者认为，锁骨下动脉结扎术常需要锯去一段锁骨，手术较繁，采用腋动脉结扎术同样可达到防止出血的目的。嘱病人头转向对侧，上肢内收，在锁骨中点下缘 2 cm 处起向外做一长 4~5 cm 与锁骨平行的切口，沿切口分离皮下组织至胸大肌，切开肌膜，沿肌纤维走向分离胸大肌肌纤维直至胸小肌外缘。将胸小肌外缘拉向内侧就可见到血管神经束，仔细解剖分离和结扎腋动脉。

（三）特殊部位电烧伤的特点及处理

【并发症及其防治】
除同一般烧伤并发症外，较常见的有以下几方面。

1.急性肾功能不全　是电烧伤后较常见的并发症。其防治方法与一般烧伤者同。但应注意的是，如果肾功能障碍系由于肢体广泛肌肉坏死所引起的，可考虑及早进行截肢。

2.继发性出血　是电烧伤后最常见的并发症之一。出血时间多在伤后 1~3 周，有时亦可长至 4 周以上。在清创过程中，应注意对已有损坏的血管结扎。对深部创面或截肢残端,可做预防性近心段血管结扎。

3.气性坏疽　在各种原因引起的烧伤中,电烧伤并发气性坏疽者最多。及早进行坏死组织的清除,是预防气性坏疽最有效的措施。如怀疑有气性坏疽时,应将创面开放,彻底清除坏死组织,用双氧水洗涤创面。若已明确诊断,应及时处理。处理方法同一般气性坏疽。清除坏死组织后,如有条件,可应用高压氧治疗,对控制感染的效果较好。

4.白内障　原因不明。在颅骨和脑部的电烧伤,常并发有白内障和视神经萎缩。

5.神经系统　早期常造成电流接触部位和电流通过的神经损伤,多见于肘部和踝部附近的神经。组织深部的神经血管系统受损往往导致暂时性或永久性神经麻痹,因此在深部组织清创时特别要注意保护尚未失活的神经。某些病人在受伤当时无局部神经损伤征象,伤后数天,甚至在伤后 1 年才出现神经麻痹或缺损的症状。

6.肝脏的损害　电流通过肝脏常并发肝细胞坏死,要注意对肝脏的保护和治疗。

7.胃肠道穿孔　胃肠道除常见的应激性溃疡外,当电流从腹壁或背部进入腹腔时,常可引起小肠或结肠穿孔,均需手术治疗。因此,对腹部电烧伤的病例密切观察病情是十分必要的。

8.脑脓疡和脑脊液漏　颅骨全层烧伤和坏死者,因未去除坏死颅骨,或经颅骨钻孔后继发感染时,常可并发脑脓疡,以硬脑膜下脓疡为多见。因此,早期处理坏死颅骨或用皮瓣等覆盖,是预防脑脓疡的有效措施。脑脊液漏常因高压电直接损害蛛网膜下腔所致,且易继发脑膜炎。宜选用有效抗生素局部或全身使用,然后积极修复漏口。

第二十三节　淹溺

淹溺(drowning)是指没于水后呼吸道被水、污泥、杂草等异物堵塞或喉头反射性痉挛引起窒息、缺氧、肺水肿、意识障碍、低体温、呼吸心跳停止等为主要临床表现的意外伤害。据 WHO 报道,2000 年全球死于溺水者约 409 272 例,占 6.8/100 000,仅低于交通事故的死亡率,占第二位,男女之比为 2.2:1,97% 发生在低或中等收入国家。根据淹溺的介质不同可分为淡水淹溺和海水淹溺。

【病因】

淹溺多发生于 4 岁以下儿童和 20 岁左右青少年,江河发生淹溺占第一位,湖泊和海滨次之,不慎落水、自杀、洪水、海啸、沉船、水上运动或水上作业者居多,血中酒精浓度超标也是淹溺的重要原因之一。

【临床表现】

根据淹溺时间长短,是否吸入液体和吸入液体量的多少,临床表现可轻重不一。其主要表现在呼吸系统和神经系统两个方面。

呼吸系统的主要临床表现有：窒息、呼吸浅快、呼吸困难、剧咳、胸骨后烧灼感、胸痛、咳粉红色泡沫痰、发绀。查体时，如患者合并外伤，可见皮下瘀斑和皮肤挫伤，胸部叩诊可呈浊音，双肺可有干湿啰音。

神经系统主要表现为：烦躁、嗜睡和昏迷，主要为低氧血症、低血压和酸中毒所致。

发热为溺水的常见症状，但发热并非一定存在肺部感染。

【急救处理】

（一）治疗原则

保持呼吸道通畅，维持循环稳定，呼吸心跳停止者立即施行心肺脑复苏。

（二）院前处理

患者被救上岸后，应立即清除口腔异物，保持呼吸道通畅，同时判定是否心跳、呼吸停止。如呼吸、心跳停止，立即施行心肺脑复苏（胸外按压和人工呼吸），此时若采取俯卧位倒水，清除肺和胃内液体，既费时又耽误心肺脑复苏，因此不宜采用。如患者尚有呼吸、心跳，口腔鼻腔内有液体溢出，可俯卧位倒水。

急救医生到达后，对呼吸、心跳停止者，应立即施行现场心肺复苏，包括现场面罩给氧，现场气管插管机械通气，胸外按压，建立静脉通道，静注肾上腺素 1~3 mg，每 3~5 分钟一次，直至自主心跳恢复，同时迅速转往就近医院。途中进行心电、血压、氧饱和度监测。对呼吸心跳尚未停止的患者，应尽快建立静脉通道，高浓度吸氧，持续心电、血压和氧饱和度监测，保持呼吸和循环稳定，低血压者给予升压药物。由于冷水淹没引起的低体温对脑神经细胞有保护作用，自主心跳停止大于 40 分钟者仍有复苏成功的报道，如患者在复苏过程中意识已清楚可迅速复温，如患者仍呈昏迷状态，有条件者宜将体温控制在 33℃左右为宜。

（三）院内急救

对于呼吸、心跳停止者继续进行心肺脑复苏，对呼吸、心跳恢复者迅速纠正缺氧，保持循环稳定，对昏迷者，进行脑保护。

1.加强呼吸道管理 患者无自主呼吸或呼吸频率增快、发绀、血气分析 $PaCO_2$ 大于 50 mmHg，PaO_2（动脉血氧分压）小于 50 mmHg，且症状无明显改善或有加重趋势，应使用机械通气。用机械通气时氧分压仍无明显提高可加用呼气末正压通气（PEEP），尽量使 PaO_2 大于 60 mmHg。若口腔、鼻腔溢出大量粉红色泡沫痰或液体时，提示可能存在肺水肿，宜加强吸痰，高浓度吸氧，应用利尿剂，机械通气时加用 PEEP 和 20%~30%酒精雾化吸入改善肺泡表面张力，均可防治肺泡萎陷。有报道认为肾上腺糖皮质激素的应用，如地塞米松 10~20 mg，每 8 小时一次，可减轻肺泡毛细血管的通透性，减轻肺水肿。

2.维持循环稳定 对于淹溺引起的低血压，可给血管活性药物，如多巴胺、间羟胺等，血压上升不明显，且血 pH<7.20 时，可用 5%碳酸氢钠纠正酸中毒，因为酸中毒时机体对血管收缩药的反应性降低。此外，如肺水肿不明显，血压仍较低时，可应用胶体，如蛋白或血浆提高血管内胶体渗透压将水分回吸收入血管内，增加有

效循环血量，有利于纠正休克。

3.纠正酸中毒和电解质紊乱　一般的呼吸性酸中毒，通过保持呼吸道通畅，机械通气多可纠正呼酸；随着缺氧的纠正，有氧代谢恢复，代酸也多能改善或恢复正常，当 pH<7.20 时，可适当给予碱性药物。对于电解质紊乱，出现低钾时应尽快纠正，否则易引起心律失常。不主张淡水淹溺使用高渗盐溶液、海水淹溺补充低渗盐溶液，只有出现严重电解质紊乱时才使用。

4.抗生素的应用　当患者出现持续发热、咳嗽，白细胞增高，中性比例增多，痰涂片和培养有致病菌时可选用广谱抗生素。

5.其他治疗　较轻的氮质血症和蛋白尿常不须特别治疗，只要保持一定的尿量就可以。急性肾小管坏死导致的急性肾衰应按相应的肾衰处理，双肺出现明显的哮鸣音，可给予氨茶碱等支气管解痉药物。

【预后】

淹溺所致的低体温对神经细胞有保护作用，如果采取积极有效的措施，常常能使最初认为难以抢救成功的患者得到成功救治。少数患者经抢救脱离危险离院后数小时又出现严重的呼吸困难、发绀等症状，称为淹溺后综合征（post-immersion syndrome），常发生于海水淹溺或污水淹溺合并严重的肺部感染者。

第二十四节　自缢和勒缢

以条索状物套住颈部，悬吊身体，与自身体重相同的压力压迫颈部，引起的机械性损伤称缢伤，窒息死亡者，称为缢死，多属自杀，称为自缢。以条索状物环绕颈部，外力交叉勒紧引起的损伤，导致机械性窒息死亡者，称为勒缢。

【病因】

缢死多属自杀，偶见颈部直接卡于树杈、桌椅边缘、床架横档、楼梯扶手。勒缢多数为他伤，偶见自伤或灾害事故，少见于新生儿脐带缠绕颈部、成年人衣服被机器纠缠在一起。

【临床表现】

自缢、勒缢及时抢救而幸存者，意识不清可持续 1~2 天或更久，神志恢复后，可发生逆行性健忘症，表情痴呆，有些不能记忆起缢伤、勒伤的经过。患者声音嘶哑，吞咽疼痛，吞咽困难，诉颈部剧烈疼痛，严重者烦渴，可持续 1~2 天，甚至 10 天以上。复苏后数小时至数天内，仍可死于迟发性休克、迷走神经损伤、肺水肿或支气管肺炎等并发症，或因脑缺氧而引起持久性脑损害。查体可见颈部有缢沟或压迹，皮肤破损，皮下淤血，有的可见眼结膜下出血，舌骨骨折，听诊可闻及喉部哮鸣音，肺部呼吸音粗糙，有啰音，以及神经损伤相应的体征。

【急救处理】

颈部缢伤、勒伤后，应立即进行心肺脑复苏。判断已经心脏停搏的依据：①意识丧失，深昏迷，呼之不应；②大动脉搏动扪不到；③瞳孔散大，对光反射消失；④奋力呼吸数秒或十数秒，或立即停止呼吸。及时报告给公安机关，保护现场，维持绳绕形状不变。

现场急救的方法：①将伤者平放在平地或硬板上；②口对口人工呼吸；③胸外心脏按压。送入医院后，使用简易呼吸器代替口对口人工呼吸，有条件者应尽早行气管插管，吸氧，直流电非同步除颤，建立双静脉通道。ICU 病房监护，重点在于保证通气，维持供氧，保持血压，纠正酸中毒，维持水、电解质平衡，镇静、抗癫痫治疗，并使用肾上腺皮质激素，监测颅压，营养支持治疗，心电图监测和心血管功能监测。

轻度勒伤早期主要是保持呼吸道通畅，预防喉头水肿，给予吸氧，使用皮质激素，发音休息和限制头部活动等。

【预后】

颈部缢伤大多因肺部、脑部及其他并发症而死亡。勒伤可造成颈动脉栓塞、椎动脉创伤性栓塞、持久性脑损害、喉上神经损伤，以及咽、喉、气管等闭合性损伤，应进行相应的治疗，改善伤者的生存质量。

（袁婷 马士云）